常见肛肠疾病的
中西医治疗

陆庆革　白国民　曾　莉　朱叶珊　主编

全国百佳图书出版单位
中国中医药出版社
·北 京·

图书在版编目（CIP）数据

常见肛肠疾病的中西医治疗 / 陆庆革等主编 .
北京：中国中医药出版社，2025. 5
ISBN 978-7-5132-9458-4

Ⅰ . R574

中国国家版本馆 CIP 数据核字第 2025BF6625 号

中国中医药出版社出版

北京经济技术开发区科创十三街 31 号院二区 8 号楼
邮政编码　100176
传真　010-64405721
北京盛通印刷股份有限公司印刷
各地新华书店经销

开本 710×1000　1/16　印张 17.5　字数 295 千字
2025 年 5 月第 1 版　2025 年 5 月第 1 次印刷
书号　ISBN 978 - 7 - 5132 - 9458 - 4

定价　78.00 元
网址　www.cptcm.com

服 务 热 线　010-64405510
购 书 热 线　010-89535836
维 权 打 假　010-64405753

微信服务号　**zgzyycbs**
微商城网址　**https://kdt.im/LIdUGr**
官 方 微 博　**http://e.weibo.com/cptcm**
天猫旗舰店网址　**https://zgzyycbs.tmall.com**

如有印装质量问题请与本社出版部联系（010-64405510）

《常见肛肠疾病的中西医治疗》
编委会

前　言

肛肠疾病是临床常见病和多发病，主要包括痔、肛管直肠周围脓肿、肛瘘、肛裂、大肠息肉、大肠癌等。肛肠病学的系统发展主要集中于近一个世纪，特别是近十年来，随着社会经济发展和医学技术进步，肛肠疾病的诊疗水平得到显著提升。在病因病理学基础研究、临床诊断与治疗领域均取得突破性进展。治疗技术方面，基于循证医学建立的新型术式显著提高了临床疗效，如全直肠系膜切除术（total mesorectal excision，TME）、吻合器痔上黏膜环切术（procedure for prolapse and hemorrhoid，PPH）等。中医肛肠病学在传承传统理论的基础上持续创新，如改良高位复杂性肛瘘的挂线疗法，通过优化操作流程提升了治疗精准度。尽管中西医分属不同医学体系，诊疗理念与技术路径各具特色，但二者根本目标均指向促进患者康复。临床实践证实，整合中西医优势的综合治疗方案，其疗效通常优于单一疗法模式。

本书共分十一章。第一章概述肛肠疾病的发病因素、常用检查方法、麻醉方式的选择及术后镇痛。第二章至第十章重点论述了痔、肛管直肠周围脓肿、肛瘘、肛裂、大肠息肉、大肠癌、炎症性肠病、肛肠动力障碍性疾病、肛门周围皮肤病的中西医结合诊疗方案，通过临床表现、诊断及鉴别诊断、治疗等方面，全面展现我国肛肠疾病中西医结合治疗的最新研究进展与临床实践经验。第十一章则专题讨论了性传播疾病的肛门周围病变的临床表现、治疗等内容。本书兼具学术性与实用性，既可为临床医师提供诊疗参考，亦适合医学研究人员拓宽学术视野。

本书在编撰过程中严格遵循学术规范，通过系统梳理国内外权威文献，借鉴了多位专家的临床研究成果，在此谨向所有提供理论支撑与实践指导的研究者致以诚挚谢意。鉴于医学知识更新迅速及编者水平所限，书中难免存在疏漏之处，恳请学界同仁提出宝贵意见，以便再版时修订提高。

《常见肛肠疾病的中西医治疗》编委会

2025 年 3 月

目 录

第一章　肛肠疾病概述

〰〰

　　肛肠疾病是指发生于肛门、直肠及其周围组织的各类疾病，临床发病率较高，可发生于不同性别和年龄的人群，其中女性的发病率略高于男性。肛肠疾病的病程长短不一，短则数月，长则可达数十年，严重影响患者的生活质量。在肛肠疾病中，痔、肛管直肠周围脓肿、肛瘘、肛裂等是临床最常见的类型。

第一节　肛肠疾病发病因素

　　解剖生理特点是肛肠疾病发病的基础因素。不同年龄、性别，不良的饮食与排便习惯，以及缺乏运动锻炼等，均为肛肠疾病的常见诱因。随着社会发展，人们生活方式和行为习惯的显著改变，使得肛肠疾病的危险因素谱系发生演变，一些既往被忽视的因素正逐渐显现其重要性。

一、解剖生理特点与肛肠疾病

　　肛门直肠部位有大量特殊性解剖结构，如肛窦（肛隐窝）、肛门腺、肛乳头、直肠瓣和特殊的血管构造。直肠静脉及其分支缺乏静脉瓣，血液不易回流，容易淤积。门静脉系和腔静脉系在直肠下端有静脉丛和吻合支，静脉壁薄弱，对压力的耐受性较差，直肠黏膜下组织易疏松，致使直肠静脉迂曲、扩张，容易形成痔。

　　艾森·哈默尔（Eisen Hammer）和 艾伦·帕克斯（Alan Parks）提出的隐窝腺感染学说指出，病菌可通过肛窦沿肛腺导管侵入位于内、外括约肌之间的肛腺，进而引发感染。肛腺作为病菌侵入肛周组织的主要通道，其感染是95%

肛瘘病例的起源。

威廉姆·汤姆森（William Thomson）则提出了肛垫学说，该学说认为痔的解剖学基础在于肛垫。随着时间推移，支撑痔血管的结构（支持器）会逐渐退化、松弛，导致肛垫有向肛管腔突出的倾向。

二、年龄与肛肠疾病

肛肠疾病可发生于任何年龄段。"有痔不在年高"，意味着肛肠疾病的风险同样存在于儿童，乃至婴幼儿之中。因此，从未满月婴儿到古稀老人，皆有可能患肛肠疾病。但总体而言，儿童及青少年的患病率相对较低。

常见的儿童肛肠疾病包括肛管直肠周围脓肿、肛瘘、肛门瘙痒及直肠息肉等。这些疾病的发生，多与先天性肛门括约肌松弛或直肠黏膜先天性下移等因素密切相关。患儿往往伴随其他症状，如大便干结呈羊粪状，或是大便频次增多且质地稀溏。对于年龄稍长的患儿，还可能伴有蛲虫病等寄生虫感染疾病。

老年人处于人体的衰老阶段，体内各组织、器官及其功能均呈现逐渐衰退的趋势，肛肠部位同样也不例外。老年人肛肠疾病的特点主要表现为易便秘、易脱肛、易感染、肛门部瘙痒，以及存在罹患直肠癌的风险。便秘是老年群体中的常见病症，其发病率相较于青壮年人群高 2～3 倍，常给他们带来诸多苦恼，且易诱发肛肠病变及其他相关疾病。对于伴有脑血管硬化的老年人，或是有高血压、冠心病、脑血管畸形等慢性疾病的患者而言，便秘无疑是一种危险信号。在排便过程中若过度用力，可能会诱发脑卒中，导致患者突然昏厥、不省人事。若未能得到及时救治，患者的生命安全将面临严重威胁。

三、性别与肛肠疾病

女性盆腔有其独特的解剖生理特点，加之女性承载着人类繁衍生育的重任，其肛门直肠部位所承受的压力较男性大，因而容易发生局部血液循环障碍，并受到多种不良因素对肛门直肠功能的影响。因此，女性在肛肠疾病中，痔、便秘的发病率较男性高。相反，男性在肛肠疾病中，肛瘘、肛管直肠周围脓肿的发病率则高于女性。

（一）女性与肛肠疾病

肛肠疾病是女性的常见病之一，约有 18.5% 的患者具有家族史。多数病例发生于 30～50 岁，占比高达 84%，其中 40 岁为发病的高峰期，而 50 岁的患者手术率最高。日本著名肛肠病专家高野正博曾做过调查，在 200 例患者中，因妊娠、分娩导致痔病加重的患者约占 80%。其发病机理主要涉及以下几个方面。

1. 女性盆腔的解剖生理特点

女性盆腔内的子宫紧邻并"霸道"地挤压着其"邻居"——直肠，导致直肠向后倾斜，增加了直肠的弯曲度，进而使得大便通过的速度相较于男性更为缓慢，容易引发便秘。此外，女性的食物消化时间通常长于男性。即便男性和女性摄入相同量的食物，女性的消化时长也往往超过男性。这种消化系统上的差异导致女性患慢性便秘与肠胃病的概率是男性的 2 倍。

2. 妊娠和分娩

在妊娠期，胎儿的压迫（尤其在胎位不正时压迫更为显著）使女性腹压增高，引发静脉回流障碍，增加肛门疾病的风险。同时，妊娠期体内孕激素、松弛素等激素大量增加，使得纤维结缔组织变得松软而富有弹性，并导致水钠潴留、血管扩张。此外，妊娠期女性盆腔内动脉血流量增加约 25%，这些生理变化极易导致肛垫淤血、肿胀。

另外，孕期子宫压迫肠管可引起排便困难。同时，孕妇活动不便，运动量相较于平常减少，胃肠蠕动明显减慢，导致粪便停留时间延长，水分被过度吸收，使得粪便干燥难以排出。这不仅会导致痔静脉曲张，而且由于孕期盆内器官组织相对脆弱，干硬的大便极易擦伤痔黏膜而引起出血。此外，这种情况还可能导致原有痔核脱出，被肛门括约肌夹持而"卡"在肛门口，发生肛门嵌顿，从而造成剧烈肛痛、行走困难等一系列症状。

女性在分娩时用力过度，可能导致痔静脉破裂，进而引发血栓性外痔或炎症性外痔。若分娩过程中会阴部发生撕裂，则可能造成肛裂。女性在分娩后腹腔空虚，便意感可能会变得迟钝，加之产后体虚，整日卧床，导致排便无力，粪便长时间滞留肠道内，水分被大量吸收，从而引发便秘。在排便时，由于粪便干硬，肛门容易受到损伤而致病。因此，民间常有"十月怀胎，'痔'在必得"的说法。

3. 妇科炎症

女性会阴部这一"方寸之地"，汇聚了尿道、阴道和肛门。月经、白带、尿液等生理分泌物经常刺激该区域，加之卫生巾的摩擦作用，导致肛门周围皮肤长期处于潮湿充血状态，容易诱发慢性炎症，进而引起结缔组织增生，增加罹患肛门疾病的风险。

4. 女性心理因素

女性的心理因素常影响着排便习惯。在不方便的环境下，女性往往会主动抑制便意，这会导致肛门内括约肌反射性张力增高，进而使得肠管紧张度降低，肠蠕动减缓。这种情况下，左半结肠和直肠内容易形成粪便淤积，导致排便困难。

5. 女性职业特征

职业因素也是导致女性便秘的一个重要原因。相关调查显示，护士群体中便秘的发生率最高，达到42%。这可能与护士经常需要值夜班，导致精神和体力上过度紧张有关。此外，一般女职员的便秘发生率为18%，而女大学生中则有13%的便秘与节食行为相关。

6. 其他因素

除了进食量少、食物过于精细，许多女性滥用通便药物也是导致肛门疾病易发的一个重要因素。据统计，20岁左右的女性中，近半数存在便秘问题，其中1/3与常服通便药物有关。滥用药物灌肠会降低直肠黏膜的敏感性，使得粪便进入直肠后无法有效引发排便反射，从而导致直肠性便秘。此外，这种情况还容易并发结肠便秘，进而诱发各种肛肠疾病。

（二）男性与肛肠疾病

男性肛瘘、肛管直肠周围脓肿的发病率高于女性。究其原因，主要与解剖生理特点有关。位于肛门周围的肛腺，其发育和功能主要受人体性激素的调控。随着年龄的变化，性激素水平也会发生相应的改变，这直接影响肛腺的增生与萎缩状态。特别是在男性青春期，体内性激素开始活跃，促使部分腺体（如肛腺）发育、增生，并导致分泌物逐渐增多。此时，如果肛腺液排泄不畅，就容易引发肛腺感染，进而发展为肛腺炎。因此，成年男性肛瘘及肛管直肠周围脓肿的发病率相对较高，导致男性肛管直肠周围脓肿患者多于女性。

四、饮食与肛肠疾病

人们要生存，就需要饮食。食物的种类，蛋白质、脂肪、淀粉、纤维素等营养成分的含量多少，以及水分的摄入量，都能直接影响粪便的组成，从而诱发肛门直肠疾病。此外，不良的饮食习惯往往成为引发肛肠疾病的重要因素，特别是在肛肠疾病的发病与演变过程中更为常见。

（一）偏食偏嗜

在日常生活中，膳食结构是否均衡合理与肛肠疾病的产生和发展有着密切关系。如果膳食搭配失衡，精制谷物摄入过多，而蔬菜、水果等富含维生素和纤维素的食品摄入不足，同时饮水量也达不到要求，这些都会直接影响粪便的成分，导致大便干燥。相反，如果摄入过多易消化的食品，则可能引起腹泻。这些情况都可能促使肛肠疾病的产生与复发。近年来，直肠癌的发病率持续上升，这与人们长期摄入高蛋白、高脂肪、高热量、低纤维的饮食模式有着密切联系。

（二）吃饭不定时定量

正常人每日进餐的次数及其间隔时间，应当依据胃部的功能恢复状况及食物在胃中的排空时间来合理安排。通常情况下，正常成人的两餐间隔时间应在5～6小时，因为食物一般需要在胃内停留4～5小时。若两餐之间的间隔时间过长，人们容易感到饥饿，这会对工作效率产生不利影响；相反，如果间隔时间过短，消化器官将无法得到充分的休息，难以有效恢复其功能，这可能会导致食欲缺乏、消化不良等问题，进而引发腹泻、便秘等症状。因此，为了维护消化系统的健康，每日进餐应当做到定时定量。

（三）暴饮暴食

食物需要经过胃肠道的加工、消化与吸收，但人体的消化能力是有限的。一旦超过这一限度，就会损害胃肠消化器官的正常功能。此外，胃胀得过大还会抬高横膈膜，进而影响心脏的正常活动。同时，暴饮暴食还会导致胃蠕动变得困难，从而破坏整个消化系统的正常功能。长此以往，容易诱发心脏病、胃肠炎症等疾病。

美国科学家最近的一项研究表明，在评估一个人患结肠癌的风险时，相较于其所吃的食物种类，其食物摄入量更为关键。研究人员对结肠癌发病率较高的黑人群体进行研究后发现，如果一个人的总热量摄入过高，同时糖类（即碳水化合物）、蛋白质和脂肪等基本营养物质的摄入量也偏高，那么其患结肠癌的风险就会增加。

（四）进食过快

吃饭速度过快，不细嚼慢咽，或者在吃饭时多说话，都很容易误吞鱼刺、肉骨等异物。这类异物被误吞后，常容易刺伤消化道，尤其可能刺伤肛门部位，进而引发感染化脓。

（五）嗜酒过度，饮食辛辣

长期饮酒或喜食辛辣食品，会使人体因酒精和辛辣食物对消化道黏膜的刺激作用，出现血管扩张及结肠功能紊乱的情况，进而使肛肠疾病的发病率显著上升。

五、职业与肛肠疾病

有的职业需要长时间保持同一种姿势或体位，这可能会诱发多种疾病。根据临床统计，久坐、久站以及活动较少的人群肛肠疾病的发病率相对较高。久坐的职业主要包括长期伏案工作的办公室人员、汽车司机、会计、学生及网络工作者等；久站的职业则主要有理发师、售货员、交通警察、教师等。这些职业的从业者发病率相对较高。久坐会导致胃肠蠕动减缓，容易产生便秘，使粪便在肠道内停留时间延长，从而增加了有害物质与肠黏膜的接触时间。此外，久坐者的免疫力可能会下降，使得致癌因素更容易侵袭身体。长期伏案工作还会导致大脑皮层过于疲劳、神经调节功能下降、肠黏膜供血不足等，这些因素都可能诱发肠癌。另外，一天到晚坐着工作的人体内胰岛素含量往往较高，而胰岛素可以刺激结肠组织增生，从而增加癌症的发生风险。相比之下，经常变换工作体位或长期进行锻炼的人，如活泼好动的青年、运动员及参与多种体力活动的农民等，则不易患上痔疾和肠癌等疾病。

随着社会的发展和物质文明的极大进步，舒适的物质生活与学习、工作的压力之间形成了极大的反差。原本应该朝气蓬勃、活泼好动的学生和青壮年人群，却常因久坐教室或办公室而显得暮气沉沉。即便在有限的闲暇时光，也多沉迷于电脑、游戏或麻将，缺乏必要的身体活动。这种体位固定、久坐少动的习惯，加之忽视劳逸结合，极大地增加了青壮年罹患肛肠疾病的风险，对其学习、工作及生活造成了不良影响。

六、性生活与肛肠疾病

消化道末端的肛肠疾病，其发病与静脉曲张、肛门直肠部位形成静脉血管团，以及黏膜下移、滑动、堆积等因素有关。在性生活过程中，全身肌肉处于高度紧张状态，尤其是背部、骨盆和臀部肌肉持续收缩，这会增加肛门周围血液循环的阻力，导致血运障碍，且这种状态可能一直持续到性生活结束。若性生活频率过高，肛门静脉丛就会频繁发生血液循环障碍，引发静脉曲张、淤血，进而使静脉突出于黏膜或肛门外，最终可能导致不可逆的肛门疾病。

此外，男性若频繁忍精不射，会阴部肌肉群将长时间保持收缩状态，这不仅会升高精索静脉的压力，还可能使痔静脉承受远超正常性交时的压力。长期如此，不仅可能诱发精索静脉曲张，影响生育功能，还可能引发肛门疾病。

女性因独特的解剖生理特点，肛门直肠与阴道相邻，二者之间仅有一"壁"相隔。因此，无论是阴道还是肛门直肠发生病变，都可能对另一方造成不良影响。性生活不当可能导致会阴部长期充血，阴道壁长期受刺激，进而促使直肠黏膜下移，增加肛门疾病的发病风险。此外，性交不洁或泌尿生殖系统感染也可能成为肛门疾病的间接诱因。例如，男性的精液和女性的阴道分泌物流向肛门区域时，若未能及时清洁，就可能引发肛门湿疹、炎症等病变，导致肛门局部红肿。而一旦形成痔疮等肛门疾病，由于炎症及分泌物的刺激，还可能诱发女性的泌尿生殖系统感染。

肛交也是导致肛肠疾病的一个重要因素。肛交是指人类性行为中，以勃起的阴茎插入性伴侣肛门内的行为，有时也泛指其他涉及肛门的性行为。肛交引发肛肠疾病的风险远高于阴道性交，主要原因是直肠易于吸收液体，且肛交时容易对肛门造成损伤，从而增加梅毒、尖锐湿疣、软下疳甚至艾滋病等疾病的传播风险。

肛门齿状线以下为多层鳞状上皮覆盖，具有良好的耐磨性和伸展性，该区域由体神经支配，因此痛觉较为敏感。而齿状线以上为单层柱状上皮覆盖，摩擦时容易受损，且该区域由内脏神经支配，痛觉相对不敏感，受损后不易被察觉。肛交可能导致肛门黏膜充血、红肿，加重痔疮症状，严重者可发生大出血，并容易撕裂肛门括约肌，导致肛裂。此外，肛交次数过多、时间过长还可能损伤会阴部神经、肛管直肠周围肌肉组织甚至肛门直肠环，使肛门括约肌松弛，进而可能出现大便失禁、直肠脱垂等严重后果。

七、排便异常与肛肠疾病

肛门是人体排便的重要器官，对于人体废物的排出及维持正常生命活动起着关键作用。因此，肛门应当受到人们的高度重视与细致护理。然而，现实情况是，有些人并未给予肛门应有的关注与保护，从而使得这一区域更容易遭受疾病的侵扰。

（一）便质

大便过于干燥或稀薄都是诱发肛肠疾病的重要因素。其中，便秘作为痔疮、肠癌等疾病的"首要推手"，其危害不容小觑。慢性便秘作为临床常见的症状之一，不仅直接影响患者的生活质量，还可能并发多种疾病，如痔疮、肛裂、大肠癌、大肠息肉、大肠憩室炎，乃至高血压等。值得庆幸的是，通过积极治疗，多数患者能够获得良好的预后。

便秘的成因复杂多样，它既是痔疮等肛肠疾病的潜在诱因，也是加重多种全身性疾病的重要推手。在便秘状态下，食物残渣在肠道内滞留时间过长，导致水分被大量吸收，粪便变得干燥坚硬，破坏了正常的排便节律，增加了排便难度。这不仅会干扰直肠黏膜的正常功能，造成血运不畅、黏膜下滑，还可能擦伤肛管及肛窦，引发出血、疼痛、感染及炎症反应。对于已患有肛门疾病（如肛裂、痔疮）或存在排便不适（如坠胀感、排便不尽感）的患者而言，便秘更是雪上加霜，可能加剧疼痛、出血症状，促使病情恶化，甚至引发原有疾病的急性发作或继发感染，如肛窦炎、肛门直肠脓肿等。反之，痔瘘等肛门疾病的症状也可能加重便秘，形成恶性循环。肠癌与便秘之间的关联已得到科学研究的证实。便秘导致肠内容物长期滞留，为细菌提供了充足的发酵时间，产生多种毒素，其中不乏致癌物质。国外有研究小组从人类粪便中分离出一种与结肠癌密切相关的强烈致癌突变原，并证实这种突变原是由至少5种肠道细菌在肠道内积存的粪便中发酵产生的，其致癌能力不容小觑。

腹泻作为另一种常见的排便异常，同样对肛门健康构成威胁。腹泻时，粪便呈液体状态，主要由大肠内容物通过速度过快、水分吸收减少或肠壁分泌增多所致。腹泻的原因可分为器质性和功能性两类。器质性腹泻通常伴有发热、便中带血或黏液等症状，但相对较少见；而功能性腹泻则更为常见，主要由消化不良引起，如未充分咀嚼、食用不易消化的食物、脂肪摄入过多、暴饮暴食、食用不洁或变质食物及精神紧张等。腹泻时，少量粪便会从乙状结肠流入直肠，刺激直肠壁产生排便感，导致排便次数增多。频繁排便不仅加重肛门括约肌的负担，还可能引发肛门水肿、肛管直肠周围脓肿等疾病。同时，腹泻时粪便中的刺激物对直肠内壁造成充血和摩擦损伤，严重时甚至导致肛门上皮溃疡。

（二）排便次数

合理的排便频次对于维护肛门组织的健康至关重要。每次排便后，肛门组织需得到充分的休整，以缓解排便带来的生理压力。频繁排便无疑会加重肛门的负担，加剧对肛门组织的刺激。长期如此，可能导致肛门血液循环受阻，引发血管异常扩张、组织肿胀，乃至痔疮的形成。相反，排便次数过少则易使粪便在肠道内滞留过久，造成便质干结。

（三）排便力量

排便时，个人应准确把握便意的强烈程度，避免在便意轻微时急于排便，并需注意排便力量的适度。盲目用力或过早用力排便，只会给肛门带来不必要的压力，增加损伤的风险。此外，对于因心理或生理因素产生的假性便意，即无实际排便需求却频繁产生排便冲动的情况，应主观上加以控制，并可尝试热水坐浴或热敷等物理疗法缓解症状，避免频繁蹲厕，减轻肛门负担。

（四）排便习惯

良好的排便习惯是维护肛门健康的重要一环。正常排便时间应控制在 5 分钟以内，避免在排便过程中进行阅读、吸烟等分散注意力的活动，以免减弱排便感觉，延长排便时间，导致肛门过度受力。长期保持这种不良排便习惯，可能引发肛门直肠部充血、血管异常扩张，严重时甚至导致直肠黏膜与肌层分离，形成直肠脱垂。因此，建议大家在排便时保持专注，遵循自然生理规律，以培养健康的排便习惯。

八、气候与肛肠疾病

节气的更迭对肛肠系统的健康状况具有不可忽视的影响。

春季，特别是"立春"之后，自然界万物复苏，生机盎然，但与此同时，过敏性疾病的发生率也随之上升，皮肤易受外界因素刺激，出现湿疹或瘙痒等症状。当这些皮肤问题累及肛门区域时，便形成了肛门湿疹或肛门瘙痒症。对于痔疮患者而言，春季还可能加剧其出血症状。

夏季，人体消化液分泌量减少，胃酸 pH 值降低，导致食欲不振的现象较为普遍。此外，由于夏季人体出汗量大，体内水分易流失，从而增加了便秘的风险。同时，为了缓解高温带来的不适，人们往往过量摄入冷饮和冷食，这不仅可能引发肠道传染病，导致腹泻，还可能使肛门血管充血扩张，增加破损和感染的风险，进而诱发多种肛门疾病。

秋季，随着气压的升高和空气的干燥，人们常感到口干舌燥、小便短赤。此时，便秘也成为秋季常见的健康问题之一，而长期便秘更是痔疮病情加重的重要因素。因此，在秋季，人们应更加注重肛肠健康的日常防护，对于便秘症状严重者，应及时就医治疗。

冬季，随着"立冬"节气的到来，气温逐渐降低，寒冷的环境会加剧肛门局部血管的收缩，导致瘀血现象的发生，从而使得痔疮、肛裂等肛肠疾病的症状容易加重。

九、诱发肛肠疾病的其他疾病

人体是一个高度协调统一的有机整体，其内部各脏腑的功能状态与肛肠疾病的产生之间存在密切的内在联系。西医学认为，高血压、前列腺增生、哮喘、慢性支气管炎、肝硬化、糖尿病及肥胖等均可作为肛肠疾病发生的易感因素。

（一）内脏病变与肛肠疾病

长期的临床实践发现，肛肠疾病的发生与心脏、肺脏、肝脏、胃肠道的病变关系最为密切。

1. 心脏疾病

心脏以其规律且有力的搏动，维持着全身血液循环的动态平衡。一旦心脏功能受损，首先波及的是血液循环系统的正常运行。痔疮的形成机制包括直肠末端及肛门部位黏膜下静脉丛的回流受阻、血液淤积及血管异常扩张。因此，心脏疾病患者往往因远端血液循环障碍而易于患痔疮。

2. 肺脏疾病

中医有"肺与大肠相表里"的说法。肺是呼吸系统的主要器官。在临床实践中，采用调理肺功能（如宣肺）的方法治疗痔疮，常能取得显著疗效。值得注意的是，患有急慢性支气管炎、肺气肿、支气管哮喘等肺部疾病的患者，其痔疮及肠炎的发病率相对较高，尤其是肺结核患者，还可能并发结核性肛瘘。

3. 肝脏疾病

肛门直肠区域包含直肠上静脉丛与直肠下静脉丛两大静脉系统。直肠上静脉丛的血液经门静脉汇入肝静脉，最终通过下腔静脉回流至心脏。因此，肝脏疾病，尤其是肝硬化，可影响门静脉的回流功能，从而增加内痔的发病风险。

此外，直肠下静脉丛与直肠上静脉丛在肛门括约肌间沟附近连通，使门静脉系统与体静脉系统形成联系。这意味着肝脏疾病不仅可能导致内痔，还可能诱发外痔。下肢静脉曲张患者同样面临较高的痔疮发病风险。

4. 胃肠道疾病

胃肠道疾病对肛肠健康的影响显而易见。胃肠道功能异常直接影响粪便的形成与排泄过程，可能导致便秘或腹泻等症状。这些症状不仅会对肛门造成物理性损伤，还可能诱发或加重各种肛肠疾病。

（二）局部炎症与肛肠疾病

肛门直肠部位因富含汗腺、皮脂腺及丰富的皮下脂肪组织，加之易于积聚污物，常被形象地喻为"排污口"，为细菌滋生提供了肥沃土壤，故成为局部感染的高发地带。

1. 肛窦感染

肛窦受损可诱发肛窦炎，其炎症若沿肛腺管道蔓延，若未得到妥善处理，将逐渐演化为肛门脓肿。

2. 肛门周围毛囊与汗腺的感染性病变

当肛门周围毛囊与汗腺感染未得到有效遏制时，原本的毛囊炎可因肛门周围组织结构的疏松性，迅速扩展为肛门周围脓肿或大汗腺炎。此外，持续的局部感染及分泌物刺激，可诱发肛门湿疹，导致瘙痒不适的症状，严重影响患者的生活质量。

3. 寄生虫感染与痔静脉病变

痢疾、肠炎、蛲虫等寄生虫感染，以及肛管直肠周围脓肿、肛门皮肤病等，均为常见的感染性疾病。这些疾病不仅直接损害肛肠健康，还可能通过引发痔静脉周围炎或痔静脉内膜炎，导致痔静脉发生充血、扩张、淤血等病理改变，进而促进痔核的形成与发展。

（三）肥胖的连锁健康反应——"多米诺骨牌效应"

肥胖个体常面临便秘的困扰，并可能进一步并发痔瘘，乃至增加罹患肠癌的风险。在当下社会，随着生活水平的持续提升，人们的饮食结构日益丰富，而日常体力活动量却呈下降趋势，这导致体内脂肪显著增加，肥胖人群比例不断攀升，其整体健康状况因此遭受严峻挑战。

肥胖所产生的影响是全身性的。就消化系统而言，肥胖者的肠系膜上往往沉积大量脂肪，这些脂肪的堆积会对肠道微绒毛的吸收功能产生不良影响，致使肠管蠕动减缓，食物残渣难以顺利排出，进而诱发便秘。在排便过程中，肥胖者往往需要用力，这会导致腹腔内压力骤增，痔静脉回流受阻，静脉出现淤血与扩张，长此以往，血管壁弹性减弱，正常"肛垫"结构下移，最终形成痔疮。同时，排便困难还会影响肛门括约肌的正常收缩功能，过硬的粪便可能擦伤肠道黏膜及括约肌周围血管，引发肛裂。

此外，肥胖患者的肛周局部小腺体往往分泌旺盛，导致局部环境过于潮湿，细菌易于滋生，从而增加肛管直肠周围脓肿的发病率。而肛门周围血液循环不畅，也是肥胖者痔疮发病率较高的重要原因之一。长期排便不畅、便秘及肛周油脂分泌过多，不仅延长了肠道中致癌物质的停留时间，还因肠壁脂肪堆积而减弱了肠道集合淋巴小结的功能，降低了肠内免疫物质的水平，进而增加了患直肠、结肠癌的风险。

十、滥用抗生素诱发肛肠疾病

抗生素作为消灭细菌、治疗由细菌引起的感染性疾病的药物，在人类医学史上发挥着重要作用。抗生素的发现、研发及广泛应用，无疑挽救了无数生命，其贡献在人类健康史上具有不可估量的价值。然而，随着抗生素的开发领域和应用范围的不断拓宽，其滥用问题也日益成为当前医学界关注的焦点。

人体消化道内具有种类繁多、数量庞大的肠道菌群，这些菌群大致可分为有益菌、有害菌和机会致病菌三大类，总数可达 400 ～ 500 种。其中，有益菌如乳酸杆菌、双歧杆菌等，在促进多种维生素的合成、发酵未消化的食物残渣，以及维持肠道酸碱平衡等方面发挥着至关重要的作用。机会致病菌在正常情况下与人体和谐共生，对人体不构成威胁，但一旦肠道环境发生变化或机体免疫力下降，它们就可能转化为致病菌，引发疾病。有害菌则是对人体具有直接危害的细菌，它们的存在往往导致疾病的发生。这些细菌在肠道内相互依存、相互制约，共同维持着一种微妙的平衡状态，即肠道微生态平衡。抗生素虽然能够有效杀灭有害细菌，但也可能对有益菌群造成破坏。过度或滥用抗生素会打破肠道内细菌数量的平衡，导致肠道菌群失调症的发生，使原本无害的细菌转变为有害细菌，从而加剧感染症状并增加治疗难度。

此外，肠道菌群失调还可能导致大便性状改变，引发腹泻或便秘等症状，进而增加患肛肠疾病的风险。因此，预防肠道菌群失调的关键在于合理使用抗生素。对于年老体弱者、慢性消耗性疾病患者等易感人群，在使用抗生素时应严格掌握适应证，最好进行药敏试验以选择合适的抗生素。同时，在使用抗生素期间，可适当补充维生素 C 或维生素 B 族，并配合使用乳酸菌素制剂等，以维护肠道菌群平衡。对于即将进行大手术的患者，还应注意配合全身支持疗法以提高机体抵抗力，预防肠道菌群失调的发生。

第二节　肛肠疾病常用检查方法

肛门直肠疾病的准确诊断需要建立在详尽的病史询问与细致的肛门检查基础上，因此，熟练掌握检查方法显得尤为关键。

一、常用的检查体位

在肛门直肠疾病的临床检查与治疗中，常需采用以下几种体位。每种体位均具备其独特的优势，应根据患者的具体身体状况及检查治疗需求，灵活选择一种或多种体位。

（一）侧卧位

指导患者向左或向右侧卧于检查床上，臀部贴近床边，双腿充分屈曲并贴近腹部，或使上侧髋、膝关节屈曲约 90°，朝向腹部，使肛门充分显露。侧卧位是肛肠科临床检查及手术治疗的首选体位，尤其适宜于老年体弱及病情较重的患者。

（二）膝胸位

患者跪伏在检查床上，胸部贴近床面，臀部抬高，使肛门充分显露。此体位在外科疾病检查中广泛应用，适用于直肠下部及直肠前部病变的检查，以及身材矮小或肥胖患者的检查；尤其便于乙状结肠镜的检查操作。鉴于其持久性较差，对于年老体弱及重症患者应酌情考虑使用。

（三）截石位

患者仰卧于检查床上，双腿分开置于腿架上，臀部移至手术台边缘，以确保肛门充分显露。常用于肛门直肠手术及痔术后大出血的紧急处理。

（四）倒置位

患者俯卧于特制的检查床上，髋关节屈曲，两膝跪于床端，臀部抬高，头部略低。此体位不仅使患者感到舒适，而且便于手术操作。适用于肛门直肠疾病的检查及小型手术。

（五）蹲位

患者采取下蹲姿势，模拟排便动作，以增加腹压。适用于检查直肠脱垂、Ⅲ期内痔及直肠下段息肉等病变。

（六）弯腰扶椅位

患者向前弯腰，双手扶住椅子，使臀部充分显露。此体位简便快捷，不需要特殊设备，适用于团体检查或初步筛查。

（七）俯卧位（臀高俯卧位）

患者俯卧于检查床上，小腹部下方垫一枕头，两侧臀部用胶布固定并适度牵引拉开。此体位使患者感到舒适，适用于肛门疾病的手术治疗。

（八）骑伏位

患者骑坐于特制的木马检查台上，背向检查者，臀部充分显露，然后上身向前伏趴于台面，头部略转向一侧，双手紧握台身两侧的支撑杆。此体位能够充分显露肛门部位，便于检查、换药及一般手术操作。

二、常用的检查方法

（一）检查时注意事项

在进行检查时，操作务必轻柔，以避免给患者带来痛苦。同时，应事先向患者做好解释工作，并给予适当的安慰。切勿在患者毫无心理准备的情况下突然进行检查，以免引发患者的恐惧情绪，导致不配合的情况发生。

进行肛门直肠检查时，医生应采取适当的体位，随后指导患者张口做深呼吸或模拟排便的动作，以放松身体。在指套或肛门镜上应均匀涂抹润滑油，并先在肛门口周围进行轻柔的按摩，待肛门括约肌放松、肛门部松弛后，再缓缓插入进行检查。

（二）常规检查

1.肛门视诊

患者取侧卧位或截石位，医生用双手轻轻分开患者臀部，自肛门外部观察有无内痔脱出、息肉脱出、直肠脱垂、外痔及瘘管外口等情况。随后，嘱患者做排便状屏气动作，医生用手轻轻牵引肛缘，使肛门自然张开，以观察痔核、息肉等的具体位置、数目、大小、色泽及有无出血点，并同时检查有无肛裂等现象。

2. 肛管直肠指诊

患者取侧卧位或截石位，深呼吸以放松肛门。医生佩戴手套或指套，右手食指涂上润滑剂后，轻柔地插入肛门进行触诊。此检查可发现肛管和直肠下端是否存在异常变化，如皮肤或黏膜硬化、波动感、硬结、狭窄及括约肌紧张度等。触及波动感可能提示肛管直肠周围脓肿；柔软光滑、活动度好、带蒂的弹性包块多为直肠息肉；触及固定不动、质地坚硬、基底宽广且与周围组织粘连的结节，伴指套褐色血液附着，应考虑直肠癌可能；若插入手指引起剧烈疼痛，可能为肛裂，此时应避免继续强行插入。指诊后，若指套上带有黏液、脓液或血液，必要时应送实验室检查。直肠指诊在肛肠疾病诊断中极为重要，常能早期发现直肠下部、肛管及肛门周围的病变。

3. 肛门镜检查

患者取侧卧位或截石位，先将肛门镜外套及塞芯组装好，并涂上润滑剂。嘱患者放松并进行深呼吸，随后缓慢将肛门镜插入肛门。插入时，应先朝向腹侧方向伸入，待通过肛管后，再向尾骨方向推进。待肛门镜完全插入后，轻轻抽去塞芯，在灯光照明下，仔细观察直肠黏膜的颜色，检查有无溃疡、息肉等病变。随后将肛门镜缓慢退出至齿状线附近，进一步查看有无内痔、肛瘘内口、肛乳头肥大、肛窦炎等情况。

4. 球头探针检查

以球头探针自肛瘘外口徐徐插入，按硬索方向轻轻探查，同时以左手食指插入肛内协助寻找内口。当球头探针在肛门直肠内如能顺利通过时，则该部分即为内口。当内口过小，探针的球头部无法直接通过时，若左手食指能感受到轻微的触动感，也通常表明已触及内口部位。在检查肛窦炎时，可将球头探针弯成适当的倒钩状，从发炎的肛窦处进行探索。通过球头银质探针的检查，可以探明肛瘘瘘管的方向、深度、长度，管道是否弯曲、有无分支、是否与肛管直肠相通，以及内口与肛管直肠环的关系等。在进行此项检查时，操作应耐心、轻柔，严禁使用暴力，以免形成人工管道而遗漏真正的瘘管和内口，给后续治疗带来不必要的困难。

（三）内镜检查

1. 乙状结肠镜检查

除肛门狭窄和女性月经期不宜进行检查外，当直肠和乙状结肠存在可疑疾病时，均可进行乙状结肠镜检查。该检查对直肠和乙状结肠肿瘤的早期诊断具有重要意义。对于原因不明的便血、黏液便、脓血便、慢性腹泻、肛门直肠疼痛、粪便形状改变等症状，可采用乙状结肠镜检查以明确诊断。

操作方法：检查前一天晚上需进行清洁灌肠。镜检时，将涂有润滑剂的镜筒缓慢插入肛门，初始时镜筒指向脐部。进入肛门后，当镜筒插入直肠约 5cm 深度时，移除闭孔器，开启灯光，并安装接目镜和橡皮球，向肠腔内注入空气。在观察的同时，缓慢将乙状结肠镜插入直肠壶腹，随后将镜端指向骶骨方向。在距离肛门约 8cm 处可见直肠瓣；距肛门约 15cm 处可见肠腔缩窄，即直肠与乙状结肠的交界部位。调整镜筒方向，直视下将镜筒深入乙状结肠，通常可插入约 30cm 深度。在推进镜筒的过程中，需不断注入空气，使肠腔充盈鼓起。检查结束后，缓慢抽出乙状结肠镜。检查过程中，需注意观察黏膜颜色，以及是否存在瘢痕、炎症、出血点、分泌物、结节、溃疡、肿块等病理改变。对于发现的肿块、溃疡、息肉等，可进行活体组织检查，以进一步明确诊断。取下组织后的伤口，可用棉球蘸取止血散或云南白药进行压迫止血。

2. 电子结肠镜检查

（1）电子结肠镜的构成及应用范围：电子结肠镜的电子机械构造与胃镜大致相同，是目前诊断大肠黏膜病变的首选方法。电子结肠镜的工作原理是通过安装于镜身前端的电子摄像探头，将结肠黏膜的图像传输至电子计算机处理中心，进而在监视器屏幕上显示出来。这一技术能够观察到大肠黏膜的微小变化，如大肠息肉、黏膜溃疡、糜烂、出血、色素沉着、血管曲张、黏膜充血、水肿及肿瘤组织等。其采集的图像清晰、逼真，对医生进行疾病的诊断具有很大的帮助。此外，电子结肠镜还配备有器械通道，可通过该通道送入活检钳，以取得米粒大小的组织样本，进行病理切片检查或其他特殊染色，从而对病变的性质进行组织学定性，如确定炎症程度、癌的分化程度等，进一步对病变进行分级。这有助于医生了解病变的严重程度，指导制定科学合理的治疗方案或评估治疗效果。通过肠镜的器械通道，医生还可以对结肠的某些病变，如息肉、出血、异物等，进行内镜下治疗。

电子结肠镜的应用范围广泛，能够观察到多种疾病，如溃疡性结肠炎、结肠息肉、克罗恩病、结肠憩室病、孤立性直肠溃疡综合征、结直肠血管瘤、肠结核、缺血性结肠炎及大肠癌等。同时，它不仅可以进行组织活检，还可以用于治疗部分疾病，如结肠息肉摘除等。

（2）镜前肠道准备：随着医疗技术的不断发展，电子结肠镜检查在国内已经得到广泛普及。结肠镜检查的成功与否，肠道的清洁度是一个至关重要的因素。若检查时肠道内仍残留大量粪便，不仅会阻碍镜身的顺利进入，还会影响医生的观察视野，严重时甚至可能导致无法完成全大肠的检查。因此，检查前的肠道清洁准备工作显得尤为重要。口服泻药是目前临床上最为常用、最为可靠且相对安全的方法之一。鉴于绝大多数门诊患者都会在家中自行进行肠道准备，因此，如何在家中安全、有效地进行肠道准备成为患者及家属非常关注的问题。

建议如下：

检查前一天晚餐应进食半流质少渣饮食，如稀饭等，避免食用蔬菜及西瓜等带籽水果。清洁肠道的方法主要包括以下几种：①泻剂加灌肠法：检查前一天晚上服用 25～30mL 蓖麻油，并饮水 1000mL，3～4 小时后通常会出现连续腹泻 3～4 次的情况；镜检前 2 小时用 1000mL 温开水进行灌肠 2～3 次，直至排出的液体中仅有极少量的粪渣。需注意的是，若服用泻剂后未出现腹泻，则不宜采用此法。②硫酸镁法：检查前 2～3 小时，患者可口服 50～60mL 50% 硫酸镁溶液，并立即在 30 分钟内口服 1000～1500mL 葡萄糖盐水，随后通常会出现连续水泻；患者也可以选择服用 3～4 盒聚乙二醇电解质散，每盒内 A、B 各 6 袋，服用时 A、B 各 1 袋用 250mL 水冲服，每 10～15 分钟一次，直至把药服完。在肠镜检查前 6 小时开始服药，检查日吃完早饭后来医院做肠镜。③甘露醇法：患者术前 3 天进半流质饮食，术前 1 天进流质饮食，术前 1 天下午 2～4 时，口服甘露醇溶液 1500mL（20% 甘露醇 500mL+5% 葡萄糖 1000mL）。一般服用后 15～20 分钟即可反复自行排便。④番泻叶法：用 20～30g 番泻叶泡茶饮用进行肠道准备，也有较好效果。但需注意，肠道黏膜如有水肿现象，可能掩盖病情。⑤近年来，山东中医药大学附属医院采用大肠水疗进行肠道准备，效果较好。该方法可在 0.5～1 小时将肠道清洁干净，缩短肠道准备时间，无须限制饮食，减少了患者的痛苦，只是价格稍高。相信随着经济条件的改善，这种方法有望成为肠道准备的主流趋势。

（3）操作要点：电子结肠镜的操作要点可以归纳为几个原则。①循腔进镜结合滑进，这是最基本的操作原则。②少充气，但并非完全不充气，而是需要适时抽气，以保持肠腔微张状态，这样可以有效减少并发症的发生。③取直肠襻、增大弯角是电子结肠镜操作中的主要技巧，它们直接决定了操作的时间长短。目前，主要采用的技巧有拉镜法、旋转退镜法、结圈法及变换体位法等。④防襻是决定能否顺利完成操作的基本技能之一，主要包括手法防襻和滑管防襻等方法。⑤变换体位，即通过改变患者的体位（如左侧卧位、仰卧位、右侧卧位及头低足高位等）来减小进镜时的阻力。⑥定位：在有条件的情况下，可以采用 X 线及光轨辅助进镜，这样操作更为方便。但操作者需注意自我防护，避免 X 线辐射。

（4）并发症：近年来，内镜下黏膜切除术的开展为大肠巨大扁平息肉和早期大肠癌患者提供了一种新的微创治疗手段。然而，由于结肠的长度较长且弯曲较多，相较于上消化道，结肠镜检查引起的并发症相对更为多见，包括腹胀、肠出血、肠穿孔、肠系膜损伤及心血管意外等。

（5）无痛性肠镜检查：肠镜检查是目前发现肠道肿瘤及癌前病变最为简便、安全、有效的方法。肠镜检查属于侵入性检查，会带来一定的不适感和可能的并发症，因此，不少人对这种检查心存畏惧，导致一些大肠病变乃至肿瘤无法得到早期确诊，从而错过了最佳治疗时机。近年来，随着麻醉药品和医疗监护技术的不断发展，无痛性肠镜检查应运而生。其原理是在检查前通过静脉注射一种起效迅速、作用时间短、效果确切的麻醉药物，使患者在短时间内入睡，并在检查结束后迅速苏醒，整个检查过程中患者不会感受到任何不适和痛苦，因此越来越受到患者的青睐。

不过，无痛性肠镜检查也存在一些不足之处，如麻醉意外风险、部分患者麻醉复苏时间较长、检查中若发生穿孔等并发症时患者无法做出应急反应，以及费用相对较高等。因此，患者应根据自身实际情况，合理选择检查方式。

（6）编者临床经验：第一，对于无大肠肿瘤家族史的一般人群，若经济条件允许，建议在 50 岁时进行首次肠镜检查。若无异常发现，则之后每隔 3～5 年进行一次复查。若检查中发现腺瘤性息肉，应尽早摘除，并在术后每年进行一次肠镜复查。若经济条件不允许，可选择进行大便隐血试验，若结果为阳性，则需进一步进行肠镜检查。第二，若父母或兄弟姐妹等直系亲属中有肠癌患者，则建议适时进行肠镜检查，以便及早发现潜在风险。第三，对于非直系亲属中不到 50 岁即发现肠癌的情况，建议相关个体及时前往医院就诊，并接受肠镜检查以排查风险。第四，若以下症状持续 2 周或 2 周以上，应及时前往医院检查。①排便习惯改变：如最近经常腹泻或便秘，或粪便形状与以往相比发生改变，变细；②黏液血便：大便中常带有鲜红或暗红色血液及黏液；③里急后重感：总有大便未排尽的感觉，但尝试排便时又无法排出；④持续性腹痛：疼痛部位多位于中下腹部，程度轻重不一，多为隐痛或胀痛；⑤贫血症状：常伴随疲劳感和无法解释的体重骤降。

（7）肠镜检查的禁忌证：并非所有患者在任何情况下均适宜接受肠镜检查。一般而言，存在以下情况的患者暂时不适宜接受肠镜检查。①患者肛门、直肠存在严重的化脓性炎症，如肛管直肠周围脓肿，或伴有肛裂等，不适宜接受肠镜检查。如果在此情况下进行检查，可能引发感染扩散或给患者造成难以忍受的疼痛。②患有急性肠炎、严重的缺血性疾病、放射性结肠炎、细菌性痢疾活动期、溃疡性结肠炎急性期等疾病，不适宜接受肠镜检查。因为这些患者的肠道炎症会导致水肿、充血，使肠壁组织薄弱且顺应性降低，所以易发生肠穿孔。③妇女在月经期一般不宜接受检查，以避免发生上行感染；若在妊娠期，医生应严格掌握肠镜检查的适应证，慎重考虑是否进行检查。④患有腹膜炎、肠穿孔等严重腹部疾病的人不宜接受检查，以免加重病情。⑤如果腹腔内存在广泛粘连或由各种原因导致的肠腔狭窄等情况，此时进镜困难，切勿强行继续检查，以免发生粘连带、系膜或肠壁的撕裂。⑥身体极度衰弱、高龄及严重心脑血管疾病患者可能无法耐受检查，因此医生必须慎重考虑是否对其进行检查。⑦小儿及精神病患者不宜接受肠镜检查。若确有必要进行检查，可考虑在麻醉状态下进行。

（四）X 线检查

X 线检查在肛肠科疾病的诊断中具有广泛的应用，是临床早期发现、早期诊断及鉴别诊断某些疾病最有效的手段之一。随着 X 线检查技术的不断进步、诊断经验的不断积累，以及设备的持续改进和新技术的应用，X 线检查在肛肠科疾病诊断中已成为不可或缺的工具。下面列举几项最常用的 X 线检查方法。

1. 排粪造影

排粪造影检查是近年来在国内广泛开展的一项检查项目，它能够较全面地反映肛管、直肠及结肠在静息与排便状态下的病理改变情况。通过模拟排粪过程，可以观察肛门、直肠及盆底在排便时的动态变化影像。该检查主要依据肛直角、直肠前突、直肠压迹及"搁架征"等在钡剂充盈后的表现形态，用于出口梗阻性便秘的诊断。

2. 结肠传输试验

结肠传输试验是一种诊断方法，通过口服不透 X 线的标志物后定时拍摄腹部平片，追踪观察这些标志物在结肠内的运行时间、部位，从而判断结肠内容物运行的速度及受阻部位。该方法主要用于慢传输型便秘的诊断。

3. 腹部立位平片

腹部立位平片可用于观察肠管是否存在胀气现象，腹腔内是否有气液平面，进而明确是否存在肠梗阻等情况。

4. X 射线钡剂灌肠

X 射线钡剂灌肠是通过肛门插入肛管，灌入钡剂，必要时再注入少量气体，然后通过 X 线检查直肠、结肠、回盲部及末段回肠等部位。该检查主要用于诊断结肠肿瘤、息肉、炎症、结核、肠梗阻等病变。X 射线钡剂灌肠不仅能观察直肠和结肠的形态及钡剂通过是否顺利，还能发现有无梗阻或狭窄情况。此外，对于直肠和结肠的外部病变，如骶骨前畸胎瘤，可通过观察直肠移位情况进行诊断。

5. 造影检查

对于复杂性肛瘘、骶尾部窦道等瘘管通道不清、内口不明的情况，可使用碘化油或 15% 碘化钠水溶液、泛影葡胺等造影剂，从外口注入进行造影检查。总之，X 线检查通过常规透视、拍片及多种体腔管道的造影等方法，既能对病变进行定位和定性分析，又能了解病变的大小、数量和范围。只要合理应用各种 X 线检查方法，并与临床病史、体征及其他检查结果相结合，就可能达到确诊的目的。

（五）其他检查方法

随着检查技术的不断发展，肛管直肠压力测定、直肠腔内超声检查及肛门盆底肌电测定等检查方法已越来越广泛地应用于临床实践。

1. 肛管直肠压力测定

肛管直肠压力测定是指利用特制的压力测定仪器来检测和记录肛管、直肠的静态、动态压力变化，以及评估某些生理反射、感觉功能和潴留功能等，从而了解肛门、直肠的功能状态。

2. 直肠腔内超声检查

直肠腔内超声检查是将专用的高频超声探头置入肛门内进行的超声检查。由于探头直接与直肠壁接触，因此能够清晰分辨直肠壁的层次结构及直肠周围的复杂解剖关系。该检查方法对直肠肿瘤、直肠或肛门周围脓肿，以及直肠前后邻近脏器或组织（如前列腺、精囊、阴道等）的肿瘤具有很高的诊断与鉴别诊断价值。

3. 肛门盆底肌电测定

盆底肌（特别是外括约肌和耻骨直肠肌）与多数横纹肌不同，含有较多的张力原纤维。即使在睡眠时，这些肌肉也表现出持续的电活动。然而，在排便过程中，这些电活动会消失。

肛门盆底肌电测定是一种通过记录盆底肌肉在静息状态和排便状态下的电活动变化，来评估盆底肌肉的功能状态及其神经支配情况的检查方法。通过使用同心电极插入待检查的肌肉部位，可以精确记录肌肉的电活动情况，包括静息状态下的电活动、轻度收缩时的电活动、中度或最大收缩时的肌电活动，以及模拟排便时的肌电活动。肛门外括约肌的正常肌电图表现：在静息状态时，表现为持续的低频电活动；在排便动作时，电活动明显减少或消失；在用力收缩时，表现为干扰相。

需要注意的是，肛门盆底肌电测定在精确记录盆底各肌肉的电活动方面存在局限性，因此它主要用于以肌电为基础的生物反馈治疗。有观点认为，在诊断盆底肌失弛缓症时，肛门盆底肌电测定的诊断价值可能比排粪造影更大。

三、肛肠疾病的实验室检查

由于肛管直肠疾病可能对其他系统产生影响，且部分疾病可能是继发于其他疾病，因此不应忽视相关方面的检查。根据肛门疾病的严重程度和患者的全身状况，可进行血常规、尿常规、粪便常规等常规检查。必要时，还可进行凝血功能检测（如凝血四项）、红细胞沉降率（血沉）、肝功能、肾功能、血脂、血糖、放射性核素检查、细菌培养和药物敏感试验，以及寄生虫检查和病理组织学检查（活体组织切片检查）等。若患者需接受手术治疗，还必须进行感染系列检查（如肝炎系列检查）。

（一）血常规检查

1. 血红蛋白和红细胞计数

这两项指标不仅能反映患者的贫血程度及贫血类型，还能提示是否存在持续出血，以及是否需要紧急输血。贫血患者常需补充铁剂，以便治疗取得满意效果。某些患者在消化道大出血初期，虽然暂时不出现呕血和便血症状，但血红蛋白和红细胞计数会迅速下降。及时进行这两项检测有助于准确判断是否存在内出血。此外，对于某些慢性失血性疾病，当血红蛋白下降到 60g/L 以下时，通常提示需要输血治疗。

2. 白细胞计数和分类

白细胞计数和分类对于感染性疾病、肠道寄生虫病的诊断，以及化疗和放疗的指导等均具有重要意义。在肛肠疾病中，如急性溃疡性结肠炎、细菌性痢疾、肛门直肠脓肿等，白细胞计数绝大多数会增高。定期复查白细胞计数对指导抗生素的使用具有一定意义。

3. 血小板计数及出血时间、凝血时间

在手术前及鉴别出血性质的疾病时，血小板计数及出血时间、凝血时间应列为必查项目。

（二）大便常规检查

大便常规检查在肛肠疾病诊断中尤为重要，有时仅凭大便的外观就可初步作出诊断。大便常规检查包括肉眼观察大便的外形、硬度、颜色，以及有无血液、黏液、脓液和肉眼可见的寄生虫等。此外，还应进行化学检查、显微镜检查及细菌学检查。

（三）尿常规检查

对于出血性休克患者，测定每小时尿量和尿比重是指导补液最简便实用的方法之一。此外，许多疾病及使用某些药物都可能对肾脏造成损害，因此尿常规检查是不可或缺的检测项目。

（四）生化检查

许多生化检测项目如肝、肾、心脏、胰腺等器官的功能检测，对肛肠疾病的辅助诊断具有重要意义。因此，肝功能、血糖、尿糖、肌酐等应列为常规检测项目。此外，一些生化检测项目对及时指导治疗有很大帮助，如血电解质、血尿素氮、血气分析等。

（五）免疫学检测

细胞免疫、体液免疫及自身免疫抗体的测定，对于了解疾病的免疫功能和发病机理具有很大帮助，应有选择性地进行检查。在肛肠疾病中，与免疫学关系较为密切的主要包括炎症性肠病，如克罗恩病和溃疡性结肠炎等。癌胚抗原在大多数结肠癌患者的血清中可检测到，但缺乏特异性，目前主要用于疑似肠癌患者的筛查和诊断，临床上也常作为结肠癌术后复发的监测指标。

第三节　肛肠疾病麻醉方式的选择及术后镇痛

一、肛肠疾病常用的麻醉方式

（一）局部麻醉

局部麻醉的优点在于其安全度较高，操作简单，且对身体各项生理功能的影响较小。然而，其缺点在于麻醉时间较短，作用范围有限，因此对于精神紧张的患者或不合作的患儿，则不宜采用。

操作要点： 为确保局麻过程不发生感染，应严格执行消毒措施。肛周皮肤的消毒范围应适当扩大，注射时需特别注意防止针头误入直肠或阴道内。为了减少患者因多次进针而产生的痛苦，首次进针注药后浸润组织，后续对远处组织进行浸润时，穿刺针应从已浸润过的部位刺入，从而避免非必要部位的多次穿刺。在进行穿刺时，应确保药物位于针尖前方，针尖在药物后方推进，这样可以有效减轻患者的疼痛感。穿刺点最好选后正中尾骨前区，在该区皮下注射药物少许，然后向深层先注射药物，后行针。一般注药 10mL，注药可深达括约肌层及肛尾韧带。此区可封闭第四骶神经会阴支、肛尾神经和阴部神经分支，对肛门松弛有重要作用。然后由后正中向肛门左右两侧注射药物，两侧注射完毕后，再由两侧肛缘向前方注射。一般每侧 5～10mL。采用这种注射方法，能够使肛门达到良好的松弛状态，同时减轻患者的痛苦。注射完成后，使用手指进行扩张，使肛管完全松弛，随后即可进行手术操作。在浸润过程中给药时，应根据手术需求有所侧重。例如，对于血栓性外痔，应在病变局部皮下及其周围充分注射药物；而对于肛瘘手术，则应在瘘管切开区域重点注射药物。

（二）骶管阻滞（腰俞穴麻醉）

骶管阻滞是一种将麻醉药液经骶裂孔注入骶部硬脊膜外腔的麻醉方法，其实质仍为硬脊膜外腔阻滞麻醉。由于骶裂孔恰好位于中医针灸穴位督脉的腰俞穴位置，因此，按照针灸穴位命名，也可称之为腰俞穴麻醉。骶麻的优点在于操作简便、安全性高，且麻醉范围仅限于会阴及肛门区域，因此，在临床上应用广泛。然而，其缺点在于骶裂孔形态各异，可能导致穿刺困难，进而增加手术失败的风险。

操作要点：穿刺时，采用一般注射针头（如 6 号针头）即可。先在穿刺区域皮下注射形成一个小皮丘，再浸润麻醉韧带，然后垂直或略向前上方刺入腔内。进入腔内后，操作者会有以下感觉：①落空感：当针尖穿透具有阻力的黄韧带后，阻力突然消失，表明已进入硬脊膜外腔。②负压感：针头进入腔内后，可出现负压现象。此时，若在穿刺针尾端悬挂 1 滴液体，由于腔内负压，可将水滴吸入，此现象称为悬滴试验。同时，在注药时，操作者会感受到负压吸入药液，推针时几乎不费力。针尖进入骶管腔后，可以 45° 斜向骶管注药。注药前，必须进行回抽试验，确认无脑脊液和血液后方可推药。推药过程应缓慢进行，先注入 3～5mL 药液，观察 5 分钟，若无眩晕、头痛和蛛网膜下腔阻滞等异常现象，方可继续缓慢将剩余药液注完。此外，穿刺时针尖的深度不得超过髂后上棘连线，即深度不能超过 6cm，以防误入蛛网膜下腔，从而避免发生全脊髓麻醉的危险。

（三）蛛网膜下腔阻滞（腰麻）

将局部麻醉药注入蛛网膜下腔后，受药物影响的脊神经根被阻滞，进而使脊神经所支配的相应区域产生麻醉作用，这种麻醉方式被称为蛛网膜下腔阻滞。由于临床上通常选择在腰部进行脊椎穿刺并注入药物，因此又被称为脊椎麻醉，简称腰麻。根据穿刺部位、体位，以及采用不同比重的药液、注射速度、针头斜面方向等，可以选择性地获得不同的节段性麻醉平面，并且肌肉松弛效果显著，因此广泛应用于下腹部、会阴部及下肢的手术中。

操作要点：一般采取侧卧位，使背部与手术台边缘平齐，双手抱膝并屈曲脊柱，以便头部尽量接近膝部，从而增大棘突间隙的距离。确定穿刺部位的方法：用手触摸两侧髂嵴的最高点，连接这两点形成连线，该连线与脊柱相交的部位大致相当于第4腰椎棘突或第3～4腰椎棘突间隙，以此作为穿刺的定点标志。操作方法：①确定穿刺点后，需进行严格的皮肤消毒并铺设无菌巾。②进行局部浸润麻醉，再以腰椎穿刺针进行穿刺。腰椎穿刺针应垂直于两棘突间隙刺入，直至拔出针芯后有脑脊液流出为穿刺成功的标志。③注入麻醉药物。在整个操作过程中，必须特别注意无菌操作原则，并密切留意患者的反应。

（四）硬膜外阻滞

硬膜外阻滞是一种通过硬膜外腔穿刺，将麻药注入硬脊膜外腔，使穿过该腔隙的神经根受麻醉药作用而产生暂时性麻痹的麻醉方法。

硬膜外阻滞的适应证和禁忌证与蛛网膜下腔阻滞基本相同。由于麻醉药注入硬膜外间隙，该间隙内含有疏松的结缔组织，在一定程度上限制了药液的扩散范围，因此相较于蛛网膜下腔阻滞，硬膜外阻滞在麻醉平面的控制上更为容易，尤其适用于腹部手术。值得注意的是，硬膜外阻滞所需的麻醉药物剂量相对较大。若不慎将药物误入蛛网膜下腔，可能会引起全脊髓麻醉的严重并发症，因此在操作过程中需格外谨慎。

操作要点：腰部穿刺技术的操作基本上与蛛网膜下腔阻滞穿刺相同，不同之处在于要求穿刺针头在穿过黄韧带时立即停止进针。穿刺针进入硬膜外腔的指征：穿刺针穿过黄韧带时阻力突然消失，并出现负压现象。此时可采用水滴法、毛细管法等进行检测。操作方法：①毛细管法：在毛细管内注入少量生理盐水，并将其连接于穿刺针上。当针尖进入硬膜外腔后，毛细管内的水柱会被吸入。②悬滴法：在穿刺针尾部悬挂一滴生理盐水。当针头进入硬脊膜外腔后，该水滴会向内吸入。③此外，还需确认穿刺针内无脑脊液流出，且注入少量空气或生理盐水时无阻力感。

目前，除骶管阻滞有时采用单次给药方式外，胸、腰段通常采用持续给药法。持续给药法即在穿刺成功后，将塑料导管留置在硬膜外腔内。首次注入5mL麻醉药物后，如无脊椎麻醉征象出现，可根据手术需要分次追加麻醉剂。

二、术后镇痛

肛门疾病虽是临床常见多发病，但其术后产生的剧烈疼痛不仅成为困扰患者的首要症状，而且成为肛门疾病术后亟待解决的重要问题。

（一）术后镇痛药

术后镇痛药分为一般镇痛药（应用于全身）与长效镇痛药（用于局部麻醉）两类。

1. 一般镇痛药

一般镇痛药主要包括去痛片、消炎痛、痛力克（非甾体类药物）、奥贝（双氯芬酸钠缓释片）、美施康定（硫酸吗啡缓释片）、赛克同（洛索洛芬钠片）、路盖克（氨酚双氢可待因片）等，以上药物均需口服使用。对于术后重度疼痛的患者，肌内注射药物则可选择杜冷丁（盐酸哌替啶）、吗啡等。

2. 长效镇痛药

长效镇痛药类似于肛门局部或穴位注射用药，可替代口服或肌内注射止痛药物，用于术后镇痛，如亚甲蓝长效止痛注射液、泯痛尔注射液（复方薄荷脑注射液）、复方高乌甲素注射液（一种以氢溴酸高乌甲素为主药配制的复方注射液）等。此外，还可以将盐酸丁卡因、氢氧化钠（适量）、液体石蜡配制成药物进行直肠给药以术后镇痛；将普鲁卡因、罂粟壳、甘油加蒸馏水制成药物，术后镇痛效果显著；将强痛定、布比卡因、去甲肾上腺素混匀后进行切口皮下注射；将汉防己总碱配伍亚甲蓝及布比卡因制成注射液等。

（二）患者自控镇痛（镇痛泵）

患者自控镇痛（patient-controlled analgesia，PCA）是使用专门设计的多功能、具有安全控制系统的镇痛泵，由麻醉医师设定给药方案和剂量，患者感觉疼痛时通过按压给药按钮自行给药，以满足镇痛治疗个体化需要。PCA可提高镇痛效果和患者满意度，节省用药且不良反应较少。

1. 做好心理护理

医务人员在术前应详细向患者介绍镇痛泵的作用原理、镇痛效果及使用方法，以增强患者的信心，使他们能够积极配合手术及术后的镇痛泵治疗。术后，医务人员还需指导患者及家属如何正确使用镇痛泵，并提醒他们在使用期间或进行早期床上活动时，避免过度翻身或拉扯，以防留置管及贮药器松动、移位而损坏镇痛泵。

2. 确保镇痛泵正常工作

为确保镇痛泵的正常工作，医务人员应妥善保管好镇痛泵及其延长管。在固定硬膜外导管时，应选用抗过敏的医用胶布，并定期检查镇痛泵的工作状态，防止硬膜外导管受压、打折或脱出。同时，医务人员还需仔细观察储液囊是否存在破裂或药液外渗等异常现象。一旦发现任何异常，应立即停止使用镇痛泵，并及时为患者更换新的设备。

3. 其他并发症的护理

（1）恶心、呕吐：是PCA较为常见的不良反应，这主要是由芬太尼等阿片类镇痛药物刺激延髓化学感受器所引发的。为了缓解患者的症状，我们应关注患者的心理状态，解除其心理顾虑，分散其注意力，并确保患者的呼吸道畅通，同时保持患者的口腔清洁。

（2）皮肤瘙痒：阿片类镇痛药物对某些特异性机体可能产生致敏作用，诱发组胺释放，从而引起皮肤瘙痒。此外，部分患者因术后身体虚弱、出汗较多，也可能出现全身瘙痒。对此，我们应耐心向患者解释原因，加强皮肤护理，对出汗较多的患者勤擦洗、勤换衣物，防止抓伤皮肤。必要时，可给予抗组胺类药物治疗。通常情况下，症状未经药物治疗也可自行消退。

（3）排尿障碍：镇痛药物可能会抑制神经系统的反射作用，干扰生理性排尿功能，从而导致排尿困难；部分患者可能因不习惯在床上排尿而出现排尿困难；有些患者在拔除尿管后，使用镇痛泵期间可能出现轻度排尿困难。针对这些问题，我们可以采取下腹部按摩、热敷，以及用温水冲洗会阴等刺激排尿的措施。结果显示，大部分患者症状得以消除，能够自行排尿。如果刺激排尿效果不佳，应及时给予导尿，避免膀胱过度充盈，加重排尿困难。通过临床观察，我们认为，对实施术后镇痛泵持续镇痛的患者，应常规留置导尿管至镇痛结束后方可拔管，拔管前需进行膀胱功能训练。

（4）腹胀、便秘：由于镇痛泵中含有阿片类药物，这类药物具有抑制肠蠕动的不良反应，因此，使用PCA泵的患者肠功能恢复通常会比其他患者慢24~48小时。为了促进肠功能的尽快恢复，我们应协助并鼓励患者多翻身、下床活动，适当增加饮水量，并尽早进食，以促进术后恢复。

（三）理疗

理疗作为肛门病术后的一种重要辅助治疗手段，其镇痛效果同样显著。微波治疗在缓解肛门炎症及水肿引起的疼痛方面的机理：微波对"水分子"具有强烈的吸附作用，在2450MHz的频率下，能够促使组织内的水分子发生剧烈的摩擦运动，进而产生强烈的热效应。这种热效应加速了局部的血液循环和淋巴回流，改善了毛细血管的通透性，并有效缓解了平滑肌痉挛。此外，微波在人体内的穿透力可达 1.7cm，这一深度远大于红外线及远红外线的作用范围。同时，微波加热迅速且磁效应均匀，因此能够达到活血化瘀、疏通经络、消炎止痛的治疗效果。

（四）外用药及局部处置

1.应用栓剂止痛

以清热解毒、活血化瘀类药物为主要成分制成的消炎止痛栓，用于治疗肛门病术后疼痛，具有显著的消肿止痛、凉血止血功效。例如，痔疮宁栓（美辛唑酮）、消炎痛栓（吲哚美辛）等通过肛塞给药方式用于肛门病术后止痛，展现了良好的止痛效果。

2.局部外用药物镇痛

湿润烧伤膏、麝香痔疮膏在肛门病术后的止痛作用得到了众多学者的认可。止痛消炎膏对肛周疾病术后镇痛同样具有确切疗效。此外，云南白药气雾剂、丁卡因凝胶等药物止痛效果显著，平均起效时间迅速，用药量小，可直接通过皮肤黏膜吸收，具有黏弹性、扩展性、缓慢渗透性及良好的舒适性等特点，相较于其他剂型具有明显优势。

3.穴药结合镇痛

应用多种中药，并采用透皮技术加工制成的脐融缓释剂，是穴药结合治疗肛门疾病的一次创新尝试。它综合发挥了中医辨证论治及针灸循经取穴的优点，在临床上展现出了较好的镇痛作用。动物实验也进一步验证了其镇痛的有效性。

4.中药熏洗镇痛

中药熏洗作为肛门疾病的辅助治疗手段，其止痛作用不容忽视。采用行气活血、消肿止痛、清热解毒、疏通经络等中药治疗，均取得了显著的疗效。经临床验证的代表方剂有荆芥方、活血止痛散、消肿止痛散、痔瘘消熏洗剂、消肿止痛汤、止痛消肿汤、痔外坐洗液、解痉止痛汤等，这些方剂均能有效缓解平滑肌痉挛，从而达到止痛的目的。

（五）针灸

针灸在肛门病术后止痛方面效果显著。选穴依据脏腑经络理论、内脏－皮肤相关学说及全身疗法等观点，能够取得满意的镇痛效果。针灸承山穴可促使脑内吗啡样物质的含量增高，从而发挥镇痛作用；长强穴和腰俞穴作为督脉的起始要穴，针刺可以达到温通经脉、消散瘀滞、祛除病邪的功效。术后通过行针刺激，患者丘脑下部会分泌阿片肽类神经介质，这些介质具有较强的镇痛作用。在实际应用中，对长强穴进行局部麻醉及对腰俞穴进行麻醉，同样可以在术中取得极为满意的镇痛效果。

此外，还可以利用全息理论，采用耳穴贴压法等对肛门术后患者进行镇痛治疗。常用的耳穴包括交感、直肠下段、耳迷根及相应的全息穴等。

（六）止痛促愈研究的新方向

虽然西药在止痛方面具备迅速且长效的特点，但其不良反应同样显著，如胃肠道反应、肝肾损伤及成瘾性（尤其是吗啡类药物）。此外，应用亚甲蓝可能导致术后蓝尿、肛门部痛觉长期无法恢复，甚至存在潜在的致癌风险。因此，寻找不良反应少、安全可靠且疗效确切的止痛药物或镇痛方法成为当务之急。

中医药治疗在此方面展现了独特的优势，在术后止痛领域具有显著效果。随着中医药研究的不断深入，越来越多的中药新药理机制被揭示，这为中药在止痛领域的研究开辟了更为广阔的发展前景。我们有理由相信，在不久的将来，肛门疾病的术后疼痛将不再是治疗过程中的棘手难题。

第二章　痔

痔是肛门疾病中最常见的一种。尽管该病属于良性病变，但其具有极高的复发率，所引发的出血、肿胀、脱出、疼痛、瘙痒及肛门不适等症状，对患者的日常生活和工作造成了严重影响。在病情严重时，还可能并发血栓性外痔、痔嵌顿、肛门直肠脓肿、绞窄性痔及贫血等。痔的发生受多种行为因素的影响，包括不良的饮食习惯（如高纤维食物摄入不足）、久坐久站等。此外，妊娠、肥胖等因素也与痔的发生密切相关。随着生活水平的不断提升，中国居民的饮食结构、工作方式及心理行为等方面正经历着显著变化。这些变化导致了一些不良生活习惯的产生，如高膳食纤维食物摄入减少、身体活动减少等，进而使得痔的发病情况发生了较大变化。

第一节　概　述

一、概念

痔俗称痔疮，是直肠末端黏膜下和肛管皮肤下的直肠静脉丛发生扩大、曲张所形成的柔软静脉团，或是肛缘皮肤结缔组织增生、肛管皮下静脉曲张破裂后形成的隆起物。根据发病部位的不同，痔可分为内痔、外痔及混合痔。痔是一种常见病，可发生于任何年龄，其中20～40岁的人群较为多见，且症状可能随年龄增长而逐渐加重。

中医学亦称之为"痔"或"痔疮"。关于痔的认识，湖北张家山出土的汉简《脉书》云："痈如枣，为牡痔；其痈有空，汁出，为牝痔。"又云："左右血先出，为脉。"从《脉书》对痔的论述来看，其将化脓性感染作为痔的病理学基础；虽然将肛门局部血液循环障碍类疾病称为"脉"，但并未将其归入痔的范畴。《内经》中论及痔的内容有四处，遵循痈疽类疾病的传变病机观。《内经》从辨病与辨证相结合的角度对痔的概念进行了阐释，即"筋脉横解，肠澼为痔"。其中，"肠澼为痔"是从辨病的角度对"牡痔""牝痔"演变规律的阐释，而"筋脉横解"则是从痈疽类疾病的传变病机角度对"牡痔""牝痔""脉痔""血痔"不同类型痔之间关系的说明。巢元方在《诸病源候论》的第三十四卷和第四十卷中，沿袭了《内经》《脉书》《五十二病方》中关于"痔""牡痔""牝痔""脉痔""血痔"的分类，并加入"肠痔""酒痔""气痔"等新的分类。其中，除了"牡痔"更类似于西医学中的肛漏，其余描述及《诸病源候论》第十七卷中的"邪气与真气相搏，故令肿痛也""大肠虚热，其气热结肛门，故令生疮""肛门为大肠之候，其气虚，为风热所乘，热气击搏，故令谷道赤痛也"等描述，更接近于后代所认知的内痔、外痔、混合痔的症状。

二、病因病机

中医学认为，本病的发生多与风、湿、瘀及气虚等密切相关。多因脏腑本虚，外伤风湿内蕴病毒，兼因久坐，负重远行，或长期便秘，或泻痢日久，或临厕久蹲努挣，或饮食不节，过食辛辣肥甘之品，导致脏腑功能失调；风燥湿热下迫，气血瘀滞不行，结聚于肛门，宿滞不散，筋脉横解而生痔。或因气血亏虚，摄纳无力，气虚下陷，则痔核脱出。关于痔发生的病因，学说众多，但截至目前，尚无统一认识。痔虽是一种局部病变，但其形成与全身状况有着十分密切的关系。例如，长期保持直立的站姿、日常饮食中过量食用辛辣等刺激性食物、直肠血管不规则地斜穿肠壁肌肉，以及痔静脉缺乏静脉瓣等因素，均可促使痔的发生。总之，痔发生的原因是多方面的，现介绍如下。

（一）解剖因素

早在 18 世纪，欧洲解剖学家已开始重视痔的解剖学研究，但对该问题的认识仍存在分歧。归纳起来，主要有以下三种学说。

1. 静脉曲张学说

该学说认为，痔与人体直立位时痔静脉缺少瓣膜、括约肌痉挛及粪便嵌塞等因素有关，这些因素可导致肛门直肠静脉回流障碍，痔静脉发生曲张，从而形成痔。

2. 血管增生学说

该学说认为，齿状线以上的黏膜下组织含有丰富的窦状血管、平滑肌弹力纤维和结缔组织等，它们共同组成直肠海绵体。随着年龄的增长，这些组织可能出现增生肥大，进而形成痔。

3. 肛垫下移学说

齿状线以上的黏膜和黏膜下存在静脉丛、Treitz 肌、结缔组织，统称为"肛垫"，这是正常的解剖组织。当肛垫出现增生、肥大，或因与肛门直肠壁的支持固定结构发生改变而松弛，或肛门括约肌的紧张度发生改变时，肛垫可能向下移位，从而形成痔。

此外，还有细菌感染学说、括约肌功能下降学说等其他学说。

（二）感染因素

痔静脉丛的血管内膜炎和静脉周围炎可导致部分血管壁纤维化、脆化、变薄，进而引发局部静脉曲张。

（三）排便因素

粪便不易排空时，会对直肠下段和肛管部产生较大的压力，使血管受压；而排便次数过多则会导致腹压增加，进而引发肛门直肠静脉回流障碍。

（四）遗传因素

静脉壁先天性薄弱者，不易抵抗静脉腔内压力，因此静脉可能逐渐扩张。此外，痔疮的发生还与饮食因素、妊娠和分娩、慢性疾病、职业及年龄等多种因素有关。

三、分类

临床上根据发病部位及病理特征的不同，痔可分为内痔、外痔和混合痔三大类。

（一）内痔

内痔是肛门齿状线以上，直肠末端黏膜下的痔内静脉丛扩大、曲张而形成的柔软静脉团块。内痔是肛门直肠疾病中最常见的病种之一，其病程长短不一，且随着年龄的增加，发病率呈上升趋势。本病好发于膀胱截石位的3、7、11点处，这些位置的痔通常被称为母痔，而其他部位发生的痔则称为子痔。根据《中国痔病诊疗指南》（2020年）将本病分为四度：①Ⅰ度：排粪时带血、滴血或喷射性出血，排粪后出血可自行停止，无痔脱出，便后出血可自行停止；②Ⅱ度：常有便血、排粪时有痔脱出，排粪后可自行还纳；③Ⅲ度：偶有便血，排粪或久站、咳嗽、劳累、负重时有痔脱出，需用手还纳；④Ⅳ度：偶有便血，痔持续脱出或还纳后易脱出，偶伴有感染、水肿、糜烂、坏死和剧烈疼痛。

（二）外痔

外痔是发生于肛管齿状线以下，由痔静脉丛扩张或痔外静脉破裂或反复发炎、血流瘀滞、血栓形成或组织增生而成的疾病。本病可发生在任何年龄，主要临床表现为患者自觉肛门坠胀、疼痛，有异物感。临床上根据其形态、病理变化及组织结构分为四种，即结缔组织性外痔、血栓性外痔、静脉曲张性外痔和炎性外痔。

（三）混合痔

混合痔是内痔和相应部位的外痔血管丛跨齿状线相互融合成一个整体，主要临床表现为内痔和外痔的症状同时存在，严重时表现为环状痔脱出。

第二节　临床表现

一、内痔

本病多发生于成年人，婴幼儿和青少年则较少见。内痔患者临床表现为出血，脱出，肛周潮湿、瘙痒，可并发血栓、嵌顿、绞窄导致疼痛及排便困难等。

1. 出血

出血是内痔最常见的症状，临床上根据出血程度可分为轻、中、重度。轻者仅在排便时大便表面附着少量血液或手纸上沾染血迹；中等程度者在排便时可见鲜血自肛门滴落；重者则在排便后或下蹲做排便动作时即有鲜血自肛门喷射而出。少量出血通常对患者健康无明显影响，但反复大量出血可引起慢性失血性贫血。出血症状常因饮酒、过度劳累、便秘、腹泻等诱因而加重。

2. 脱出

随着病程的延长和病情的发展，痔核会逐渐增大，并在排便时脱出肛门外。最初，痔核仅在排便时脱出，便后能自行还纳；若病情继续发展，则排便后内痔脱出需用手托回或长时间卧床休息才能还纳。更为严重时，即便是蹲下、举重、行走，甚至咳嗽时也可能导致痔核脱出。脱出物的颜色可能为鲜红或灰白，若不及时回纳，局部肿胀会进一步加剧。由于炎症、水肿等因素，脱出痔核的体积可能增大，导致还纳困难，进而造成嵌顿。

3. 肛周潮湿、瘙痒

痔核的反复脱出会导致肛门括约肌松弛，常有分泌物溢出肛门外，使患者感到肛周潮湿。这些分泌物长期刺激肛周皮肤，易引发湿疹，导致瘙痒不适。

4. 疼痛

单纯内痔通常不会引起疼痛，患者可能仅有肛门内坠胀感或排便困难的感觉。然而，当痔核发生肿胀或内部形成血栓时，就会出现肛门部疼痛。特别是当脱出的痔核发生嵌顿、糜烂或坏死时，疼痛会更为剧烈。

5. 排便困难

患者常因对便血的恐惧而人为地控制排便，导致排便习惯的改变，进而可能造成习惯性便秘。长期便秘或粪便干燥则容易擦伤痔核表面黏膜，引发内痔出血。这两者互为因果，导致病情加重。

局部视诊时，临床医生可观察到内痔患者肛门外常有黏液性分泌物附着。单纯内痔患者的肛门部外观通常无皮肤隆起。在初期内痔的诊断中，一般不易通过触诊摸到痔核，但在使用肛门镜等窥视器械检查时，可见齿状线以上有圆形、色泽发暗的痔核。对于晚期内痔，由于痔核体积较大，在诊断时可在齿状线上方摸到较大、柔软且无痛性的肿物。有时，在进行指诊时，医生会发现指套上带有血迹，这是因为痔核反复脱出肛门外，使得黏膜变厚、质地变脆。在窥镜下观察，可见痔核表面粗糙，有出血点或溃疡面。

二、外痔

本病患者的病程可长可短，一般仅有肛门部坠胀感、异物感等症状。随着病情的进一步发展，可出现不同类型的外痔症状。

1. 结缔组织性外痔

此类痔又称皮赘外痔或赘皮痔，呈黄褐色或灰黑色，大小形状不一。患者常有肛门异物感或便后肛门不易清洁的感觉；由于少量分泌物或粪便积存刺激，可伴有肛门潮湿瘙痒。检查时，可见初起肛门皱襞肿大，有粪便和分泌物积存，色暗红。在肛缘存在散在的或呈环状、鸡冠状或不规则形状的赘生物（皮），质地可软可硬，触痛不明显。

2. 血栓性外痔

血栓性外痔即肛周皮下血肿。好发于肛门两侧，一般只有 1 个，有时也有 2 个以上同时发生，甚至多个小血栓同时集合成块。患者用力排便后，肛缘会突起一圆形或椭圆形肿物，伴有剧烈疼痛。检查时，可见肛缘肿物呈暗紫色，稍硬，触痛明显。

3. 静脉曲张性外痔

静脉曲张性外痔是指齿状线以下肛缘处曲张的静脉团块。大多无明显自觉症状，或伴有轻度的肛门坠胀感，排粪时尤为明显。检查时，可见肛缘某一方位或绕肛缘有不规则肿物隆起，质软，皮色紫暗，皮下可见扩大曲张的静脉丛。

4. 炎性外痔

炎性外痔是肛缘皮赘因感染和炎性增生所致。患者会感到肛门部灼痛、瘙痒，排粪或活动时症状加剧。检查时，可见肛门皱襞充血、肿胀，触痛明显，并有少量渗出物。

三、混合痔

本病患者的病程往往较长，可达数年甚至数十年，且常反复发作。

混合痔患者同时兼具内痔和外痔的症状及体征。具体表现为便血，肛门出现肿物（如皮赘、静脉团块、血栓、水肿等），肛门有坠胀感、异物感或疼痛感。此外，患者还可能有肛门部分泌物增多、瘙痒等症状。在肛门齿状线上、下方同一方位会出现团块状肿物，内痔与外痔相连吻合为一体，无明显界线，括约肌间沟消失。

第三节　诊断及鉴别诊断

一、诊断

痔的诊断并不困难，通常根据病史、症状及体征即可做出明确诊断。在某些情况下，甚至仅根据体征一项即可确诊。对于无症状的患者，诊断往往依赖于体征。西医诊断时，应区分内痔、外痔、混合痔，并明确其分期和分型。中医诊断则需确定证型。

二、鉴别诊断

（一）肛裂

肛裂患者可能出现便血及哨兵痔。该病易与内痔及皮赘性外痔相混淆。鉴别要点在于，肛裂患者的哨兵痔及便血常伴有肛门疼痛，且疼痛多呈周期性。检查时，可在肛门后正中或前正中发现肛管全层皮肤有纵形裂口或溃疡形成、肛管括约肌紧张、肛乳头肥大（肛乳头纤维瘤）等。

（二）直肠脱垂

直肠脱垂的脱出症状需与内痔脱出相鉴别。直肠脱垂多见于儿童及老年人。脱出的直肠黏膜或直肠全层呈圆柱状，有环形沟，表面光滑柔软，颜色与正常黏膜相近，有时表面附有少量黏液，很少出血，可用手回纳至肛门内。

（三）肛乳头肥大

较大的肛乳头肥大虽然肛内也有肿物隆起，或有脱出，擦破时也可能出现便血，但其特点在于位于齿状线部，呈乳头状或三角形，表面覆盖上皮，颜色灰白或黄白，质稍硬，有触痛感，通常不会自行出血，且可回纳。

（四）低位直肠息肉

直肠息肉的特点是好发于儿童，息肉体隆起于直肠黏膜表面，附着在肠壁上。单发息肉多带有细长的蒂，或呈乳头状，颜色紫红色，质较软，易出血，通过指诊可以触及；多发息肉则个体较小，呈颗粒状突起于直肠黏膜，易出血，且散在分布。

（五）肛管癌及低位直肠癌

肛管癌及低位直肠癌因伴有便血及齿状线上、下方肿块隆起，容易被误诊为内痔。但肛管癌及低位直肠癌的便血多为暗红色或果酱色，肿块质硬，表面不光滑，形似菜花，常伴有溃疡形成，且多与周围组织粘连，推之不能移动。

（六）克罗恩病性皮赘外痔

克罗恩病性皮赘外痔主要表现为水肿和糜烂的皮肤皱褶，相较于一般的皮赘，其体积更大、更厚且质地更硬，并具有特征性的蓝色改变。在进行活体组织检查时，可观察到典型的肉芽肿形成。

第四节　治　疗

一、非手术治疗

（一）一般治疗法

一般治疗法是各种疗法的基础，对各期内痔都有效，都适宜。

1. 改善饮食

多吃蔬菜、水果及地瓜等富含纤维的食物，忌食辣椒、芥末等辛辣食物，禁酒，同时避免频繁饮用浓茶与咖啡。主食应粗细搭配，易消化。进食需定时定量，避免饥饱无常。单一食用肉类和细粮易导致排便不畅，而仅食蔬菜和粗粮则可能使粪便量增多。

2. 保持大便通畅

通过饮食调整排便习惯至关重要，应培养定时排便的习惯，确保每 1～2 天排出一次软便，以减少内痔受到的摩擦与刺激。排便时应顺其自然，不宜过度用力，便后应用热水清洗并擦干，选用柔软清洁的便纸。此外，应注意肛门部位的保暖，使用柔软的坐垫。

3. 生活规律

生活作息要定时，劳逸结合，避免长时间久坐、久立或进行重体力劳动，尤其是负重远行时更需注意。进行重体力劳动时，应避免用力过猛，以免增加腹压，中间应适当休息。

（二）中医辨证论治

1. 血热风燥证

证候表现：便血色鲜红，滴血或射血，时作时止，或内痔脱出、糜烂渗血，或外痔红肿充血，触痛，或伴口渴喜饮，大便秘结，小便短赤等。舌质红，苔黄，脉洪数。

治则：清热凉血，祛风润燥。

常用方：凉血地黄汤、槐角丸、黄连解毒汤、秦艽苍术汤、秦艽防风汤等。

2. 肺热下迫证

证候表现：肛内肿物脱出肛缘，不能自行纳入，肛门疼痛剧烈，行走不便，大便秘结，喘促不宁，或痰涎壅盛，肛缘有肿物嵌顿，舌苔黄腻，脉滑数。

治则：宣肺泄热，调畅气机。

常用方：麻杏石甘汤合宣白承气汤。

3. 湿热下注证

证候表现：外痔红肿或有糜烂，坚硬肿痛，坐卧不安，或便血色鲜，或内痔脱出，黏膜糜烂，分泌物较多，或伴大便黏滞不爽，肛门坠胀，潮湿不适。舌质红，苔黄腻，脉濡数或滑数。

治则：清热利湿，消肿止痛。

常用方：止痛如神汤、脏连丸、当归拈痛汤等。

4. 气血瘀滞证

证候表现：肛缘肿胀，隐见紫瘀，质硬，触压疼痛，或内痔嵌顿，不能回纳肛内，表面紫暗糜烂。舌质红，或有瘀斑，苔薄，脉弦微数。

治则：行气活血，化瘀止痛。

常用方：红花桃仁汤、血府逐瘀汤等。

5. 气不摄血证

证候表现：内痔出血，量多色淡，内痔易脱出，而不易回纳，肛门坠胀较甚，患者声低气怯，神疲乏力，心悸失眠等。内痔黏膜色淡，渗血较多而色淡。舌质淡、苔薄、脉细弱。

治则：益气摄血。

常用方：归脾汤、四君子汤等。

6. 脾不统血证

证候表现：便血日久，色淡红，量较多，患者面色萎黄，形寒怕冷，纳呆，便溏，神疲肢软乏力，内痔易脱出而色淡。舌质淡红，苔薄，脉沉迟弱。

治则：温脾统血。

常用方：黄土汤等。

7. 气血两虚证

证候表现：内痔便血日久，患者面色苍白或萎黄无华，神疲乏力，头昏眼花，心悸失眠，纳呆食少，内痔脱出而色淡。舌质淡，苔薄，脉细弱。

治则：益气养血。

常用方：八珍汤等。

8. 气虚下陷证

证候表现：内痔脱出或脱出后不易复位，肛门松弛，肛周皮下静脉曲张团隆起明显，患者少气懒言，肛门坠胀，面色萎黄无华。舌质淡，苔薄，脉缓无力或细弱。

治则：补气升陷。

常用方：补中益气汤。

9. 阴虚肠燥证

证候表现：便血色鲜，量少，大便干结难解，形体瘦弱或伴口咽干燥，潮湿盗汗。舌质红，苔薄，脉细数。

治则：滋阴清热，润肠通便。

常用方：增液承气汤、润肠丸、麻仁丸、五仁汤。

二、手术治疗

（一）内痔的手术治疗

1. 内痔结扎术

最早在宋《太平圣惠方》中记载有"用蜘蛛丝缠系痔鼠乳头"的方法，故该技术被称为系痔术。至明代，系痔术已普遍应用，但因蜘蛛丝取材不便，后来改用了药线。又因制作药线过程烦琐，现今已改用丝线，适用于各期内痔的治疗。

（1）单纯结扎法：肛周皮肤消毒，麻醉后扩肛。在分叶镜下，显露内痔，查清内痔的部位、大小及数目。以血管钳夹住内痔牵出肛外，再以弯血管钳夹住内痔基底部，在钳下齿状线下剪开0.5cm的减压切口，以防术后水肿。再以7号丝线在钳下绕减压切口进行单纯结扎，打一个紧张结。若结扎不紧可进行双重结扎。若被结扎的痔块较大，可在钳夹压后剪除部分内痔组织，避免术后因痔块过大而堵塞肛门，产生坠胀感。

在处理3个以上的痔块时，可在肛后部延长减压切口，从切口内挑出部分内括约肌和外括约肌皮下部并予以切断，如此形成一个V形创口，这有利于术后的引流。松解括约肌可预防术后肛门疼痛和狭窄的发生。如有出血情况，应立即进行结扎止血或嵌入止血纱布。随后，重新对肛门和直肠进行消毒处理，并在每个痔结扎线下方和创口下方注射亚甲蓝长效止痛药，再以止血纱布嵌入V形创腔内，以玉红纱条填塞直肠，外用塔形纱布进行压迫，并使用丁字带进行固定。

（2）"8"字形贯穿结扎术：用止血钳夹住内痔基底部并将其牵出肛外，以圆针7号丝线在止血钳下方贯穿内痔基底中部缝合1针。随后，绕钳尖于钳下再贯穿缝合1针，注意避免穿入肌层。收紧缝线后松开止血钳，行"8"字形结扎，以防结扎线滑脱导致出血，最后剪去多余丝线。

（3）结扎压缩法：肛肠病专家张有生教授在应用内痔结扎法和明矾压缩法后发现，内痔结扎过多或过长会导致患者坠胀疼痛明显，而明矾压缩法若不结扎内痔则可能导致脱落后出血。因此，他改进为内痔结扎后不注射明矾，直接通过压缩使痔组织呈扁片状，既可避免出血，又能减轻坠痛。

1）操作方法：内痔结扎后，用血管钳依次压挤被结扎的痔块2分钟，使其变为扁平状，然后送回肛内。

2）注意事项：①所有内痔可一次全部结扎，钳夹痔核时需准确夹持基底部，避免遗留痔组织；②结扎务必牢固，否则可能导致结扎线脱落或坏死不全；③若因麻醉药注射较多，齿状线上出现苍白色水疱样突起，此非内痔，无须结扎；④贯穿结扎时，缝针不宜过深，以防结扎线脱落后引起出血；⑤同时结扎3个以上内痔时，需松解肛门括约肌，以防术后疼痛和肛门狭窄；⑥结扎后残端经压缩后可剪除，以减轻患者术后堵塞感。

3）术后处理：①术后2～3天进半流食，并口服抗生素预防感染；②保持大便通畅，可适当口服润肠通便药物，必要时使用开塞露辅助排便；③每次排便后需熏洗坐浴，并换药或塞入痔疮栓；④若术后出现排便困难、便条变细或肛门狭窄，应定期扩肛，每周1～2次，直至恢复正常。

2. 内痔套扎术

（1）钳夹套扎法：先将胶圈套在一把血管钳的转轴部，再用另一把血管钳夹住胶圈的侧壁。在两叶肛镜扩张直视下，牵出内痔，张开带有胶圈的血管钳，夹住内痔基底部，并在钳下靠近齿状线处剪一个约0.3cm的小切口，便于胶圈嵌入而不致滑脱，同时起到减压作用。再用夹持胶圈侧壁的血管钳拉长胶圈，绕过夹持内痔的血管钳尖端，将胶圈套在痔基底部并嵌入小切口内，随即松开，卸下夹持内痔基底部的血管钳，胶圈弹性收缩而起勒割作用。

（2）器械套扎法

1）类型：器械套扎法的套扎器有牵拉式和吸引式两种，操作方法略有不同。①牵拉式套扎法：先将胶圈套在扩圈圆锥的尖端，逐渐推到套扎器筒管上，卸掉扩圈圆锥。若内痔脱出，将筒口对准内痔，用钳子牵引入筒中，扣动扳机，将胶圈推出并套在内痔基底部，取下套扎器。若内痔未脱出，也可在肛镜下操作；②吸引式套扎法：将筒口对准内痔，无须钳子牵拉，通过负压吸引将内痔吸入密闭的筒内，扣动扳机，将胶圈推出并套在内痔基底部，取下套扎器。肛内填以油纱条或塞入痔疮栓。

2）注意事项：①应先套扎子痔，后套扎母痔，以免遗漏较小的痔核；②若痔体较大，应采用牵拉式套扎法，因吸引式套扎器的筒径较小，无法完全吸入较大痔体，可能导致套扎不彻底；③在套扎内痔的同时注射硬化剂，以防胶圈脱落和术后出血；④套扎时应注意避免将齿状线以下组织套入胶圈内，以免引起剧烈疼痛；⑤一般每个痔核套两个胶圈，以增强胶圈的紧勒作用。

3）术后处理：无须每次便后换药，熏洗坐浴后塞入痔疮栓即可。此外，术后应口服甲硝唑以预防感染。

4）术后并发症：术后偶有肛门坠胀、轻微疼痛、少量便血及排尿困难，通常无须特殊处理，可自行恢复。个别病例可能出现继发性出血。

5）讨论：套扎术主要依靠胶圈的弹性收缩力来勒割内痔，通过阻断其血液供应导致缺血性坏死，进而使内痔脱落并促进创面修复，最终达到治愈的目的。因此，在选择胶圈时，乳胶圈是较为理想的选择，即使对于较小的痔体，由于勒割得较为紧密，也未见自行滑脱的情况发生。国外多采用分次套扎的方法，每次仅套扎1个内痔，部分情况下甚至需要套扎3次，因此疗程相对较长。而在国内，则更倾向于一次套扎全部内痔。有些医生在套扎后还会向内痔注射坏死剂，以期促进痔体的早期脱落，但这种方法在脱落时容易导致出血。这主要是因为健康组织与坏死组织之间的分界线尚未完全形成，过早脱落便会引发出血。

3. 内痔切除术

内痔切除术适用于Ⅱ～Ⅲ度内痔和混合痔。该手术属于西医范畴，切除区域位于齿状线以上，创伤小，但由于该区域血管丰富，易因遗漏出血点而导致术后出血。

（1）操作方法：①消毒后，在肛镜下清晰显露内痔，观察并记录其数量、大小及分布范围。②使用止血钳在齿状线上约 0.2cm 处钳夹痔的根部，随后在此钳夹部位进行贯穿缝合 2～3 针，并保留缝线以备结扎。③在钳夹部位上方切除内痔组织，松开痔钳，对保留的缝线进行结扎；依据同法切除其余内痔，数量一般不超过 3～5 个，并检查手术创面，确保彻底止血。④检查无出血，无肛门狭窄，肛内填以凡士林纱布引流，外敷无菌纱布，并妥善包扎固定。

（2）术中注意事项：①应先进行结扎缝合，再行内痔切除，避免切除后黏膜缝合不全，从而减少术后出血和感染的风险；②缝合黏膜时，可适当包含一部分内括约肌，以起到固定肛垫的作用；③确保切除后的相邻内痔间黏膜保持无张力状态，以防术后并发症。

（3）术后处理：①术后 1～2 天应给予流质饮食，随后逐渐过渡到普通膳食；②术后应控制排便 1～2 天，自第 2 天起可服用如麻仁丸等通便药物，以防用力排便导致疼痛和出血；③自术后第 2 天起，进行熏洗、坐浴、换药或肛门内塞入痔疮栓治疗；④酌情应用抗生素、止痛药。

（4）并发症及处理：①出血：早期出血多因缝合不全、止血不彻底或结扎线过早脱落所致。术后晚期（7～10 天）出血可能由结扎处感染引起，此时由于括约肌收缩，出血可能不表现为便血，而仅有肛门下坠感、小腹隐痛、心慌等症状。处理措施包括使用油纱布或气囊压迫止血，必要时需再次手术止血。②尿潴留：主要由术后疼痛引起的内括约肌痉挛反射性导致尿道括约肌痉挛，或因麻醉作用导致膀胱收缩无力，以及前列腺肥大等因素引起。处理时，可尝试冷热敷交替以缓解痉挛，若术后 8 小时膀胱充盈仍无法自行排尿，可肌内注射新斯的明 1mg，观察 45 分钟后是否能排尿，通常无须立即留置导尿，除非症状持续不缓解。

（二）血栓性外痔的手术治疗

血栓性外痔患者需充分休息，禁食辛辣食物并避免饮酒。若发生便秘，可口服麻仁丸等通便药物，以保持排便通畅。排便后，使用硝硼散洗剂进行熏洗，有助于括约肌松弛，减轻疼痛。对于血栓较小，直径不超过 0.5cm 的患者，通常在 48 小时内肿块张力会减小，肿块逐渐缩小，随后血栓会被吸收消散。而对于直径超过 0.5cm 的患者，血栓可能在 1 周内溶解吸收，从而达到治愈效果。若经过非手术治疗 1 周后，血栓仍未溶解和吸收，反而增大且症状加重，患者可及时接受血栓切除术，该手术能迅速缓解疼痛。血栓性外痔的摘除术主要包括手指挤压摘除术和分离摘除术两种方法。

1. 手指挤压摘除术

手指挤压摘除术适用于血栓单纯孤立与周围组织无粘连者。操作方法：局麻生效后，在血栓痔体的正中部位做一个梭形小切口，随后用剪刀切开血栓顶部的皮肤，即可显露暗紫色的血栓；用手指从切口两侧挤压血栓，促使其排出；切口处用凡士林纱条覆盖，并以无菌纱布进行压迫包扎。

2. 分离摘除术

分离摘除术适用于血栓较大且与周围组织有粘连，或多个血栓存在的患者。

（1）操作方法：①在进行常规消毒并确保局麻生效后，于痔体的正中部做梭形切口，剪开血栓表面的皮肤；②用组织钳提起创缘皮肤，利用尖剪刀或小弯钳沿皮下血栓的外包膜四周进行分离，直至完整游离出血栓；③摘除血栓后，需修剪创缘皮肤，使其形成梭形创口，以避免术后遗留皮垂；④将油纱条嵌入创口，并外敷纱布进行包扎。

（2）术中注意事项：①分离血栓时勿夹持栓体，以免包膜破裂，导致血栓剥出不全；②若血栓较大且皮赘较多，可切除部分皮肤，以免术后遗留皮赘；③术中必须仔细操作，特别对小血栓更不能遗漏，以防复发。

（3）术后处理：①口服抗生素预防感染；②每次便后熏洗、坐浴、换药。

（三）结缔组织性外痔的手术治疗

无明显症状时无须治疗，保持肛门卫生，便后用温盐水洗浴，防止反复感染。防止便秘可多吃地瓜、水果、蔬菜，必要时可口服麻仁丸等通便药。如有炎症应局部热敷，便后、睡前用硝硼散洗剂熏洗，外敷消炎软膏。非手术治疗无效时可行手术治疗。

1. 外痔切除术

外痔切除术适用于结缔组织性外痔、炎性外痔及无合并内痔的静脉曲张性外痔。对于合并感染的血栓性外痔，则属于手术禁忌。

（1）操作方法：①对于结缔组织性外痔，使用钳夹轻轻提起外痔皮肤，做一"V"形切口，再用剪刀沿外痔基底部连同增生的结缔组织在钳下一并剪除；撤去钳夹后，仔细观察创面有无出血，并保持创面开放。对于较小的外痔，可直接进行剪除处理。②对于静脉曲张性外痔，则用血管钳夹住外痔外侧皮肤做一"V"形切口后，提起痔块，沿两侧切口向上剥离曲张的静脉丛；剥离至肛管时，需缩小切口，并尽量保留肛管移行皮肤；剥离至齿状线附近时，用钳夹住并于钳下以丝线结扎，以防止出血；修整皮缘，使整个创口呈"V"形，以利于引流；最后，将油纱条嵌入创腔，并外敷纱布进行包扎固定。

（2）术中注意事项：①对于多发性外痔，在切口之间要保留足够的皮桥，宽约0.5cm，以确保切口不在同一平面上，从而避免形成环状瘢痕而导致肛门狭窄；②在使用剪刀分离痔组织时，要注意不要分离得过深，避免损伤括约肌。

（3）术后处理：①每次排便后，应进行熏洗坐浴并及时换药；②采取相应措施，积极预防便秘的发生。

2. 外痔切除缝合术

外痔切除缝合术适用于静脉曲张性外痔与结缔组织性外痔。

（1）操作方法：①对于静脉曲张性外痔，先进行指法扩肛，使肛门松弛，再仔细检查外痔的大小、数量和分布范围，设计切口部位；沿静脉曲张的外缘做弧形切口至皮下，用尖剪刀沿切口向肛管方向潜行剥离曲张的痔静脉丛，并将其完全剔除；随后进行电凝、钳夹或结扎以止血；修剪切口皮肤后，使用4号丝线进行间断缝合，以同样方法处理另一侧的静脉曲张性外痔；使用无菌敷料进行加压包扎。②对于结缔组织性外痔，使用钳夹轻轻提起痔块，然后用剪刀沿皮赘基底平行方向将其剪除；修剪两侧创缘，使其呈梭形，并使用丝线对全层进行间断缝合；最后进行加压包扎。

（2）术中注意事项：①术中操作要仔细，确保剥净痔静脉丛，以防术后复发；②止血必须彻底，避免形成血肿；③在缝合切口时，应将皮肤和皮下组织一起缝合，确保不留无效腔；④尽量保护正常皮肤组织，避免切除过多；⑤在剪除皮赘时，应与基底平行进行，避免剪除过深。

（3）术后处理：①术后第1天给予流食，第2天给予半流食，以后改为普通膳食。②控制大便2天，必要时可服用麻仁丸等通便药物；保持大便通畅，并在便后进行熏洗坐浴。③常规换药，保持创面干燥，通常在术后5～7天拆线。④术后需口服抗生素3天，预防感染。

（四）混合痔的手术治疗

内外痔融合形成混合痔时，由于内外药物治法往往难以奏效，因此应选择适当的时机进行手术治疗。对于单发或多发的混合痔，可采用外剥内扎术。环形混合痔是最难治疗的一种类型，在选择手术治疗时，目前常用的方法有环形混合痔分段结扎术或吻合器痔上黏膜环切术。

1. 外剥内扎术

外剥内扎术是目前临床上治疗混合痔最常用的手术方式之一，它是在Milligan-Morgan外剥内扎术和中医内痔结扎术的基础上演变而来的。该术式既是混合痔的经典治疗方法，又是中西医结合手术的典范。其适用于单发或多发性混合痔的治疗。

（1）操作方法：①常规消毒铺巾后，使用指法或分叶肛镜进行扩肛，将混合痔的内痔部分翻出肛门外。②在外痔边缘处做"V"字形皮肤切口，然后在皮下静脉丛与括约肌之间剥离曲张的静脉团和增生的结缔组织，至齿状线下约0.3cm处；若外痔部分为结缔组织且无须剥离，则可直接切开至齿状线处，称为外切内扎术。③使用弯止血钳夹住内痔的基底部，并在钳下用7号丝线进行双重结扎或"8"字贯穿结扎。④将外痔连同已被结扎的内痔残端一并切除；按照同样的方法处理其他2至3个痔块。⑤对于多发混合痔，在两外切口间的皮桥下方使用止血钳进行钝性分离，使之相通，并摘除曲张的痔静脉丛，防止术后发生水肿。⑥在处理3个以上痔块时，可在肛后部的外痔切口内挑出部分内括约肌和外括约肌皮下部，并进行切断；如有出血情况，应立即进行结扎止血或使用止血纱布进行压迫止血。⑦在内痔结扎线下方及切口边缘注射亚甲蓝长效止痛药；切口保持开放状态，外敷塔形纱布进行压迫，并使用丁字带进行固定。

（2）术中注意事项：①在每个外剥内扎的切口之间，应保留足够的黏膜和皮桥，长度为0.5～1.0cm，以防术后发生肛门狭窄。②结扎后应避免所有残端位于同一平面上，以减少术后肛门不适和并发症的风险。③手术过程中，切勿结扎过多的黏膜或切除健康的皮肤组织，以免对肛门功能造成不必要的损伤。④在对外痔进行剪切剥离时，剥离深度不应超过齿状线，最好控制在齿状线下0.3cm处；过深的剥离可能导致残端出血，同时，也应避免结扎过多的肛管皮肤，否则术后易引起剧烈疼痛。

（3）术后处理：①术后初期，患者应进食半流质食物2～3天，以促进伤口愈合和肠道恢复。②为预防感染，术后应使用广谱抗生素进行治疗。③每次排便后，患者应进行熏洗坐浴，并按时换药，直至伤口愈合。④术后应保持大便通畅，可口服润肠通便药物，如麻仁丸等，以减轻排便时的疼痛和不适感。此外，需要注意的是，本术式是目前治疗混合痔最流行的成熟术式之一，已在国内外得到广泛应用。然而，在手术过程中，如果发现两痔中间皮下有曲张静脉存在，应进行潜行剥离并切除，以防术后发生水肿。

2. 环形混合痔分段结扎术

（1）操作方法：①准备：常规消毒术区，铺无菌巾。嘱患者努挣增加腹压，使痔核全部脱出肛外。若痔核未能脱出，可用肛镜扩肛以松弛括约肌，再用4把组织钳夹住肛缘，使痔核外翻，充分显露母痔、子痔的部位、大小及数目，以便设计分段切除方案。②分段：以母痔为中心，将环形痔分为3～4段。在各段之间的皮肤和黏膜处，用两把血管钳分别夹住，内侧钳夹至健康黏膜，外侧钳夹至健康皮肤。在两钳之间切开皮肤和黏膜至钳尖，再将黏膜和皮肤缝合1针。同法处理其他分段，使环形相连的痔核分割为3～4个孤立的痔块。③结扎：左手牵起孤立痔块及两侧血管钳并向外翻，若内痔较大，可用血管钳夹住内痔基底部向外牵出。右手持大弯血管钳，横行钳夹内外痔基底部，移除两侧血管钳。在大弯血管钳下方行"8"字贯穿缝合结扎，必要时可加双重结扎。其他各段同法缝扎。残端压缩后，剪除多余部分，注意残端不宜过短，应呈半球状，以免结扎线滑脱导致出血。若在门诊手术中担心结扎线脱落出血，可不切除部分残端，但需注意结扎过紧可能导致动脉血通过而静脉血回流受阻，从而引起淤血、肿胀，甚至因痔块张力过大导致结扎线松动而延迟脱落。④松解括约肌：在肛门后部偏向一侧的分段处，延长皮肤切口约2cm，经此切口挑出内括约肌和外括约肌皮下部，进行松解。⑤注射止痛药：重新消毒术区后，牵起残端，在各段痔结扎线的黏膜下注射亚甲蓝长效止痛药。创腔填塞止血纱布，外用丁字带加压固定。

（2）术中注意事项：①横行钳夹时，血管钳多夹内痔，少夹外痔下健康皮肤；血管钳应外翻，使内痔向外翻出并夹住内外痔的基底部，以免术后黏膜外翻。②松解括约肌应充分，以肛门能容纳两横指为度，以免术后瘢痕牵缩而致肛门狭窄。③结扎痔块时，保留的残端不应过短，且应在全部结扎完后再行剪除，否则结扎线易滑脱。

（3）术后处理：①术后3天进半流食；②使用抗生素预防术后感染；③多

食用蔬菜和水果，适当选用润肠通便药物，以促进排便；④每次排便后应熏洗坐浴并换药，痔核通常在 10 天左右逐个脱落；⑤术后 7～10 天应避免剧烈活动，防止大便干燥，以免痔核脱落导致继发性大出血；⑥术后 10 天左右进行指检，如发现肛管狭窄，应定期扩肛；⑦分段处的皮肤黏膜缝线如不能自行脱落，可予以拆除。

（4）术式特点：本术式操作简便，手术时间短，仅结扎痔块，不损伤正常皮肤和黏膜，术中出血量极少。术后并发症和后遗症较少且较轻。这是因为本术式不切除痔块，不使用肠线连续缝合，仅结扎混合痔的基底部，不损伤联合纵肌纤维，因此不会导致黏膜外翻和脱垂。由于只松解部分括约肌，因此术后肛门狭窄的发生率较低。但对于严重病例，痔核脱落后创面较大，愈合较慢，瘢痕较硬且范围较大。经随诊观察，瘢痕通常在 5～7 年逐渐吸收软化，术后时间越长，恢复效果越好。肛门功能可恢复正常，结扎彻底，复发率极低。

现有研究表明，完全结扎齿状线及肛垫结构可能不符合肛门控便的生理需求。本术式将分段切除术进行改良，以结扎替代切除，相较于吻合器痔上黏膜环切术，最大限度地保留了肛管解剖结构，显著降低术后直肠敏感度异常等并发症风险。需要指出的是，无论是分段切除术还是吻合器痔上黏膜环切术，术中均需切除齿状线区域，而分段结扎术通过结扎替代切除，在达到相同治疗效果的同时，避免了黏膜环切导致的不可逆损伤。因此，在环形混合痔治疗中，分段结扎术对齿状线的处理具备明确的病理生理学依据和临床可行性。

第三章　肛管直肠周围脓肿

肛管直肠周围脓肿（以下简称肛周脓肿）是肛肠科的常见疾病，通常指肛门腺感染后化脓，并蔓延至肛管直肠周围组织形成的脓肿。本病发病急骤，疼痛剧烈，常伴有发热症状。若延误治疗往往使病情加重，病变复杂，因此临床上将其视为急症，需尽早诊治。肛周脓肿可发生于任何年龄，但青壮年的发病率较高，且男性患者多于女性。据统计，肛周脓肿的年发病率为2/10000～1/1000。自1961年艾伦·帕克斯（Alan Parks）提出肛门隐窝腺感染学说以来，学界普遍认为，绝大多数非特异性肛门直肠脓肿及肛瘘的形成，是由肛门腺感染及其导管堵塞后形成的肛门腺脓肿向周围组织进一步蔓延所致；仅有少数肛周脓肿是由外伤、炎症性肠病、糖尿病、免疫抑制等其他原因引起。

第一节　概　述

一、肛周脓肿的病因病机及病理研究

（一）中医学对肛周脓肿病因病机的认识

中医有关肛周脓肿病因病机的论述颇多，现将其主要内容归纳为以下方面。

1.感受外邪，入里化热，壅滞气血，腐肉成脓。如《灵枢·痈疽》云："寒邪客于经络之中则血泣，血泣则不通，不通则卫气归之，不得复反，故痈肿。寒气化为热，热胜则腐肉，肉腐则为脓。"又如《河间医学六书》云："风热不散，谷气流溢，传于下部，故令肛门肿满，结如梅李核，甚者及变而为瘘也。"

2.饮食醇酒厚味，损伤脾胃，酿生湿热，湿热蕴结肛门。如《素问·至真要大论》云："膏粱之变，足生大丁。"《外科正宗》云："夫脏毒者，醇酒厚味，勤劳辛苦，蕴毒流注肛门结成肿块。"

3. 三阴亏损，湿热结聚肛门。《外科发挥》云："悬痈，谓疮生于玉茎之后，谷道之前，属足三阴亏损之症。"《疡科心得集》云："患此者，俱是极虚之人，由三阴亏损，湿热积聚而发。"

4. 负重奔走，劳碌不停；妇人生产努力，气陷阻滞，湿热瘀毒下注。如《外证医案汇编》云："负重奔走，劳碌不停，妇人生产努力，以上皆能气陷阻滞，湿热瘀毒下注，致生肛痈。"

5. 虚劳久嗽，痰火结肿肛门。如《外科正宗》云："又有虚劳久嗽，痰火结肿，肛门如粟者，破必成漏，沥尽气血。"

（二）西医学对肛周脓肿病因的认识

西医学认为，肛周脓肿的发生主要与下列因素有关。

1. 感染因素

（1）肛腺感染：是肛周脓肿最为常见的发病因素。肛腺开口于肛窦，通常情况下，肛窦处于闭合状态。当发生腹泻时，粪便容易进入并积存于肛窦中，从而诱发肛窦炎；当发生便秘时，干硬的粪块擦伤肛瓣，也可引发肛窦炎。一旦肛窦发生感染，局部组织会因炎症而肿胀，使得肠腔内的污物更容易进入肛窦内。随着炎症的进一步发展，它可通过肛腺导管，沿着内括约肌的间隙蔓延至肛腺，引起肛腺炎。肛腺多位于内外括约肌之间，周围有丰富的淋巴组织和静脉丛。如果肛腺炎经淋巴、血管向肛管直肠周围间隙扩散，即可形成相应间隙的脓肿。这些脓肿可向上蔓延至直肠周围，形成高位肌间脓肿或骨盆直肠间隙脓肿；向下可到达肛周皮下，形成皮下间隙脓肿；向外可穿过外括约肌，形成坐骨直肠间隙脓肿；向后则可形成肛管后间隙脓肿或直肠后间隙脓肿。此外，组织发育异常或炎症刺激等因素可能导致内括约肌痉挛，压迫肛腺管，进而造成肛腺管闭塞，使得肛腺分泌物排出困难，肛腺呈囊状膨大。一旦这种情况下的肛腺发生感染，即可形成括约肌间原发性脓肿。脓肿若进一步向四周扩散，可引起其他间隙的脓肿。

（2）损伤感染：因直肠内异物、外伤或干结粪便等造成肛管直肠损伤，感染可向深部组织扩散，进而形成肛周脓肿。此外，会阴部手术操作不当或术后护理不慎，也可能导致肛管直肠周围间隙感染，导致发生肛周脓肿。

（3）皮源性感染：肛门周围皮肤的毛囊、汗腺或皮脂腺等发生感染，或皮脂腺囊肿合并感染，均可引起肛周间隙的非瘘管性脓肿。

（4）骨源性感染：骶尾骨结核或骨髓炎等化脓性病症，可能继发肛周间隙的脓肿，但在临床上继发肛周脓肿的情况较为少见。

2. 其他疾病因素

某些全身性疾病，如糖尿病、白血病、再生障碍性贫血等，可能导致严重的营养不良、全身虚弱及抗感染能力下降，可并发肛周脓肿。临床上这种情况较为少见。

3. 性激素因素

肛腺的发育和功能主要受人体性激素的调节。随着年龄的变化，性激素水平也会有相应的波动，直接影响肛腺的增生与萎缩。由于肛周脓肿多与肛腺感染相关，因此其发病率也随性激素水平的变化而有所升降。在新生儿或婴幼儿体内，有一段时期雄激素的水平相对较高，这既可能源自母体，也可能与新生儿副肾雄激素分泌旺盛有关。雄激素的作用使得新生儿皮脂腺特别发达，若存在感染因素，则新生儿易患肛周脓肿。随着新生儿的成长，一过性旺盛的雄激素水平会发生生理性下降，相应地，一过性发达的肛腺与其他皮脂腺也会逐渐萎缩。因此，从儿童期至青春期前，肛周脓肿的发病率极低。进入青春期后，体内性激素开始活跃，部分皮脂腺，尤其是肛腺，再次发育、增生，分泌趋于旺盛。此时，若肛腺液排泄不畅，则易造成肛腺感染，进而引发肛腺炎。所以，成年后肛周脓肿的发病率又有所上升。进入老年期后，雄激素水平开始下降，肛腺也随之萎缩，因此肛腺不易感染，肛周脓肿的发病率也相对较低。此外，青春期男性肛腺的增长速度较女性更快且更明显，因此男性肛周脓肿的发病率高于女性。

4. 免疫学因素

婴幼儿肛周脓肿的发病与肛管局部免疫功能不全密切相关。有学者通过测定 141 例肛瘘患儿与对照组的血清免疫球蛋白、唾液及直肠黏膜中的 IgA，以及活检直肠黏膜内所含免疫球蛋白的细胞与分泌物成分，得出以下结论：①发病月龄与免疫发育的关系：多数病例在出生后 3 个月内发病，这表明肛周脓肿的好发月龄与免疫功能薄弱时期相吻合。由于肛门直肠黏膜的局部免疫结构尚未发育成熟，肛窦因此具有易感性。待患儿出生后 14 个月，免疫功能逐渐增强，发病率则显著下降。②血清IgA水平与肛瘘的关系：对于出生后12个月尚未治愈的肛瘘病例，其血清IgA值明显低于正常值，唾液中的IgA均值也偏低。正常情况下，婴儿出生后两周，黏膜绒毛开始形成，此时在直肠黏膜中即可检测到IgA。然而，在肛瘘病例中，出生后12周仍难以检测到IgA，直至13周后才显现出较低水平。正常情况下，肛窦内贮存的由肛腺分泌的黏液中含有大量多糖体和IgA。当黏膜绒毛功能不全或腹泻导致局部黏液被冲刷时，局部防御力会降低，肛窦的易感性增强，从而引发疾病。

（三）肛周脓肿的病理研究

1. 肛周脓肿的病原菌

近年来，国内外众多学者对肛周脓肿的病原菌进行了深入研究，这对肛周脓肿的认识和治疗具有重要意义。

（1）病原菌种类：主要有需氧菌与厌氧菌两大类。①需氧菌：是肛周脓肿中常见的病原菌。其中最常见的是大肠埃希菌和克雷伯菌属，其次是肠球菌属。此外，还包括变形杆菌、金黄色葡萄球菌、表皮葡萄球菌、铜绿假单胞菌、产碱杆菌、不动杆菌属（如无硝不动杆菌）及沙门氏菌等。有研究表明，在需氧菌中，革兰阴性杆菌的数量约为革兰阳性球菌的3倍。值得注意的是，结核分枝杆菌在肛周脓肿中极为罕见。尽管以往曾有误将结核菌感染视为肛周脓肿的主要原因，但近年来的研究中均未分离出结核分枝杆菌。②厌氧菌：肛周脓肿脓液中分离出的厌氧菌主要为脆弱类杆菌和其他类杆菌，其次是消化球菌属、消化链球菌及梭状芽孢杆菌。

（2）致病特点：①内源性：肛周脓肿的病原菌多为人体肠道内的正常菌群，属于机会致病菌。在正常情况下，这些菌群在体内处于动态平衡状态，无毒力及致病性。然而，当局部或全身抵抗力下降时（如干硬粪便擦伤、外伤，患有糖尿病或艾滋病等），这些菌种即可致病。②多菌性：多数肛周脓肿为两种以上细菌混合感染，极少数为单一细菌感染。需氧菌与厌氧菌混合感染较为常见，单纯分离到厌氧菌或需氧菌的情况较少。以往认为，肛周脓肿的致病菌主要为需氧菌，厌氧菌较少见。近年来，随着厌氧培养技术的改进，厌氧菌的检出率显著升高，表明厌氧菌在肛周脓肿中的作用不容忽视。

2. 肛周脓肿的发病机制

（1）初期（炎症浸润期）：病原菌作用于局部组织，引发反射性小动脉短暂痉挛，随后迅速扩张，导致血管床广泛开放，血流加速，血流量增加，进而发生动脉性充血（炎性充血）。此时，局部氧合血红蛋白含量增多，故组织呈现鲜红色。随着炎症进程的推进，组织损伤加剧，氧化不全的代谢产物逐渐累积，使得炎症局部酸度上升。在生物活性物质（如组胺、5-羟色胺、激肽类及酶类）的作用下，小血管进一步扩张。血管壁的紧张度下降，通透性增加，血流逐渐减缓，小静脉由扩张状态转变为静脉性充血（淤血），因此局部颜色转为暗红色，最终可能导致血流淤滞。

炎性充血和淤血使局部毛细血管内压力升高，特别是小静脉及静脉端毛细血管的通透性增强，进而导致血液中的血浆成分大量渗出到组织。这些渗出物除包括电解质等小分子物质外，还包括血浆蛋白等大分子物质，它们通过血管壁进入组织间隙，使得炎症区域的渗透压升高，进一步促使液体在组织间隙中积聚，形成炎性水肿，从而导致局部肿胀。

由于动脉性充血，局部血流量增加，血流速度加快，使得局部皮肤温度升高。加之局部物质代谢增强，产热增多，因此产生热感。局部肿胀压迫末梢感觉神经可引起疼痛。此外，炎症区域某些化学物质（如激肽类、5-羟色胺、氢离子和钾离子）的积聚，同样可引起局部疼痛和压痛。上述病理改变共同导致了局部红、肿、热、痛等临床症状的出现。

（2）中期（化脓期）：炎症浸润期，白细胞向炎症病灶区域迁移并聚集时，若接触到病原菌或组织崩解产物则其细胞质和细胞膜会发生形态变化，胞浆伸出伪足将这些物质包裹，并逐渐将其纳入胞浆内，形成吞噬体。随后，细胞质内的溶酶体与吞噬体融合，形成吞噬溶酶体。在吞噬溶酶体内，被吞噬的病原菌或组织崩解产物被溶酶体酶消化分解。

由于大量中性粒细胞浸润，并伴随其变性、坏死，这些坏死组织在中性粒细胞或其释放的蛋白水解酶作用下发生液化，形成脓液。脓液通常为黄色或黄绿色的混浊液体，主要由脓细胞（变性坏死的中性粒细胞）、液化的坏死组织、少量浆液、纤维素以及病原菌组成。

当病原菌感染引发炎症时，骨髓造血功能增强，血液中的白细胞数量增多。在化脓期，中性粒细胞数量显著增加。当病情严重时，血液中未成熟中性粒细胞的比例超过5%，这种现象称为白细胞核左移。因此，在临床检验中，白细胞总数及其分类计数对于诊断炎症及其严重程度具有重要的参考价值。

（3）晚期（破溃期）：由于浸润的白细胞和组织发生坏死、溶解、液化，在局部形成充满脓液的囊腔。小的脓肿可自行吸收而消散；大的脓肿因脓液较多不易吸收，可能由皮肤自行溃破或需通过手术切开排脓。溃脓后，脓腔逐渐被增生的肉芽组织填充并修复。若脓肿未能自行溃破或未及时切开排脓，可能发展为慢性脓肿，此时脓肿周围被增生的肉芽组织包裹，形成脓肿壁。脓肿壁具有吸收脓液和限制炎症扩散的作用。然而，若脓肿继续发展，脓肿壁内层会不断有白细胞渗出和组织坏死，导致脓液增多、脓肿扩大，最终向皮肤穿破，脓液流出并形成肛周瘘管。

二、肛周脓肿的分类

（一）中医学分类法

1. 按病位分类

中医按病位对肛周脓肿进行分类的记载较多，现将《医宗金鉴》中的有关内容简介如下。①鹳口疽：又名锐疽，生于尻尾骨尖处。初肿形如鱼肫，色赤坚痛，溃破口若鹳嘴。②坐马痈：生于尻尾骨略上。高肿溃速，脓稠者，顺；漫肿溃迟，出紫水者，险。虚人患此，易于成漏。③臀痈：生于臀肉浓处，肿、溃、敛俱迟慢。④上马痈、下马痈：生于臀肉之下折纹中。初起如粟，黄脓小疱，渐生焮痛，寒热往来，高肿红亮为轻，平陷黑硬为重。⑤涌泉疽：生于尻骨之前长强穴。初肿坚硬疼痛，状如伏鼠，十日可刺。得白脓者，顺；溃迟青脓者，险；紫黑水者，逆。⑥脏毒：有内外、阴阳之别。发于外者，由醇酒浓味，勤劳辛苦，蕴注于肛门，两旁肿突，形如桃李，大便秘结，小水短赤，甚者肛门重坠紧闭，下气不通，刺痛如锥，脉数有力，多实多热，属阳易治；发于内者，兼阴虚湿热，下注肛门，内结臃肿，刺痛如锥，大便虚闭，小水淋沥，寒热往来，遇夜尤甚，脉数微细，为虚为湿，属阴难治。

2. 按病性分类

中医学将肛周脓肿称为肛痈，根据其病变性质的不同可分为痈、疽两大类。①痈：局部表现为红肿高起，焮热疼痛，周围界限清楚，在未成脓之前无疮头而易消散，已成脓易溃破，溃后脓液稠厚者称痈，多属阳证、热证、实证；②疽：局部表现为漫肿平塌，皮色不变，不热少痛，未成脓难消，已成脓难溃，脓水清稀，破后难敛者称为疽，多属阴证、寒证、虚证。

（二）西医学分类法

1. 按病位分类

根据脓肿发生的部位，可分为肛提肌下脓肿（低位脓肿）和肛提肌上脓肿（高位脓肿）。①肛提肌下脓肿（低位脓肿）：包括肛周皮下脓肿、低位内外括约肌间脓肿、坐骨直肠间隙脓肿、肛管后间隙脓肿和低位马蹄形脓肿；②肛提肌上脓肿（高位脓肿）：包括直肠黏膜下脓肿、高位肌间脓肿、骨盆直肠间隙脓肿、直肠后间隙脓肿和高位马蹄形脓肿。

2. 按发病过程分类

根据肛周脓肿病程的长短，可分为急性肛周脓肿和慢性肛周脓肿两类。①急性肛周脓肿：发病急，症状显著，病程较短；②慢性肛周脓肿：发病缓慢，病程较长。

3. 按感染病菌种类分类

①非特异性肛周脓肿：临床上最为常见，多由大肠埃希菌、葡萄球菌、链球菌等混合感染引起；②特异性肛周脓肿：临床较为少见，包括结核性脓肿等。

4. Eisen Hammer 分类法

艾森·哈默尔（Eisen Hammer）根据肛周脓肿的最终结局，将其分为非瘘管性脓肿和瘘管性脓肿两大类。①非瘘管性脓肿：凡与肛窦、肛腺无关，且最终不会发展为肛瘘的脓肿，均归类为非瘘管性脓肿。这类脓肿可能由毛囊、汗腺等组织的感染向深部扩散引起，或由皮脂腺囊肿合并感染，以及手术、外伤后继发感染所形成。②瘘管性脓肿：是指经肛窦、肛腺感染发展而来，并最终导致肛瘘形成的脓肿。

第二节　临床表现

在肛周脓肿发生的初期，患者常感到肛门周围出现肿块，伴有轻微疼痛，或出现肛内刺痛、坠胀不适。继则疼痛逐渐加重，肛门周围肿块增大，并出现红肿、触痛，质较硬。重症患者可伴有恶寒、发热、乏力、食欲不振、大便秘结等症状。若不及时进行有效治疗，通常在一周左右，局部可形成脓肿。

对于深部脓肿或黏膜下脓肿，初期局部症状可能不明显，但发热、恶寒等全身症状较为显著。脓肿形成后，局部可出现波动感；若自行溃破或经切开引流，可流出黄白色脓液。此后，疼痛逐渐缓解或消失，体温下降，其他症状也随之缓解直至消失。结核性肛周脓肿起病通常较为缓慢，肿痛程度相对较轻。脓肿溃破或切开后，流出的脓液清稀，或伴有干酪样物质。患者常伴有低热、盗汗、颧红、形体消瘦等结核中毒症状。由于脓肿发生的部位不同，其症状和体征也各具特点。现将各肛周间隙脓肿的症状和体征分述如下。

一、肛门皮下脓肿

肛门皮下脓肿位于肛管皮下或肛周皮下间隙，常发生于肛门边缘，是最常见的一种肛周脓肿类型。脓肿一般较小，全身感染症状不明显。局部疼痛较重，多呈持续性和搏动性，患者常因疼痛而不敢端坐，呈半蹲坐姿势，步态偏跛。咳嗽或局部受压时，疼痛加重。肛缘可见明显红肿、硬结，触痛明显；若已化脓，则出现波动感。若不及时切开排脓，常有以下3种结局：①脓肿自然破溃，多由肛周皮肤穿破，形成低位肛瘘；②脓液向上穿过肛门周围筋膜，扩散到一侧或两侧坐骨直肠间隙，形成坐骨直肠间隙脓肿或低位马蹄形脓肿；③脓液有时可向内由肛窦穿出，形成内盲瘘。

二、低位肌间脓肿

低位肌间脓肿位于齿状线以下，内、外括约肌之间。脓肿一般不大，全身感染症状轻微，但局部持续性和搏动性疼痛明显，受压或咳嗽时疼痛加重。肛缘红肿不明显，但指诊时可触及肛管内有肿块隆起，压痛显著。若不及时切开引流，常有以下4种结局：①脓液向下沿外括约肌皮下部扩散，穿破皮肤，形成低位肛瘘；②脓液向上沿联合纵肌间隔穿入肛提肌上方，形成骨盆直肠间隙脓肿；③脓液沿联合纵肌中间间隔与内侧间隔穿入直肠纵肌与环肌之间，形成高位肌间脓肿；④脓液向外沿联合纵肌外侧间隔，经外括约肌深部与浅部之间或深部与肛提肌之间穿入坐骨直肠间隙，形成坐骨直肠间隙脓肿。

三、坐骨直肠间隙脓肿

坐骨直肠间隙脓肿是临床上常见的一种疾病，位于坐骨直肠间隙内。由于此间隙富含脂肪组织，血液循环相对较差，因此常常是由肌间脓肿的脓液通过外括约肌的浅部和深部之间向外扩散而形成的。有时，其他间隙的脓肿也可能扩散至此间隙，导致脓肿范围广泛且位置较深，初期症状往往不明显。随着病情的快速发展，局部症状逐渐加剧，患者会出现坐卧不安、步行时疼痛加剧的情况，有时甚至会影响排尿。患处皮肤会出现肿胀、发红，导致双臀不对称。触诊时，局部可触及硬结并伴有明显压痛；肛内指诊时，患侧坐骨间隙所对应的肛管或直肠壁也会有压痛，压痛平面可能达到或超过肛管直肠环。若脓肿穿破进入肛周皮下间隙，则局部红肿会更加明显，并出现波动感。如果不及时进行手术引流，脓液会进一步扩散，常有以下 4 种结局：①脓液从内外括约肌间穿出至肛窦，形成内盲瘘；②脓液穿破皮肤，形成完全瘘；③脓液通过肛管后深间隙扩散至对侧坐骨直肠间隙内，形成低位马蹄形脓肿；④脓液向上扩散至肛提肌以上，形成骨盆直肠间隙脓肿或直肠后间隙脓肿。

四、肛管后间隙脓肿

肛管后间隙脓肿是位于肛管后间隙的一种脓肿，其形成大多源于肛管后部肛窦或肛腺的炎症扩散。肛管后间隙包含深、浅两个分间隙。当炎症沿着内括约肌与联合纵肌纤维，或是外括约肌深部与耻骨直肠肌之间的路径进入肛管后深间隙时，会形成肛管后深间隙脓肿。而如果炎症沿着外括约肌浅部与皮下部之间的路径进入肛管后浅间隙，则会形成肛管后浅间隙脓肿。由于这类脓肿的范围相对较小，因此很容易被忽视。局部红肿症状可能不明显，但在按压肛门与尾骨尖之间的皮肤时，会出现明显的压痛。肛内指诊时，医生可以在肛管后、肛管直肠环水平面以下触及局限性硬结或肿块，并伴有明显的触痛。

若未能及时进行手术治疗，脓液可能会向四周扩散，常有以下 4 种结局：①脓液从肛管后部的肛窦穿破，从而形成内盲瘘；②脓液向后、向下扩散至肛周皮下间隙，进而形成肛门皮下脓肿，最终穿破皮肤，演变成低位肛瘘；③脓液由后部沿肛管两侧向前扩散至单侧或两侧的坐骨直肠间隙，形成坐骨直肠间隙脓肿或马蹄形脓肿，若进一步向外穿破皮肤，则会形成低位肛瘘或马蹄形肛瘘；④脓液向上扩散至肛提肌以上的间隙，形成直肠后间隙脓肿或骨盆直肠间隙脓肿。

五、直肠黏膜下脓肿

直肠黏膜下脓肿是位于直肠黏膜与内括约肌之间的黏膜下间隙内的一种脓

肿，临床上相对少见。此间隙内包含痔静脉丛和黏膜肌层，因此其形成常由内痔注射不当（如插入过深）、内痔感染发炎或肛腺感染等因素所引起。患者往往自觉直肠内有沉重坠胀感，尤其在排便和步行时，疼痛感受尤为明显。此外，全身感染症状也较为显著，而肛门外则无明显的异常表现，故常被误诊为感冒。

在进行肛内指诊时，医生可以触及直肠壁上有圆形、椭圆形或条索状的隆起，这些隆起伴有触痛及波动感。当脓肿较大时，其上缘可能不易被触及。此类脓肿有向下扩散的趋势，可能通过肛窦或直肠黏膜穿入肠腔，偶尔也可能穿入肛周皮下间隙，从而形成皮下脓肿。此外，它们还可能进入肛管后间隙，进而形成肛管后间隙脓肿。然而，脓肿穿透肠壁进入骨盆直肠间隙的情况相对罕见。

六、高位肌间脓肿

高位肌间脓肿是位于直肠下部，发生在直肠环肌与纵肌之间结缔组织内的一种脓肿。常因肛窦炎、肛管炎、直肠炎、内痔发炎化脓、直肠狭窄及直肠损伤后并发感染所致。疾病初期，患者往往会感到肛内有坠胀感，随后逐渐出现胀痛，特别是在排便和行走时，疼痛会明显加重。此外，患者还可能表现出明显的全身感染症状，而肛门外则通常无明显的异常表现。

在进行肛内指诊时，医生可以在直肠壁上触及到圆形隆起，这些隆起伴有压痛及波动感。使用窥镜检查时，可以观察到直肠壁上有圆形隆起，其表面光滑或伴有充血、糜烂，边界整齐且清晰，表面常附着炎性黏液。

七、骨盆直肠间隙脓肿

骨盆直肠间隙脓肿是位于骨盆直肠间隙内的一种脓肿。其形成原因多样，多因坐骨直肠间隙脓肿未得到及时手术引流，导致脓液向上穿透肛提肌而形成；也有部分病例是直接由肛窦、肛腺的炎症扩散所致。由于此间隙的顶部为腹膜，且容积较大，脓肿往往深藏于骨盆内部，因此患者全身感染症状通常非常严重，而肛门局部的炎症表现则相对不明显。患者往往会感到直肠内有沉重坠胀感，时常有便意但排便不畅，有时甚至会影响排尿功能。在进行指诊时，医生可以在直肠壁上触及肿块隆起，并伴有压痛及波动感。

若骨盆直肠间隙脓肿在早期未得到及时手术引流，常有以下 3 种结局：

①脓液进入直肠后间隙，并通过对侧路径进入另一侧骨盆直肠间隙，从而形成直肠后间隙脓肿或高位马蹄形脓肿；②脓液向下穿过肛提肌，进入坐骨直肠间隙内形成脓肿，随后穿破皮肤，最终演变为高位肛瘘；③脓液偶尔也可能沿腹膜后间隙向上扩散至下腹部，形成盆腔脓肿。

八、直肠后间隙脓肿

直肠后间隙脓肿位于直肠后方的间隙内，具体在骶骨前方、肛提肌以上，与两侧骨盆直肠间隙通过直肠侧韧带相分隔。其在临床上相对少见。该脓肿大多数情况下是因为坐骨直肠间隙脓肿和肛管后深间隙脓肿未能得到及时手术引流，导致脓液向上穿过肛提肌而形成的。此外，也有部分病例是直接由肛管后部的肛窦、肛腺炎症扩散至直肠后间隙所致。

直肠后间隙脓肿的临床症状与骨盆直肠间隙脓肿相似。患者通常会感到直肠部位有重坠感，并伴有骶尾部的钝痛。在进行指诊时，按压尾骨与肛门之间的区域可出现深部压痛。肛内指诊则可以在直肠后壁上触及到肿块隆起，伴有压痛或有波动感。

第三节　诊断及鉴别诊断

一、诊断

肛周脓肿的诊断一般并不困难，其诊断依据主要包括以下 3 个方面。

（一）症状

患者会感到肛门疼痛，这种疼痛甚至可能影响到坐卧及日常活动，并伴有发热、恶寒等症状。对于结核性肛周脓肿患者，还可能出现发热、盗汗、咳嗽等表现。部分患者可能疼痛不明显，主要表现为肛门坠胀感、小便不畅等。

（二）体格检查

在体格检查时，可见肛门局部出现红肿，触压时伴有疼痛，部分患者可能发生溃口溢脓情况。肛内指诊时，医生常能在内口部位扪及压痛或凹陷性硬结。

通过探针探查，可以探知脓腔的大小，有时探针甚至能从肛内内口部探出。肛镜检查则可见内口部的肛窦充血、肿胀，有时稍加按压即有脓液溢出。

（三）辅助检查

实验室检查、X线检查、B超检查等辅助检查手段是检查本病的重要依据。在确诊为肛周脓肿后，还需要进一步查明脓肿的类型，包括脓肿所在的腔隙、位置，与肛门腺及肛门括约肌的关系，以及脓肿是特异性还是非特异性等，以便全面掌握病情，制定合适的治疗方案。

二、鉴别诊断

（一）化脓性汗腺炎

该病好发于肛门周围与臀部皮下，脓肿位置较浅且病变范围广泛。患者皮肤会增厚变硬，出现急性小脓肿与慢性窦道并存的情况，脓肿可能穿透肛门及臀部，脓液黏稠呈白粉粥样，并伴有臭味。慢性病患者可能出现消瘦、虚弱等消耗症状。

（二）肛周毛囊炎和疖肿

这两种疾病好发于尾骨及肛周皮下，表现为肿胀略突出，有溢脓外口，外口内可见脓栓。肛内指诊时，通常无法触及内口。

（三）骶骨前畸胎瘤溃后感染

该病有时与直肠后部脓肿相似。肛内指诊可发现直肠后肿块光滑，无明显压痛，且有囊性感。由于该病多为先天性，因此应详细询问病史。X线检查可见骶前肿物将直肠推向前方，并可能有散在钙化阴影。病理检查可确诊该病。

（四）克罗恩病并发肛周脓肿

克罗恩病并发肛周脓肿约占结肠克罗恩病的20%。局部表现为红肿，多自行破溃。患者常伴有不典型的肛门皲裂和瘘道，但无明显疼痛。结合病史、全身症状及纤维结肠镜检查、病理检查，通常不难鉴别。

（五）肛门子宫内膜异位症

该病发于女性，表现为肛周表浅性隆起、漫肿。肿痛多与月经周期一致，且常继发感染化脓。通过详细询问病史并结合症状，通常可作出鉴别。病理检查可确诊该病。

第四节 治 疗

肛周脓肿一旦确诊，就应积极开展全身与局部的治疗措施。若脓肿已经形成，应及时进行切开排脓手术，或者考虑实施一次性根治手术。

一、内治法

（一）中医辨证论治

由于正邪盛衰、病程长短、体质差异、年龄及性别等因素的不同，临床上应根据肛周脓肿的发展变化规律进行辨证论治。

1. 初发期

此期指脓肿尚未形成阶段，主要病机为经络阻隔，气血凝滞，导致"不通则痛"，壅遏则生热，热盛则局部肿胀。治疗原则宜采用内消法，使脓肿消散于无形之中。

发于阳者，初起寒热交作，便秘尿赤；病在肛门外侧肿突而硬，形如桃李，焮红疼痛；病在肛门内侧重坠紧闭，下气不通，刺痛如锥，脉滑数有力，舌红苔黄腻。少数患者毒盛邪深，病居高位，如骨盆直肠间隙脓肿，此时肛门周围无形可见，只觉尾骶胀痛，直肠重坠，肛门指诊于直肠后部或一侧有触痛。此类患者常有高热、喘急气粗，甚至谵语等热毒内攻之证。治疗宜选用仙方活命饮去甲珠、皂刺，加黄柏以酒煎服，共奏清热解毒、燥湿泻火、活血消肿之功。若热毒过盛，可重用金银花，酌加蒲公英；有便秘、肛门紧闭者，可用一煎散以解毒泻火，散结消肿。若见热毒内攻，邪入营血或病在阳明可随证施治。

发于阴者，一种是以阴虚为主，症见形体消瘦，面色无华，盗汗，咳嗽生痰，发热不高，脉细而数，舌红；另一种是以阳虚为主，症见形寒肢冷，神疲倦怠，脉细无力，舌淡苔白。这两种患者肛门局部肿势散漫，皮色如常。治疗时，以阴虚为主者，宜用滋阴除湿汤以养阴祛湿；以阳虚为主者，宜用阳和汤，以补阳散寒、宣通气血。

2. 酿脓期

此期指脓肿逐渐形成的过程，主要病机是热盛肉腐，肉腐成脓。临床上除有与初发期相同的全身症状外，局部主要表现为病势急迫，肿势扩大，按之中软，或触之应指（有波动感）。治宜促脓速溃，宜托不宜消，消则伤正，致毒邪散漫。该期见肿疡高起，脓根收束，色晕分明，脉证俱实者，属正盛邪实，宜透脓散，托毒透脓。若成脓难透，或坚肿不软，不红不肿，宜托里透脓汤补托透脓。若症见阴寒太盛，脉细苔白质淡者，宜回逆内托散补阳托毒。

3. 溃脓期

此期指脓肿由于手术切开或自然溃破的阶段。主要病机是脓毒得泻，为疡为瘘。一般该期患者全身症状减轻，脉静身凉，局部肿痛亦缓。但此时脓毒未消，正气已虚。如正气太虚，毒邪太盛，则痈疡虽溃，但大热不休。一般溃脓期的治法宜补托排脓，生肌敛痂。如脓黄稠厚，宜托里透脓汤补托透脓；当脓尽腐除，宜补中益气汤或十全大补汤、八珍汤之类补益气血，促进生肌结痂。如大热不休，余毒难尽，腐肉难除，若脉实有力，宜透脓散坚加黄柏清热泻火、托毒透脓；若脉细而数，则宜托里透脓汤补托透脓。如肿溃脓稀，脉静身凉，宜补中益气汤之类加皂角刺大补元气，佐以透脓。如属阴虚发热，宜知柏地黄汤滋肾养阴。

（二）抗感染及对症治疗

应根据不同的病原菌，选用对其敏感的抗生素进行抗感染治疗。研究表明，多数抗生素对肛周脓肿的常见病原菌具有较好的敏感性。然而，氨基糖苷类抗生素对大多数厌氧菌的敏感性较低，而克雷伯菌属则对青霉素类抗生素具有耐药性。相比之下，甲硝唑、克林霉素及利福平等药物对厌氧菌具有较强的抑菌作用。因此，在临床上，常将青霉素、庆大霉素或链霉素等抗生素与甲硝唑联合使用，以增强抗感染效果。若患者为结核性脓肿，则应配合抗结核药物进行治疗。

对症治疗方面，包括静脉补液以维持水电解质平衡、补充维生素等营养支持措施，以改善患者的整体状况。

二、外治法

（一）药物外敷法

根据脓肿发展的不同阶段和患者的具体病情，选择合适的药物进行外敷治疗。

1. 初发期

初发期以消法为主，可外敷清热解毒、软坚散结类药物，以促进炎症局限或消散。实证可用金黄散、黄连膏或用水调散进行外敷；虚证则可外敷冲和膏。

2. 酿脓期

酿脓期可先用托法，外敷托毒拔脓散，促使早期破溃。也可用咬头膏蚀破脓头，使脓毒有外泄之路。同时继续用箍围药外敷，以防脓毒扩散。

3. 溃脓期

溃脓后，应以提脓祛腐、生肌收口为主。开始需使用化腐提脓的药物，如九一丹或红升丹等，待脓尽腐脱、创面转红后，再改用生肌散或珍珠散，促进创面愈合。

（二）熏洗法

熏洗法多用于溃脓期，通过熏洗可以起到清热解毒、消肿止痛、收敛止血、祛湿止痒、去腐生肌等作用。常用的熏洗方包括复方荆芥洗药、祛毒汤、硝矾洗剂、苦参汤等。

三、手术疗法

（一）切开引流法

切开引流法是治疗肛周脓肿常用的一种手术方法，也是治疗肛周脓肿其他手术方法的基础，适用于各类脓肿。

1. 肛周脓肿切开引流术

操作方法：①常规消毒后，铺巾，以食指和拇指进行双合诊，探查脓肿的位置、范围及原发感染病灶；②在脓肿中心位置或波动最明显处，做放射状切口或弧形切口，切口长度与脓肿直径大致相等；③切开后，常有脓液溢出或喷出，插入血管钳撑开切口，待大量脓血排净后，用食指伸入脓腔，探查脓腔大小，并分离其间隔组织，利于引流；④脓血排净后，依次用3%过氧化氢溶液、生理盐水冲洗脓腔，修剪切口呈梭形，以确保引流通畅；⑤在脓腔内填入橡皮条或油纱条进行引流，并用外敷纱布包扎固定。

2. 坐骨直肠间隙脓肿切开引流术

操作方法：①确定脓肿的部位，选择脓肿波动最明显处切开。一般在距肛缘2.5cm处做前后方向的弧形切口或放射状切口，切口长度与脓肿直径大致相等。②切开脓肿排出脓液后，用止血钳或食指轻轻伸入脓腔，分离其间隔组织，利于引流。脓腔间隔较大时，分离应避免强行撕裂，以防撕断血管导致出血。脓腔内不宜过度搔刮，也不宜切除坏死组织，因为脓肿壁是阻止炎症扩散的天然屏障，应予以保护。③待大量脓血排净后，冲洗脓腔，并放置橡皮管进行引流。修剪切口呈梭形，以确保引流通畅。④坐骨直肠间隙通常可容纳60～90mL脓液，如排出脓液量超过90mL，应考虑脓肿可能与对侧间隙或其上方的骨盆直肠间隙相通。确认相通后，应分别扩通引流。⑤在创腔内填塞油纱条，并进行包扎固定。

3. 直肠黏膜下脓肿切开引流术

操作方法：①用两叶肛门镜轻轻撑开肛门，充分显露脓肿部位（脓肿多突向肠腔）。②消毒黏膜后，使用手术刀或电离子手术治疗机的触笔式针刀，纵行切开黏膜，放出脓液。③脓液排出后，用血管钳插入脓腔进行扩张引流。如遇渗血，以止血纱布填塞脓腔进行压迫止血；如有搏动性出血，则进行结扎止血。止血纱布在术后24小时后取出。

4. 骨盆直肠间隙脓肿切开引流术

操作方法：①左手食指伸入直肠内，右手持穿刺针直接进行抽吸。若见脓液，即可确定脓肿的部位。②在距肛缘2.5cm处偏后方的位置，做前后方向的弧形切口，切口长度与脓肿直径大致相等。③沿穿刺针的方向向上切开皮肤、皮下组织，直至坐骨直肠间隙；另一只手的食指应伸入直肠内进行引导，触及脓肿后，用血管钳钝性分开肛提肌束。④沿穿刺针的轨迹穿入骨盆直肠间隙脓腔，撑开钳臂即可使脓液排出；再将食指伸入脓腔，进一步分开肛提肌，以扩大引流，确保脓液排净；⑤冲洗脓腔后，放置橡皮管进行引流，并将引流管固定于切口旁的皮肤上；最后，填塞纱布，并进行包扎固定。

5. 直肠后间隙脓肿切开引流术

操作方法：①在肛门后正中位，距肛缘2.0cm处做放射状切口；②逐层切开组织至肛尾韧带，用血管钳经切口向直肠方向进行钝性分离，穿过肛尾韧带后进入脓腔；③横向张开止血钳，以扩张肛尾韧带和脓腔，便于排脓引流；④食指伸入脓腔进一步扩张切口，并修剪创缘皮肤，以利于引流；⑤脓腔处理完毕后，填塞油纱条，并放置多孔橡皮管进行引流。

6. 马蹄形脓肿切开引流术

因骨盆直肠间隙脓肿位置较高，向下蔓延至皮肤破溃通常需要较长时间，故可由一侧经直肠后间隙蔓延至对侧，形成高位马蹄形脓肿；其一侧或两侧也可能与坐骨直肠间隙相通，形成低位马蹄形脓肿。

（1）操作方法：①在肛门两侧，距肛缘 2cm 处或波动明显处分别做弧形切开，再于肛门后正中做放射状切开；②充分排脓后，先用双手食指从两侧切口下端向直肠后间隙插入，必要时使用血管钳辅助，以扩大脓腔并破坏其间隔组织，将脓液排净，使两侧脓腔与后位脓腔充分相通，利于引流；③进行"开窗""留桥"处理，使用橡皮膜做对口引流，并填塞纱布进行包扎。

（2）术中注意事项：①对局限性小脓肿做放射状切口，弥漫性大脓肿做弧形切口，切口长度与脓肿直径大致相等。高位马蹄形脓肿勿盲目切开，应先抽吸，见脓后确定切口。经直肠内切开时，切口应纵切，切忌横切，以免形成直肠狭窄。②务必将脓腔间隔彻底敞开，保持引流通畅。脓腔内不宜搔刮，不宜切除坏死组织。脓肿壁是炎症反应的一部分，不宜过度破坏，以免炎症扩散。③对肛提肌下方脓肿进行引流时，应注意其是否与骨盆直肠间隙相通，以及是否与对侧坐骨直肠间隙有交通。若排脓量超过 90mL，则存在交通的可能性很大。如与骨盆直肠间隙相通，应将其扩大并向深部放置橡皮管引流；如与对侧坐骨直肠间隙相通，则应在对侧相应位置补加切开引流。④严禁使用刀具切开肛提肌、肛尾韧带，以免损伤肌纤维及阴部神经或血管。如有损伤，需结扎止血。⑤对高位马蹄形脓肿进行引流时，应将食指伸入直肠内进行引导，使用止血钳进行钝性分离，以免损伤直肠。

（3）术后处理：①一般情况下不需要严格控制饮食。②应用抗生素 5～7天，以控制感染。③术后 48～72 小时后拆除橡皮膜引流条，15 天左右拔出橡皮管引流，改用凡士林油纱条引流换药。注意切勿过早拔管，以防脓腔过早闭合，引流不畅。④便后用硝矾洗剂熏洗，每天换药 1 次。

（二）一次性切开挂线根治术

张有生教授根据中医挂线疗法治愈肛瘘的关键在于勒开内口的经验，设计了一种新的手术方法：在切开引流后当即寻找内口进行挂线。该方法在临床应用后，取得了显著的治疗效果。一次性切开挂线术实际上是一种逐步"切开"与持久引流相结合的技术，具有较低的感染风险，并能有效防止炎症扩散。该手术方法融合了切割、引流、标识及异物刺激等多重作用。其适应证包括肌间脓肿、坐骨直肠间隙脓肿、肛管后间隙脓肿、高位肛瘘性脓肿、马蹄形脓肿，以及婴幼儿肛瘘性脓肿。

操作方法：①行简化骶管阻滞麻醉，对肛周皮肤及直肠内常规消毒，铺无菌巾。术者将食指进入肛内探查脓肿的位置及范围，随后用二叶肛镜插入肛门，寻找原发感染病灶。②于脓肿波动最明显处或在穿刺针的指引下，做放射状或弧形切口，切口与脓肿等大。③用 3% 过氧化氢溶液、生理盐水冲洗脓腔，直至脓液彻底清除。④术者将一手食指伸入肛内进行引导，另一手持球头探针从切口插入脓腔，沿脓腔最高处缓慢而轻柔地探查内口（探针与食指之间的肛窦硬结最薄处即为内口位置）。若探针穿入直肠时跨越的组织过高，无法直接到达硬结处，可在硬结上方黏膜最薄处的最高点穿通。需注意，所谓"高位内口"实际并不存在，此处仅为内口上方的黏膜。挂线后，橡皮筋因弹性收缩，同时将下方内口勒开，达到与内口穿出相同的效果。将探针球头牵出肛外，将橡皮筋固定在球头探针上并勒紧，退出探针后将橡皮筋一端引入内口，再从切口牵出肛外。切开从切口至内口之间的皮肤，将内外两端轻轻拉紧并钳夹，钳下用丝线结扎。

（三）关于肛周脓肿手术的选择和评价

肛周脓肿的非手术治疗方法，在早期可使炎症局限，为手术治疗创造有利条件，但无法根治疾病，脓肿最终仍可能形成，因此应尽早考虑手术治疗。一旦脓肿形成，即应视为急诊手术指征，然而，在选择一次手术还是分期手术上，医学界尚存争议。

支持分期手术的观点认为，急性期炎症严重，脓肿的扩展方向和范围难以全面判断。此时进行手术，可能对组织造成较大损伤，难以有效保护肛门功能，且内口定位困难，不易正确处理。然而，以日本学者高野正志等为代表的一些专家则主张，急性期行一次根治术能缩短疗程，减轻患者痛苦。他们认为，尽管急性期寻找内口较为困难，但内口多位于脓肿附近，通过触诊凹陷性肛窦硬结或观察溢脓现象，仍有可能准确找到内口。此外，由于脓肿刚形成，器质性变化较少，术后肛门形态及功能可得到显著恢复。高野正志等采用的保留括约肌根治术取得了良好效果，且高位脓肿切开挂线术也不会造成肛门失禁，实际上也是一种保留括约肌功能的手术方法。

　　临床实践证明，一次根治术安全可靠，可作为常规首选手术方式。即使少数病例手术失败，后遗肛瘘，需再次手术，但与分期手术相比，并未给患者带来额外的痛苦和损伤。因此，一次根治术的益处大于弊端，能减少绝大多数患者二次手术的痛苦和经济负担，且不会加重病情或增加患者痛苦，符合患者的期望和需求。对于少数手术失败的病例，我们也应深入研究失败原因，改进手术方式和术后处理措施。常见的失败原因：①切口小于脓腔大小，导致创缘修整不当，肉芽组织生长不均；②挂线过紧，导致早期脱线，易于形成桥形愈合；③术中内口定位不准确；④脓腔引流不畅；⑤合并其他疾病，如克罗恩病、结核病、艾滋病等；⑥换药时发现桥形愈合未及时处理等。

　　因此，在手术中，我们应确保切口与脓腔大小相当，修整成上窄下宽的倒球拍形，挂线不宜过紧，以术后 15 天左右脱线为宜。这样可确保创面长成浅平状态，避免假愈合的发生。对于婴幼儿及门诊患者，多采用切开挂线术。婴幼儿便次多且不成形，时间也不固定，加上每次便后换药患儿难以配合，即使勉强嵌入油纱条，也常因哭闹挣扎而滑落，导致引流不畅和假愈合。门诊患者因距离医院较远，无法每次便后就诊换药，若每日排便 2 次以上或夜间排便，均不能及时换药和嵌入油纱条，也易发生假愈合。因此，挂线术的对口引流方式更为适宜。患者每次便后可进行熏洗消毒，塞入痔疮栓，外敷油纱条或卫生垫，并定期复查。待脱线后创腔已长平，再继续换油纱条直至愈合。

第四章　肛　瘘

肛瘘又称为肛管－直肠瘘，是肛管或直肠腔与肛周皮肤之间存在的相互贯通的异常管道。肛瘘存在的时间越长，瘘管的分布往往变得越复杂，严重时甚至有导致恶性病变的风险。肛瘘是肛肠外科的常见病。形成肛瘘的原因主要有肛腺感染学说、中央间隙感染学说及肛周淋巴感染学说等。肛瘘可发生于任何年龄段，但青壮年的发病率远高于婴幼儿和老年人，且男性发病率高于女性。

第一节　概　述

一、肛瘘的病因病机及病理研究

（一）中医学对肛瘘病因病机的认识

中医学将有关肛瘘病因病机的论述主要归纳为以下三个方面。

1. 过食醇酒厚味，劳伤忧思，房劳过度

清代余听鸿所著《外证医案汇编》云："肛漏者，皆属肝脾肾三阴气血不足……始因醇酒辛辣，醉饱入房，疾奔久坐，筋脉横解，脏腑受伤。"

2. 痔久不愈成瘘

《诸病源候论》云："痔久不瘥，变为瘘也。"又如《疡科选粹》云："痔疮绵延不愈，湿热瘀久，乃穿肠透穴，败坏肌肉，消损骨髓，而为之漏焉。"

3. 感受风湿燥热之邪

《河间六书》云："盖以风热不散，谷气流溢，传于下部，故令肛门肿满，结如梅李核，甚至乃变而为瘘。"

（二）西医学对肛瘘病因病理的认识

肛瘘与肛周脓肿分别属于肛周间隙化脓性感染的两个不同病理阶段，急性期为肛周脓肿，慢性期则演变为肛瘘。因此，肛瘘是肛周脓肿发展的一种可能结局，其病因、病理机制与肛周脓肿相一致。形成肛周脓肿的病因、病理已在前章详细论述，现仅就肛周脓肿发展成肛瘘的病理过程简述如下。

1. 肛瘘的病理研究

肛周脓肿形成后，可经肛周皮肤或肛管直肠黏膜自然溃破，或经手术切开引流脓液。脓液充分引流后，脓腔逐渐缩小，脓腔壁结缔组织增生，导致脓腔缩窄，最终形成或直或弯的瘘管，即肛瘘。瘘管外口时愈时溃，反复发作。其难以愈合的原因主要包括以下几个方面。①内口和原发感染病灶持续存在：脓肿虽已破溃或切开引流，但原发的感染病灶（如肛窦炎、肛腺感染）仍未消除，肠内容物也可从内口继续进入瘘管。②肠内容物持续进入瘘管：肠腔中的粪便、肠液和气体不断进入瘘管，形成长期慢性炎症及反复感染，使管壁结缔组织增生变厚，纤维化，导致管壁难以闭合。瘘管常弯曲狭窄，引流不畅。③肛门括约肌痉挛：瘘管在不同高度穿过肛门括约肌，局部炎症刺激等因素可引起肛门括约肌痉挛，影响管腔中脓液的引流，从而对瘘管的愈合产生不利影响。④外口窄小，引流不畅：外口窄小，时闭时溃，脓腔引流不畅，脓液蓄积可导致脓肿再发，并穿破皮肤形成瘘管。

2. 肛瘘的解剖结构与病理特点

肛瘘通常由内口、瘘管和外口三部分组成。

（1）内口：可分为原发性内口和继发性内口两种。①原发性内口：约95%位于齿状线平面的肛隐窝内，常为原发感染的肛隐窝，其中80%左右又位于肛管后部的正中线两侧。也可在直肠下部或肛管的其他任何部位。②继发性内口：绝大部分是医源性的，其中最常见的原因是探针检查或手术操作不当。也有少数是由于感染扩散，脓肿向直肠肛管内破溃所形成。继发性内口可位于齿状线，也可位于齿状线以上的直肠黏膜。内口通常只有一个，少数可有两个，多个内口则极为罕见。

（2）瘘管：是连接内口和外口之间的管道，可分为主管和支管。①主管：是指连接原发内口和外口的管道。主管走行有的较直，有的弯曲。内斯尔罗德认为瘘管走行与会阴部淋巴回流的方向有关。肛周的淋巴引流入腹股沟淋巴结，如肛管前方肛腺感染所形成的瘘管，通常在肛门前方的同侧，管道短且直；而肛门后方的肛腺感染形成的瘘管，管道多弯向前方，较长，深浅不一。②支管：是主管与继发外口相连的管道。其形成多因主管引流不畅，或外口闭合，导致脓肿再次形成并向周围扩散所致。若反复发作，可形成多个支管。当新的脓肿形成后，若炎症得到控制，脓液被吸收或经原发内口排出，且未在其他部位穿透皮肤或黏膜，则会形成盲管。

肛瘘的内壁通常由非特异性炎性肉芽组织构成，其外层被大量纤维组织所包裹。在急性感染期，可见较多的中性粒细胞、淋巴细胞及浆细胞浸润。由于瘘管直接与直肠肛管相通，粪便易进入瘘管内，因此瘘管组织常出现多核异物巨细胞反应及较多的单核细胞浸润，有时亦可见较多嗜酸性粒细胞。对于结核性肛瘘，其管壁内可见数量不等的由类上皮细胞、淋巴细胞及朗汉斯巨细胞构成的结核性肉芽组织，有时还可出现干酪样坏死。在由异物反应所形成的异物性肉芽肿中，异物性多核巨细胞的内外往往可见异物存在，单核细胞散在分布，不单独形成结节状结构，且不出现干酪样坏死。

（3）外口：是瘘管通向肛周皮肤的开口，有原发性外口和继发性外口两种。原发性外口系肛周脓肿首次破溃或切开的溃脓口；继发性外口系肛瘘继发新的脓肿后，于肛周皮肤别处形成的溃脓口。

二、肛瘘的分类

肛瘘的分类较为复杂，我国古代医家多依据瘘管的部位、形态、特征等对其进行分类。如《外科大成·论痔漏》中云："漏有八。肾俞漏，生于肾俞穴；瓜瓣漏，形如出水西瓜瓣之类；肾囊漏，漏管通入于囊也；缠肠漏，为其漏管盘绕于肛门也；屈曲漏，为其管屈曲不直，难以下药至底也；串臀漏、蜂巢漏二症，若皮硬色黑，必内有重管，虽以挂线，依次穿治，未免多事；通肠漏，唯以此漏，用挂线，易于除根。"国内外现行的分类法达20余种，现将国内外具有代表性的几种分类方法介绍如下。

（一）按内外口分类

①单口内瘘：又称内盲瘘，只有内口与瘘管相通，无外口；②内外瘘：瘘管有内外口，外口在体表，内口在肛窦，组织中有瘘管相通连，此种肛瘘最为常见；③单口外瘘：又称外盲瘘，只有外口下连瘘管，无内口，此种肛瘘临床

上较少见；④全外瘘：瘘管具有两个或更多外口，各外口之间通过管道相互连通，无内口，临床上较为少见。

（二）按瘘管行径分类

①直瘘：管道较直，内外口相对，形成一条直线。此种肛瘘在临床上较为多见，占 1/3 以上。②弯曲瘘：管道行径弯曲，内外口不相对。③后位马蹄形肛瘘：瘘管行径弯曲，呈马蹄形，在肛门后位，内口在后方正中处。④前位马蹄形肛瘘：瘘管行径弯曲，呈马蹄形，在肛门前方。此种肛瘘较为少见。⑤环形瘘：瘘管环绕肛管或直肠，手术治疗较为困难而复杂。

（三）按瘘管与括约肌的关系分类

①皮下瘘：位于肛门皮下，位置较浅、较低；②黏膜下瘘：位于直肠黏膜下，不显露于体表；③外括约肌浅部与皮下部间瘘；④外括约肌深部与浅部间瘘；⑤肛提肌与外括约肌深部间瘘；⑥肛提肌上瘘。

（四）按内外口瘘管的数量分类

①单纯性肛瘘：只有一个内口，一个外口，两者间有一条瘘管连通。②复杂性肛瘘：有两个或两个以上内口，或外口，或有两个以上瘘管，或有支管、盲管。

（五）按病因病理分类

①非特异性肛瘘：多由大肠埃希菌、葡萄球菌、链球菌等混合感染引起肛门直肠脓肿，溃破后形成肛瘘。此种肛瘘在临床上最为常见。②特异性肛瘘：包括结核性肛瘘、梅毒性肛瘘、克罗恩病性肛瘘、艾滋病引起的肛瘘等。

（六）国内标准分类法

此分类法由 1975 年全国肛肠会议（衡水会议）首次提出，是国内肛瘘分类的权威标准之一，对临床诊断和治疗具有重大指导意义。其具体内容：以外括约肌深部划线为标志，瘘管经过此线以上为高位，在此线以下为低位。只有单一的内口、瘘管、外口称为单纯性肛瘘。有两个或两个以上内口，或瘘管，或外口称为复杂性肛瘘。具体分为以下 4 种。

①低位单纯性肛瘘：只有一个瘘管，通过外括约肌深部以下，内口在肛窦附近；②低位复杂性肛瘘：瘘管在括约肌深部以下，外口和瘘管有两个以上者，内口一个或几个在肛窦部位（包括多发性肛瘘）；③高位单纯性肛瘘：仅有一条瘘管，管道穿过括约肌深部以上，内口位于肛窦部位；④高位复杂性肛瘘：有

两个以上外口，瘘管有分支，其主管通过外括约肌深部以上，有一个或两个以上的内口。

第二节　临床表现

肛瘘绝大多数由肛管直肠周围脓肿发展而来。待脓肿破溃或切开引流后，脓液流出，肿块消散，继而形成瘘管，其临床表现主要包括以下方面。

一、流脓

脓液流出的数量、性质与瘘管形成的时间，瘘管的长短、粗细，以及内口的大小等因素有关。新形成的肛瘘流脓较多，脓液浓稠，有臭味，颜色发黄；随着病情发展，脓液逐渐减少，时有时无，颜色转白，质地稀薄。若脓液忽然增多，可能表示有新脓腔形成。有时外口会暂时封闭，流脓停止，但患者可能出现体温升高、局部肿胀，提示脓肿再次形成。封闭的外口可能再次穿破，或在其他部位形成新的外口，导致脓液再次溢出。内外瘘管粗大者，有时可能有粪便或气体从外口流出。黏膜下瘘的溃口多在肛缘或肛窦内，脓液常从肛门流出。单口内瘘的脓液与血液混合，也常从肛门流出，有时在粪便上可见到少量血丝。结核性肛瘘的脓液多而清稀，颜色淡黄，呈米泔样，并可能含有干酪样坏死物。

二、疼痛

若瘘管引流通畅，通常不会感到疼痛，仅在外口部位有发胀不适感，行走时可能会加重。若外口闭合或引流不畅，导致脓液积聚，则可能出现局部胀痛或跳痛。若内口较大，粪便进入瘘管会引起疼痛，排便时疼痛会加重。单口内瘘常表现为直肠下部和肛门部的灼热不适感，排便时伴有疼痛。黏膜下瘘则常引起肛门坠胀疼痛，疼痛可向腰骶部放射。

三、瘙痒

肛门周围皮肤因长期受到分泌物的刺激，会感到潮湿瘙痒，甚至可能引发肛门湿疹，出现皮肤丘疹或表皮脱落。长期刺激还可能导致皮肤增厚，呈现苔藓样变。

四、排便不畅

一般来说，肛瘘不会影响排便。但高位复杂性肛瘘或马蹄形肛瘘，在慢性炎症的长期刺激下，可能会引发肛管直肠环发生纤维化，或者使瘘管围绕肛管形成半环状纤维索环，进而影响肛门括约肌的正常舒张和收缩功能，最终导致排便不畅。

五、全身症状

肛瘘通常无全身症状。但复杂性肛瘘和结核性肛瘘，因病期较长，有的患者可能患病数十年，常出现身体消瘦、贫血、便秘及排便困难等症状。若为急性炎症期，且再次感染化脓，则会出现脓肿的全身症状。

肛瘘在不同的阶段有不同的临床表现。在静止期，内口暂时闭合，管道引流通畅，局部炎症消散，患者可能无任何症状或仅有轻微不适感。由于原发病灶未消除，在一定条件下，疾病可能再次发作。在慢性活动期，由于感染物不断从内口进入，或管道引流不畅，而处于持续感染状态。此时，患者会出现肛瘘典型的症状，如流脓、肛门潮湿、瘙痒等。肛瘘急性炎症期则是因外口闭合或引流不畅，感染物不断从内口进入，脓液积聚所形成。此时，症状体征与脓肿相似，包括发热，局部红、肿、热、痛等。重新溃破或切开引流后，症状可得到缓解。

第三节　诊断及鉴别诊断

一、诊断

肛瘘的诊断主要依据患者的病史、临床表现和体格检查。

1. 患者有肛周脓肿病史或肛门部外伤病史。

2.患者病情常反复发作，病程较长，最长者可达数十年。脓肿自行破溃或手术切开排脓后切口经久不愈，常有脓血排出，并有疼痛、瘙痒等症状。

3.体格检查时发现肛瘘外口、瘘管及内口，结合病史和临床表现，诊断便可确立。

二、常用诊断方法

肛瘘的诊断一般并不困难，但要确定肛瘘的具体类型，并准确找到肛瘘的内口，则需进行更深入细致的检查。准确找到内口是决定治疗成功的关键。内口是肛瘘的感染源，也是主要的原发病灶。准确找到真正的内口，并明确内口的数目，对于肛瘘的诊断及治疗均具有重要意义。现介绍几种常用的寻找内口的方法。

（一）肛门直肠指诊

肛瘘管道穿行于肛周各间隙软组织中或括约肌间，因慢性炎症刺激常会形成纤维化条索。因此，在肛周皮肤上常可触及索状物、肿块或硬结。以食指从外口开始向肛缘方向检查，轻摸时能触到明显的索条状瘘管，说明瘘管位置较浅；重压才能感到索条状物或不甚明显，则表示瘘管位置较深。如瘘管走向弯曲，内外口不在相对位置，即为弯曲瘘；索条较直，内外口在相对位置，则为直瘘。辨别瘘管的走向和深浅后，食指循其走向伸入肛门触摸内口，如在齿状线处触到硬结或凹陷，并伴有轻微压痛，应怀疑是内口。初步确定内口后，再从内口向直肠黏膜方向触摸，如直肠壁附近有分支瘘管，应检查其长度和部位。

（二）肛窦钩检查

临床医生使用圆筒形肛门镜或肛门拉钩，显露齿状线处，当发现有颜色改变或隆起的肛窦时，用肛窦钩轻轻探查。如肛窦钩能够顺利进入肛窦，且深度在 2～5mm 者，即可能是内口。

（三）探针检查

探针检查的目的是明确瘘管的走行方向及内口位置。操作时，先将探针从外口沿瘘管走向探入，同时另一手的食指伸入肛内接触探针尖端，以确定内口位置。如瘘管弯曲，可将探针弯曲成与瘘管相似的弯度，有时能顺利探入内口。若管道弯曲度过大或有分支不易探通，可注入 5% 亚甲蓝溶液或龙胆紫溶液进行检查，或在手术中边切开瘘管边探查内口。探针是检查和治疗肛瘘的重要工具，应备有粗细不同、软硬适度的探针，以适应不同类型的瘘管。使用探针时必须轻柔，避免用力过猛，以防造成人为假道。

（四）染色检查

在肛内放置一块清洁的纱布卷，然后将染色剂从外口缓慢注入瘘管，使瘘管壁和内口被染色，从而显示瘘管的范围、走向、形态、数量及内口位置。注药时要压紧外口，防止药液从外口溢出。如果在注药后发现纱布被染成蓝色，即表示内口存在，纱布卷被染蓝的部位即为内口的位置。但是，如果纱布卷未被染色，也不能完全排除内口的存在，因为瘘管弯曲、瘘管内有分泌物阻塞、括约肌痉挛压迫闭合瘘管、注药量太少或药液从外口溢出等因素都可能影响药物到达内口，导致纱布无法染色。临床上常用的染色剂为 5% 亚甲蓝溶液。

（五）碘油造影检查

碘油造影可以显示瘘管的走向、分支、空腔分布及内口位置，以及瘘管与直肠、周围脏器的关系。操作时，用硅胶管从外口缓慢将造影剂注入瘘管内，遇阻力时稍后退，并在外口处做一个金属环标记。随后，由外口注入碘化油等造影剂，边注药边观察，待效果满意时行 X 线正侧位摄片。一般使用的造影剂为 30% 碘化油。

（六）直肠腔内超声

直肠腔内超声可测定肛瘘的范围、内口位置及主管、支管分布，尤其在检测括约肌损伤程度及诊断克罗恩病引起的肛瘘等方面具有显著优势。

1. 核磁共振检查

核磁共振检查前需进行肠道清洁准备。该检查方法对于肛瘘的范围、定位及与肌肉、韧带等组织的关系有较好的识别性，是高位复杂性肛瘘术前检查的重要项目之一。

2. 所罗门定律

所罗门定律是手术过程中寻找内口的主要依据。沿两侧坐骨结节画一横线。在该线前方的瘘管外口距肛缘不超过 5cm，其瘘管方向通常垂直于肛管，内口多在齿线处与外口相对应。外口距肛缘超过 5cm 或在该线以后则多为弧形，其内口多位于肛管后正中齿线附近。根据此定律可帮助寻找肛瘘内口，但需注意，不符合该定律的情况也时有发生，因此不可过分依赖。

三、鉴别诊断

（一）化脓性汗腺炎

该病是一种皮肤及皮下组织的慢性炎症，多见于肥胖患者。其病变位于皮肤及皮下组织，范围广泛，可有无数窦道开口，呈结节性或弥漫性，但窦道均较浅，不与直肠相通。切开窦道后，无脓腔和瘘管形成。

（二）肛门周围毛囊炎和皮肤疖肿

该病初期局部红肿、疼痛，逐渐肿大，中央形成脓栓，脓出后逐渐痊愈。病变位置浅表，不与肛门相通。

（三）肛门会阴部急性坏死性筋膜炎

肛门及会阴部、阴囊部因细菌感染而出现大面积坏死，有时可形成瘘管。此病变范围广，发病急骤，常蔓延至皮下组织及筋膜，向前可侵犯阴囊部，但肛管内无内口。

（四）骶髂骨-坐尾骨病变

该病发病缓慢，无急性炎症表现，破溃后流出清稀脓液，创口凹陷，久不愈合。患者可能伴有纳差、低热、盗汗等症状。瘘口距肛门较远，与直肠不相通。X线片可见骨质破坏或增生。

（五）骶尾部畸胎瘤

该病是一种先天性疾病，由胚胎发育异常引起，多在 20～30 岁发病。病变位于骶前间隙，可为单囊或多囊，腔内有胶冻样黏液。囊肿较大时，直肠指诊可发现骶前膨隆，有囊性肿物，表面光滑，界限清楚。探针检查可向骶骨前、肛门后方向深入，深者可达 10cm。X线片可见骶骨和直肠之间有间隙增宽，囊肿腔内壁光滑，呈梨形或多囊分叶形，内有不定形的散在钙化阴影，一般不与直肠相通。术中可见腔内有毛发、骨质或牙齿等。病理检查可确诊。

（六）克罗恩病

该病多伴有腹痛、腹泻、体重减轻等症状，需作进一步全消化道检查以确诊。

（七）晚期肛管直肠癌

该病在溃烂后可形成肛瘘，其特点是肿块坚硬，分泌物为脓血性，恶臭，持续疼痛，呈菜花样溃疡。病理学检查可见癌细胞，易与肛瘘鉴别。

第四节　治　疗

肛瘘的治疗方法很多，可分为内治法、外治法和手术疗法。现将各类方法分述如下。

一、内治法

历代对肛瘘的内治法较为重视，通过服药使炎肿消退，溃孔闭塞。其治则及用药与痔近同，但更强调补益的作用。如《儒门事亲》说："夫痔漏肿痛……同治湿法而治之。"《疮疡经验全书》说："治之须以温补之剂补其内，生肌之药补其外。"《丹溪心法》说："漏疮，先须服补药生气血，用参、术、芪、芎、归为主，大剂服之。"《薛氏医案·外科枢要》说："其成漏者，养元气补阴精为主。"《医学入门》说："漏流脓血，初是湿热，久是湿寒，初起宜凉血清热燥湿，病久则宜涩窍杀虫温补。"《医宗金鉴·外科心法要诀》说："如痔已通肠，污从漏孔出者，用胡连追毒丸酒服之……如漏有管者，用黄连闭管丸服之，可代刀针药线之力。"《外科证治全书》说："唯以补中消其湿热之毒，则何漏之不可痊哉。"《外证医案汇编》说："所以治漏之法，如堤之溃，如屋之漏，不补其漏，安能免乎，治漏者先固气血为先，气旺内充，而能收蓄，使其不漏，可无害矣，津液日增，虚损可。……今后六方，奇脉久漏空虚者，以有情之品填之，久漏胃弱，以甘温之品固之，阴虚阳亢，滋阴药中佐苦以坚之，土不生金者，甘温培中，兼酸以收之，各方之中莲子、芡实、诃子、中白，固摄真元者，皆补漏之法也。"

前人对肛瘘的内治法积累了丰富的临床经验，虽不乏治愈案例，但存在复发率较高的问题。因此，该疗法仍需进一步深入研究，例如对传统方剂（如胡连追毒丸、黄连闭管丸、象牙化管丸等）的瘘管闭合机制及长期疗效需开展系统评价。目前，内治法在临床中常限于体虚患者，用以改善全身状况，增强体质，为手术创造条件，或于急性发作期控制炎症，消肿止痛，或用作润肠通便等一般对症治疗，具体可依据辨证论治原则进行。

（一）清热除湿法

临床表现为瘘口溢脓，脓质黏稠，色黄或白，局部红、肿、热、痛明显，纳呆少食，或伴呕恶，渴不欲饮，大便不爽，小便短赤，形体困重，舌红苔黄腻，脉滑数或弦数。证属湿热者，治宜清热解毒，除湿消肿。方用萆薢渗湿汤合五味消毒饮加减。

（二）清热解毒法

临床表现为外口闭合，伴发热，烦渴欲饮，头昏痛，局部红肿灼热疼痛，大便秘结，小便短赤，舌红苔黄，脉弦数。证属热毒者，治宜清热解毒，透脓托毒。方用仙方活命饮加减。

（三）滋阴除湿法

临床表现为外口凹陷，周围皮肤晦暗，脓水清稀如米泔，形体消瘦，潮热盗汗，心烦不寐，口渴，纳差，舌红少津，少苔或无苔，脉细数。证属阴虚者，治宜养阴托毒，清热利湿。方用青蒿鳖甲汤加减。

（四）补益气血法

临床表现为肛瘘经久不愈，反复发作，溃口肉芽不鲜，脓水稀少。形体消瘦，面色无华，气短懒言，唇甲苍白，纳呆，舌淡苔白，脉细弱无力。证属气血两虚者，治宜补益气血，托里生肌。方用十全大补汤加减。

此外，在肛瘘急性炎症期，为控制炎症发展，消除临床症状，或在手术前后为预防和治疗术后感染，可酌情选用抗生素，如青霉素类、氨基糖苷类、四环素类抗生素及甲硝唑等。一般当炎症消退或感染控制后即可停用。如能根据瘘管脓液的病原菌培养、涂片及药敏试验结果选用敏感的抗生素，则疗效更佳。

二、外治法

（一）熏洗法

在肛瘘手术前后，根据病情可选用具有清热解毒、行气活血、利湿杀虫、软坚散结、消肿止痛、收敛生肌、祛风止痒作用的药物，煎水熏洗肛门部，以起到相应的治疗作用，减轻患者痛苦，提高疗效。也可使用1:5000的高锰酸钾溶液坐浴，以清洁肛门或手术创面。常用的熏洗剂代表方有祛毒汤、苦参汤、五倍子汤、硝矾洗剂等。常用的药物有黄柏、金银花、野菊花、鱼腥草、荔枝草、虎杖、苍术、苦参、蛇床子、地肤子、白鲜皮、石菖蒲、红花、五倍子、明矾、芒硝、茜草、冰片等。

（二）药物外用法

根据肛瘘的中医辨证分型，选用适当的药物和剂型，敷于患处，以达到消炎止痛、促进局部肿痛消散或穿破引流、去腐生肌的目的。常用的药物有油膏、箍围药和掺药等。

1. 油膏

油膏适用于肛瘘口闭合或引流不畅，局部红肿热痛者。常用的方药有九华膏、黄连膏、鱼石脂软膏。

2. 箍围药

箍围药适用于肛瘘局部红肿热痛者。可选用醋、酒、茶汁、蜂蜜、鸡蛋清、葱汁、姜汁、韭菜汁等作为调制剂，将药粉调制成糊状，外敷于局部。常用的方药有活血散。

3. 掺药

将各种不同的药物研成粉末，根据制方规则配伍成方，直接撒布于患处，或撒布于油膏上敷贴，或黏附于纸捻上再插入瘘口。掺药种类很多，作用各不相同，常用的有以下几种：①提脓化腐药：适用于脓肿溃破后，脓水未净，腐肉未脱，或瘘管引流不畅者。常用的方药有渴龙奔江丹。②生肌敛疮药：适用于肛瘘术后，腐肉已脱，脓水将尽时，能促进肉芽和上皮生长。常用的方药有生肌散。

使用掺药时应注意：①药物应直接用棉纸包敷，保持湿润，以充分发挥药效，并可防止干涸脱落；②如患者涂敷药物后皮肤出现发痒、发红、起疹、起疱等症状，多为皮肤过敏，应立即停药，并改用其他治疗方法。

（三）冲洗法

冲洗的目的在于将创腔或瘘管中的脓液或异物冲洗干净，并使其引流通畅。冲洗后，还可将抗生素等药物注入创腔或瘘管，以起到抑菌消炎、促进肉芽生长、闭合管腔的作用。此方法适用于肛瘘局部肿胀、疼痛、外口分泌物多者，或在肛瘘手术后使用。常用冲洗剂有过氧化氢溶液、生理盐水、中药药液等。

1. 瘘道冲洗法

患者取侧卧位或截石位。取冲洗药液装入 20mL 注射器中，接上球头输液针头或输液用塑料管。从外口插入，伸入瘘管内进行冲洗。如需灌注药物，再抽取灌注药物 5mL，同法将针头插入瘘管内至接近内口处，将药液缓慢注入 1 ～ 2mL，边注药边退至外口。冲洗后，用纱布覆盖并以胶布固定。冲洗可酌情每日或隔日进行，灌注药物每间隔 3 ～ 4 天进行 1 次。

2. 创腔冲洗法

患者取侧卧位。用细导管连接在注射器针筒上，将导管前部插入创腔进行冲洗。在臀下方放置一弯盘，以接纳流出的冲洗液。每次应冲洗干净创腔，并填以引流条。

三、手术疗法

手术治疗肛瘘，中医学亦早有记载。如《外科图说》所述："若久年漏症，初诊探以银丝，方能知其横飘直柱，以及浅深曲直之有通肛过桥之重症。然后每日用柳叶刀开其二三分，开后用絮止血，约半日去絮，乃上药版。通肛则用弯刀，若素有血证不可开，痨病脉数不可开，肛门前后不可开……年均不可开。此治横飘之法也。"近年来，随着国民卫生意识的提高，肛瘘性脓肿一次根治术的成功推广和应用，肛瘘的发生率逐年降低。肛瘘手术既要根治疾病，又要保护肛门功能。手术方法分为切断括约肌术式和保留括约肌术式，可根据病情选用。

（一）手术疗法的要点

不论采用何种手术疗法，手术成败的关键在于准确寻找和处理内口，彻底切除和清除全部瘘管，合理处置肛门括约肌，以及确保创口引流通畅。下面就手术疗法中的一些要点进行论述。

1. 内口的处理

寻找内口的方法在第三节已有详细论述，此处仅就如何处理内口进行介绍。切开内口时，必然会切断部分括约肌，但务必避免切断肛管直肠环，否则可能导致肛门失禁，操作时应特别小心。在前方切断括约肌时需格外慎重，尤其是女性患者，以免损伤阴道括约肌。由于肛门括约肌和阴道括约肌纤维走行相邻，切开瘘管若不彻底则难以愈合，若大范围切开可能会损害肛门功能；若操作时过度搔刮，则有形成阴道瘘的风险。

2. 瘘管的处理

（1）瘘管切开：切开外口、瘘管及内口和括约肌后，用刮匙清除瘘管内肉芽组织和瘘管后壁的纤维组织。管壁呈现纵行纤维，色浅质硬，直通内口则切开。

（2）瘘管切除：自外口做环形切口，切开皮肤和皮下组织，紧贴瘘管向内口方向将其切除。用食指触摸其柔软无索条说明已剔除，再切开内口。也可从外口插入探针做引导，牵起瘘管剔除。

3. 肛管直肠环的处理

肛管直肠环由肛门外括约肌的深部及部分浅部、耻骨直肠肌、部分耻骨尾骨肌，以及联合纵肌、内括约肌环绕肛门组成，对维持肛门自制起关键作用，其他肌肉仅起协助排便的作用。

在治疗高位肛瘘时，对肛管直肠环的处理旨在维持其功能。能切开的瘘管，其表面的括约肌需一并切断。当瘘管穿过肛管直肠环时，只要不切断耻骨直肠肌、外括约肌深部及耻骨尾骨肌，即使一次切断外括约肌和相应的内括约肌，也不会引起肛门失禁。具体处理步骤：①先探查清楚所有的瘘管和内口；②切开（或切除）肛管直肠环以下的所有瘘管及内口，敞开创面；③保留肛管直肠环及其以上的瘘管，用橡皮筋挂线环绕肛管直肠环，注意不要太紧；④利用橡皮筋的弹力，缓慢切开并由瘢痕粘连固定肛管直肠环，紧线后，橡皮筋脱落，从而避免肛门失禁的不良后果。

对已经形成纤维化的肛管直肠环的处理方法如下。

（1）瘘管通过环的 1/3 ～ 1/2 时，可一次性切断，通常不会影响排便功能。

（2）瘘管通过环的 1/3 ～ 1/2 处，且环周围有坏死空腔者，不宜一次性切开，因为切开后两断端缺乏支持组织，此时采用挂线术较为妥当。

（3）瘘管通过环的上方时，理论上可一次性切开，但为更好地保持肛管的完整性，并避免环的中心纤维化不完全，建议采用挂线术延缓勒开。挂线术既不影响治疗疗程，又有利于引流。有解剖学家通过动物实验发现，全部切断括约肌和肛管直肠环并未导致肛门失禁，但需注意，动物为四肢行走，肛门位置相对较高；而人类为直立行走，肛门位置相对较低，在地心引力作用下易于自流而失禁。因此，不能仅凭动物实验结果就贸然切断括约肌和肛管直肠环。

（4）瘘管通过环的下方，且耻骨直肠肌纤维化明显呈半环状，肛直角小于

90°呈明显袋形，导致排便困难时，不宜切开。应待肛瘘治愈后，考虑行瘢痕松解术或重建肛直角术，以及直肠后壁充填术或折叠术。

4. 创口的处理

（1）开放引流：每次排便后，可用硝矾洗剂熏洗坐浴，并用新洁尔灭消毒液消毒创口，随后填入凡士林纱条。也可使用具有化腐生肌作用的中药（如生肌散、白玉生肌膏、生肌玉红膏）促进创口愈合，疗效较好。为确保引流通畅并促进愈合，必须修整创口。

低位肛瘘的创口应修剪成外宽内窄的球拍状或浅碟状，以避免外部创口过早愈合，确保肛管内创口的引流通畅和愈合。后部弯瘘的创口应设计为"L"形或弧形，将近肛门一侧的创缘切除较多皮肤，以确保两侧皮缘对合平整。否则，皱皮肌会牵拉内侧皮缘向创口内蜷曲，无法与外侧皮缘对接，从而影响愈合。马蹄形肛瘘的切口应从内口向后切开，超过肛门后方括约肌间沟后转向弯曲侧；或从外口向后切开，超过肛门后缘水平后转向后正中线，再垂直切开通向内口，并向尾骨方向延长切口，以避免瘢痕扭曲，防止下蹲时牵拉痛。必要时可切开肛尾韧带，显露其下方的瘘管以便处理内口，这并不会造成肛门移位。此外，切口应修剪成"V"形，使肉芽从基底生长，防止桥形假愈合。

（2）创口缝合：在瘘管彻底切除后，可考虑一期缝合。但需在围手术期充分准备并使用抗生素的条件下进行，且仅适用于低位肛瘘病例。

（二）术式的选择

1. 切断括约肌术式

（1）肛瘘切开术：中医早有关于肛瘘切开的记载，如清代《外科图说》云："若若久年漏症，初诊探以银丝，方能知其横飘直柱，以及浅深曲直之有通肛过桥之重症。然后每日用柳叶刀开其二三分，开后用絮止血，约半日去絮，乃上药版。通肛则用弯刀，若素有血证不可开，痨病脉数不可开，肛门前后不可开……年均不可开。此治横飘之法也。"中西医结合疗法开始提倡后，该方法与西医肛瘘切开术的弗雷德里克·萨尔蒙（Frederick salmon）设计的经典术式并用，至今仍为临床习用的可靠方法之一。此手术最常用，是肛瘘的最基本术式，适用于低位单纯或复杂性肛瘘、直瘘和弯瘘；而高位肛瘘，以及女性左前、右前位单纯瘘则禁用。

操作方法：①食指插入肛内，拇指在外行双合诊，查清瘘管走行及判定内口位置。②将球头探针从外口插入，另一只手食指伸入肛内引导，沿瘘管缓缓探入，针指结合找到内口穿出并牵至肛外。如内口闭合，可在针指间最薄处（仅一膜之隔）穿出到肛外。使用探针寻找内口时，不宜用力过大，以免造成假道。③在球头探针下面插入有槽探针，抽出球头探针后，刀刃向下，沿有槽探针全部切开内外口之间的皮肤及瘘管组织。如有支管和空腔，应一一切开后，用刮匙搔刮瘘管壁上的腐肉及坏死组织，使之显露新鲜组织。必要时，可将瘘管周围瘢痕组织切除。④修剪创缘皮肤，使创腔呈底小口大的"V"字形创面，以利于引流。创口内置入凡士林纱布或生肌散纱条，外敷纱布包扎，并用丁字带固定。⑤每便后用硝硼散洗剂熏洗，换药时注意观察创面情况。

（2）肛瘘切除术：适用于已纤维化的低位单纯性肛瘘和低位复杂性肛瘘。对于结核性肛瘘，如全身无活动性病灶也可考虑切除。高位肛瘘禁用此术。

操作方法：①用一手指插入肛内进行指诊，触到条状硬结多为肛瘘内口；另一手持探针由外口插入，轻柔转动并在食指引导下经内口穿出。将探针前端弯曲成钩状，沿食指引出肛外。②用组织钳夹住瘘管外口处皮肤，借助组织钳及探针的牵引，沿探针方向与括约肌呈垂直角度切开内外口之间的皮肤至瘘管外壁。③以探针为中心，用剪刀完整游离瘘管外壁（呈白色瘢痕）的两侧。④提起探针，用剪刀从瘘管的底部完整游离瘘管外壁，并将瘘管及其内外口一并切除。同时，瘘管周围的瘢痕组织也应切除，直至显露健康组织。⑤修剪创缘皮肤，防止创缘皮肤内翻。使创面敞开，以便分泌物排出，避免积存影响愈合。创面填塞凡士林纱布。如瘘管短浅且无分支，术中清除彻底，且术前做过肠道准备，创口可考虑行一期缝合，但必须确保不留死腔。

（3）肛瘘切除缝合术：适用于已纤维化的低位单纯瘘或马蹄形瘘的支管部分。

操作方法：①在肛镜下，用浸有消毒液的纱布系上丝线塞入肠腔，以达到消毒肠腔并防止肠道分泌物下流的目的。②由外口插入探针通过瘘管，另一手食指伸入肛内进行引导，使探针从内口穿出并牵至肛外。然后沿探针切开内外口之间的组织，敞开瘘管。③牵起瘘管后壁，用刀逐渐剔出瘘管壁至内口切开处，将全部瘘管切除，不遗留任何肉芽组织及瘢痕组织，直至显露正常健康组织。④彻底止血，冲洗伤口后，用肠线缝合内口黏膜。然后用丝线从基底部开始做全层间断缝合。⑤若创面较深，可选用"8"字形缝合法或U形缝合法进行缝合，确保不留死腔。最后取出肠内纱布块，外敷无菌纱布包扎。

（4）肛瘘挂线术：是中医治疗肛瘘的一种传统而有效的术式。明代《古今医统》引用元代李仲南所著《永类钤方》记载："用芫根煮线……上用草探一孔，引线系肠，外坠铅锤，悬取速效。即用药线引入瘘管，两端挂上铅锤利用重力勒开瘘管故名挂线。"因挂铅锤活动不便，后改为收紧打结，每日紧线以勒开瘘管。又因每日紧线过于烦琐，现已改用橡皮筋，利用其弹力勒开瘘管，既可防止急性切开高位肛瘘引起肛门失禁，又可称为慢性切开引流法。但橡皮筋勒开组织时可能产生剧痛，故应选用简化骶管阻滞麻醉或长效局麻手术，术后应用长效止痛药（常用亚甲蓝长效止痛注射液），以维持一周内无剧痛或仅有微痛。此术式适用于距肛缘 3～5cm，有内外口的高位单纯性肛瘘、女性前方低位单纯性肛瘘及幼儿肛瘘。

操作方法：①右手食指伸入肛内作进行引导，将球头探针自外口插入，沿瘘管缓缓向肛内探入，于齿状线附近寻找内口。如内口闭合，可在针指间最薄处（仅一膜之隔）穿出，切忌盲目粗暴操作以免造成假道。②将探针头折弯，在食指引导下由内口拉出肛外，在探针球端束一橡皮筋。③将探针自肛内完全拉出，使橡皮筋经内口进入瘘管，又从外口拔出，贯通整个瘘管。④切开内外口之间的皮肤，提起橡皮筋两端，合并一起拉紧。⑤松紧适宜后，用钳子夹住橡皮筋，紧贴肛周皮肤，于钳下用丝线结扎橡皮筋。⑥对于高位肛瘘，应将球头探针弯曲，沿瘘管插入至最高位时，可将探针横起寻找内口后穿出。先切开皮层，再沿切口拉紧并结扎橡皮筋。女性前方低位单纯瘘和幼儿肛瘘则不需切开皮层，且结扎时不要太紧。⑦修剪创缘，提起橡皮筋，在被橡皮筋勒割的组织内注射长效止痛药。⑧每便后用硝硼散洗剂熏洗坐浴后，填以凡士林纱布。术后 10 天，若橡皮筋松弛，可紧线 1 次。

（5）肛瘘切开挂线术：是在继承肛瘘挂线术的基础上，吸收西医学解剖知识发展起来的中西医结合新术式。该术式采用低位切开、高位挂线的方法，故名切开挂线术，是目前最常用的手术方法。适用于高位复杂性肛瘘、马蹄形肛瘘、骨盆直肠间隙肛瘘及直肠后间隙肛瘘。

操作方法：①先将高位肛瘘的低位部分，即与外括约肌皮下部、浅部和内括约肌平齐的低位瘘管切开，同时切开支管和空腔，进行搔刮，清除腐肉。②对于通过括约肌深部和耻骨直肠肌与内口相通的瘘管，即高位瘘管部分，采取挂线方法。具体操作：以球头探针从低位切开创面寻找瘘管至内口穿出，在探针一端系上丝线并带上橡皮筋，然后将探针从瘘管退出，使橡皮筋通过瘘管。两端合拢后一起拉紧（拉紧程度根据病变高低决定），用钳子夹住，并在钳下用丝线结扎。③如瘘管高位、内口低位，必须将探针横起向下寻找内口。在针指间距最薄处即为内口可穿出，也可在瘘管顶端最薄处至高点人造内口穿出。如其下方有内口，也一并勒开。④如系高低位马蹄形肛瘘，先将两侧外口切除。于肛后正中部肛缘外皮肤做一放射状切口，以探针或血管钳向两侧外口处探通，搔刮坏死组织后，在后切口与外切口之间做 1～2 个弧形小切口，即在瘘管上"开窗""留桥"，以凡士林纱条在两侧进行对口引流。自后切口以探针和肛内食指引导找到内口，进行挂线，注意不要太紧。⑤肛内填入凡士林纱条，切口外敷纱布并包扎。

挂线疗法原理：为探讨切开挂线术治疗高位肛瘘不会引起肛门失禁的原理，中国中医研究院广安门医院采用了直肠肛门静止压测定和组织病理学方法进行动物实验。实验分为切开组和挂线组进行对照观察。结果显示，两组的括约肌断端最终均以局部纤维与周围组织粘连固定。两组的显著差别在于切开组两断端的缺口距离大，中间为大面积瘢痕所充填，肛管内压大幅度下降，排便功能严重障碍；而挂线组两断端距离小，中间为小面积瘢痕修复，肛管内压轻度下降，功能轻度障碍。15～35 天后，两组肌肉本身均无显著再生，说明肌肉的再生能力很低。

切开挂线术实际上是一种逐步"切开"与持久引流相结合的技术，具有较低的感染风险，并能有效防止炎症扩散，具有以下多重作用：①切割作用：利用橡皮筋持续收缩的弹力，"以线带刀"，使挂线圈内的组织因缺血而逐渐坏死。这样，括约肌与周围组织被缓慢割开、勒断，实现了边切割、边修复的过程。②引流作用：挂线的勒割作用扩大了引流通道，有利于肉芽组织自创面底部顺利生长。这种良好的引流作用有助于减轻感染，促进伤口愈合。③标记作用：在一期手术中，挂线可以作为二期手术中寻找、切开保留在深部的瘘管及肛管直肠环的标记。这有助于手术医生更准确地定位和处理病变部位。④异物刺激作用：线或橡皮筋作为一种异物，会刺激局部产生炎性反应。这种炎性反应引起的纤维化会使括约肌断端与周围组织粘连固定，防止断端因切断而回缩。这样，边勒开边修复，不会导致括约肌完全离断而失禁。

因此，挂线术可以说是一种保留括约肌功能的术式。它操作简便，易于掌握，安全有效，对肛门功能无大影响。过去挂线可能引起的剧痛问题，现在通过应用亚甲蓝等长效止痛药已基本得到解决。该方法在国内已得到广泛应用，并取得了良好的临床效果。

（6）分段挂线术：将瘘管分段进行挂线处理。远段挂浮线，以实现对口引流；近段则直接挂线，用于治疗肛瘘。此方法简便易行，损伤小，引流通畅，愈合时间短，特别适用于管道弯曲、内外口之间距离较长的肛瘘。

操作方法：①将探针自外口插入瘘管，向肛内探查直至瘘管弯曲处。在距离肛缘外 1.5cm 处的皮肤上做一个人造外口，以避免损伤括约肌。自该切口插入另一探针，寻找原发内口，并从肛内引出探针，头部系上丝线和橡皮筋拉出肛外。②将橡皮筋两端之间的皮肤切开，拉紧橡皮筋并结扎。远段管道使用刮匙进行搔刮，并挂上浮线以实现对口引流。术后每次排便后用硝硼散洗剂熏洗换药，直至愈合。浮线引流 7～10 天后拔除。

（7）高位挂线低位缝合术：适用于高位单纯性肛瘘。

操作方法：①用球头探针自外口进入瘘管，寻找内口。探针一端系上丝线及橡皮筋。②沿探针切除距肛缘 1.5cm 以外至外口的瘘管及瘢痕组织。肛门1.5cm 以内至内口处只切开皮肤，并挂以橡皮筋。③彻底止血后，用丝线将挂线以外的切口全层缝合。

（8）瘘道旷置术：詹姆斯·汉利（James Hanley）提出"治疗肛瘘没有必要全部切开瘘道"的术式，又称瘘道不全切开术或内口引流术。他针对两侧性肌下瘘设计了此术式，即所谓坐骨直肠凹马蹄形肛瘘的手术。此种病例的内口多位于后正中线附近的一侧。手术时将原发内口处的瘘道切开引流，并需切开内外括约肌皮下部及肛门后间隙，切口保持开放。此术式适用于马蹄形肛瘘。

操作方法：①在内口周围做一个外宽内窄的切口，深至切断内外括约肌皮下部，切开肛门后间隙，搔刮空腔及管道，修剪瘢痕组织。②对残留部分亦做多个切口，以使瘢痕软化。切除两侧外口多余的皮肤，搔刮管道内的坏死组织及肉芽组织，但不切开瘘管。通过原发内口的治疗，促进瘘管愈合。当对侧瘘道及空腔引流不畅时，需进行二次切开搔刮。

（9）肛瘘内口切开术：是在一般切开术的基础上，由黄乃健教授改进而成的内口与管道内端切开术。该术式可缩短疗程、减轻患者痛苦，适用于内盲瘘、低位单纯性肛瘘、马蹄形和长弯形瘘。

操作方法：①术前以探针配合亚甲蓝染色精准定位内口及管道走向，于肛管直肠环下方沿内口纵轴做放射状切口，切开内口周围瘢痕组织及部分内括约肌，彻底清除内口处坏死组织。②沿瘘管钝性分离至弯曲部，保留外括约肌深部，仅切开管道内端黏膜及纤维化管壁，搔刮后以可吸收线部分缝合黏膜创缘。③对深部瘘道采用挂线引流或置管冲洗，外口扩创后填塞藻酸盐敷料，通过精准切开内口联合有限清创，实现引流通畅与肛门功能保护，降低复发风险。

2. 保存括约肌术式

（1）内括约肌切开术：1958 年，艾森·哈默尔（Eisen Hammer）提出"瘘管性肌间脓肿"学说。基于此学说，他主张对肌间脓肿及肛瘘从肛内切开感染肛窦及肌间脓肿进行引流，而不切断外括约肌，只切断部分内括约肌。此术式适用于括约肌间瘘。

操作方法：①以拉钩扩肛，清晰显露肛瘘内口，从内口上缘切开肛管黏膜，切口止于肛管接近直肠壶腹处，对应于肛提肌和耻骨直肠肌水平；②止血后仔细探查内括约肌纤维，根据瘘管着色切开内口处黏膜及内括约肌，形成梭形创面，用刮匙搔刮内口及瘘管内的腐败组织，实现直肠内的内口引流；③将切口向肛门方向延伸，直达肛缘。

（2）肛瘘旷置引流术：是一种融合中医挂线疗法、切开疗法与脱管疗法优势，同时结合西医保留括约肌技术的中西医结合手术。主要适用于复杂性肛瘘的治疗。

操作方法：①探查瘘管：明确瘘管的走行路径及内口位置，精准定位内口。②处理内口及原发灶：切开内口及内口下方的部分内括约肌，向肛缘方向扩创，使内口充分敞开呈三角形，确保引流通畅；彻底清除原发感染病灶，并切除外口及肛门外侧部分瘘管组织。③瘘管处理与引流：使用刮匙搔刮穿过括约肌的瘘管壁瘢痕及坏死组织，保留外括约肌完整性；在内外口之间留置粗丝线或橡皮筋作为引流管和标志物（不实施紧线操作）。术后保持创口旷置状态，通过开放换药促进肉芽组织生长，最终实现瘘管的自然愈合。

（3）管道切缝内口引流术：该术式由曹吉勋教授首先提出，适用于治疗高、低位肛瘘。

（4）内口切开管道药线引流术：该术式由李雨农教授于 1983 年提出。手术时，于内口处将主管道切开，而其余管道则使用具有化腐生肌作用的中药线进行引流，以达到治愈肛瘘的目的。这是一种中西医结合的手术方法，旨在保存肛门括约肌的功能。此术式特别适用于外口距肛缘 5cm 以上、具有多个外口、瘘管弯曲且伴有较多支管的复杂性肛瘘患者。

（5）激光脱管术：是一种新颖的手术技术，它利用激光束从外口至内口将整个瘘管进行汽化处理。由于激光的精确性和高效性，术中出血极少，且术后创腔不易发生感染。此术式主要适用于直肠瘘的治疗。

3. 特殊类型的肛瘘手术

（1）婴幼儿肛瘘：一般把出生后一年内发生的肛瘘称为婴幼儿肛瘘或新生儿肛瘘。据文献报道，欧美国家中婴幼儿肛瘘占肛瘘发病总数的 1.26%～2.3%，我国约占 1.63%。其中，95% 以上是男孩，女孩较为少见。肛瘘以肛门两侧最多见，其次为前位、右后位、左后位。80% 为单纯性肛瘘，20% 为复杂性肛瘘。

有观点将初生儿肛瘘归类为先天性肛瘘，这是不科学的。初生儿肛瘘通常被认为是后天感染所致，而非先天性病变。因为胎儿在母体内处于无菌环境，出生后首次排便（胎便）也是无菌的。出生后哺乳 24 小时，肠道内才开始有细菌定植，此后排便可能因细菌感染而导致肛周脓肿。婴儿肛周脓肿由于局部组织较薄，容易自行破溃排脓，但由于症状不明显，常被家长忽视。当家长发现时，脓液已自行排出，仅可见破溃的疮口，此时尚未形成完整的瘘管。

部分婴儿肛瘘可能因局部炎症消退或免疫系统的作用而自愈，因此不建议过早手术干预。可采用局部消毒、外敷药物和口服抗生素等非手术疗法进行治疗。只有当非手术疗法无效，且反复发炎肿痛时，才考虑手术治疗。笔者认为，不应过早进行手术切开或切除瘘管，因为部分婴儿肛瘘可能自愈。如需手术，可待患儿长大后再行考虑。

（2）结核性肛瘘：长期以来，部分不易愈合的肛瘘被误认为是结核性肛瘘，这种观点并不准确。现已明确，由结核杆菌感染引起的脓肿属于无痛、无热的冷脓肿，破溃后会流出干酪样稀脓，且愈合时间较长。结核性肛瘘的临床特征包括外口内陷、触诊时难以触及条索状硬结等。然而，结核性肛瘘在肛瘘病例中仅占少数。

结核性肛瘘的手术原则和方法与一般肛瘘基本相同，但术后需辅以抗结核药物治疗。在术后愈合时间方面，结核性肛瘘与一般肛瘘并无显著差异。

（3）马蹄形肛瘘：在临床上较为少见。肛管后部肛腺感染后，常通过水平位的三角形间隙扩散，向上蔓延至肛管后间隙形成肛管后脓肿，并进一步向两侧坐骨直肠间隙的疏松组织蔓延，形成弯形或马蹄形瘘。从解剖学角度看，肛后间隙感染可向多个方向扩散，但由于肛提肌肥厚和肛尾韧带致密，感染向上穿透肛提肌或向下直接穿透皮肤的情况较为罕见。因此，马蹄形肛瘘通常不超越肛提肌，也不在后正中线上形成外口。

从马蹄形肛瘘的外口用探针向上探查，深度可达 6～7cm，看似位置较高。这是由于坐骨直肠间隙上界的肛提肌呈外上向内下斜行的漏斗状结构，脓腔上缘或瘘管可能高于肛管直肠环水平，探针的斜行路径容易造成高位假象。因此，需结合影像学检查（如 MRI）准确定位。

操作方法：①切开所有支管空腔，摘除瘘管。在肛后正中切开外括约肌皮下部和浅部，在外括约肌深部和耻骨直肠肌部分挂橡皮圈进行慢性分离，对肛尾韧带也挂橡皮圈进行慢性分离。切开创面半缝合，后正中部位开放。对于外口较多的马蹄形肛瘘，可切除内口及主管，保留支管不予切除，以促进愈合并减少瘢痕形成。②以有槽探针从两侧外口插入，逐步切开瘘管，直到两侧管道在接近后正中部相遇时，再仔细探查内口。如瘘管在肛管直肠环下方通过，可一次全部切开瘘管，以及外括约肌皮下部与浅部。如内口过高，瘘管通过肛管直肠环上方时，可采用挂线术，即切开外括约肌皮下部、浅部及其下方的瘘管，然后在剩余的管道经内口穿出，挂以橡皮圈，缚在肛管直肠环上，避免一次切断而致肛门失禁。修剪切口边缘的皮肤和皮下组织，彻底敞开创面并刮除瘘管壁的肉芽组织，最后填塞凡士林纱条以促进引流和愈合。③行切开挂线开窗留桥术。先圆形切除两侧突出的外口，以探针插入瘘管至肛后正中部相遇时，在此处做一放射状小切口，插入探针经主管至齿状线找到内口穿出；刮除主管及两侧支管的坏死肉芽组织，于后正中挂以橡皮圈（不要太紧，留作引流）；分别在两侧外口和后正中切口之间再各做一小弧形切口（"开窗"），中间留有皮桥，不全部切开瘘管；在外口和小切口之间填橡皮片引流，或挂线引流（不紧线），术后 48 小时拔除；后正中橡皮圈术后 10 天未脱落可紧线 1 次，脱落后换药至愈合。该方法创伤小、愈合快、术后痛苦轻，且并发症和后遗症发生率低。

（4）高位肛瘘：肛瘘手术的成功率与肛瘘的类型、手术方式的选择及术者的经验密切相关。对于低位肛瘘，各种手术方式均有效。即使切断内括约肌及外括约肌皮下部、浅部，通常也不会导致严重的肛门失禁，但肛门前部肛瘘患者需特别注意。而对于高位肛瘘，它是肛瘘中最难治疗的类型，手术操作复杂，术后常伴随并发症和后遗症。理想的高位肛瘘手术应彻底根除原发病灶和瘘管，同时保持肛门与肛管的结构和功能完整性，避免严重后遗症。高位肛瘘的手术方式包括挂线疗法、括约肌保留术、黏膜瓣推移术等。无论采用何种手术方式，都应避免切断耻骨直肠肌及外括约肌深部，以免排便失禁。

自 18 世纪以来，医学界陆续尝试了多种旨在避免肛门括约肌损伤的手术方式，但临床效果均不理想，存在根治率低、复发率高等问题。随后出现的临时性结肠造口术，通过改道排便以减少局部污染，并联合药物治疗促进瘘管内口闭合，但该方案仍难以实现根治性愈合。进一步发展的直肠切除联合永久性造口术虽可彻底消除病灶，却因患者需终身承受造口护理负担及生活质量显著下降，现已被临床淘汰。目前，国际主流术式以保留括约肌的根治术（日本学者推广）为代表，但其操作难度大，需术者具备高超的显微外科技术，且术中创面广泛，术后恢复期长。对于高位复杂性肛瘘（例如坐骨直肠窝瘘、骨盆直肠窝瘘），由于病灶切除后会造成较大的组织缺损，因此常需采用肌瓣移植（如臀大肌瓣）的方法来进行解剖重建。然而，术后患者需要严格禁食并控制排便，这导致患者的依从性较差，进而使得该治疗方法在临床上的推广受到限制。

4. 痔、肛裂、肛瘘合并发生时的手术处理

（1）当肛瘘合并肛裂时，在切开肛瘘的同时，可以一并切除肛裂的相关并发症，如哨兵痔和肛乳头肥大。由于切开肛瘘的过程中已经切断了内、外括约肌的皮下部，因此无须再进行括约肌松解术。

（2）肛瘘合并内、外痔时，外痔可以同时切除。对于 I～II 期内痔，可以同时进行消痔灵注射治疗；而 III～IV 期内痔，则可以同时进行结扎处理。在肛瘘切开后，如果两侧创缘上方有 I 期内痔，也应同时进行结扎，以免肛瘘创面愈合时形成沟状瘢痕，导致内痔利用瘢痕空隙下移而脱出。

（3）肛裂合并内、外痔时，可以同时进行处理。外痔可以切除，内痔根据分期采取不同措施：I 期内痔可采用消痔灵注射治疗；II 期内痔则进行结扎处理。同时，可考虑进行内、外括约肌皮下部松解术。

第五章 肛 裂

肛裂为肛管皮肤上的纵行裂隙，该裂隙可从齿状线下方一直延伸到肛门边缘，以疼痛、出血、便秘为主要症状。裂隙周围还可能观察到哨兵痔和肥大性肛乳头。典型的肛裂位于肛管中线，约90%发生在肛管后正中部位，约10%发生在肛管前正中部位，多为0.5～1cm长的梭形或椭圆形小溃疡，其方向与肛管纵轴平行。在我国，肛裂的发病率仅次于痔病。早期肛裂主要以保守治疗为主，而陈旧性肛裂因严重影响患者生活，临床上常建议采用手术治疗。

第一节 概 述

一、肛裂的病因病机及病理研究

（一）中医学对肛裂病因病机的认识

中医学认为，本病多由血热肠燥或阴虚津乏，致大便秘结，排便努挣，引起肛门皮肤裂伤，湿毒之邪乘虚侵入皮肤筋络，局部气血瘀滞，运行不畅，破溃之处缺乏气血营养，经久不敛而发病。《医宗金鉴·外科心法要诀》中"肛门围绕折纹破裂，便结者，火燥也"的记载明确指出了本病的病因。

（二）西医学对肛裂病因的认识

西医学认为，大便秘结导致排便时用力过猛，这一行为进而引发齿状线以下的肛门皮肤破裂，并继发感染；或肛管狭窄等因素造成损伤，随后继发感染，这些过程逐渐形成慢性溃疡，最终导致肛瘘。肛裂的发生与以下几种因素有关。

1.解剖学因素

肛门外括约肌的浅部自尾骨向前延伸，至肛门后方呈"Y"形分为左右两支，沿肛管两侧向前环绕，最终在肛门前方汇合。这种解剖结构使得肛管的前后方形成一个相对薄弱的区域。同时，肛提肌主要附着于骨盆壁，对肛管和直肠起到整体支撑作用。直肠末端与肛管轴线相连，形成肛直角，这种弯曲使得排便时肛管后壁承受的粪便压力最大，因此易于受损。此外，肛管后部血供较差，组织弹性较弱，容易破裂。一旦受损，局部血供较差，组织修复能力弱，易形成慢性溃疡，最终导致肛裂。

2. 局部损伤

局部损伤是肛裂形成的直接原因。粪便干结、异物刺激、分娩、排便时过度用力、肛门直肠检查操作不当、手术操作失误等，均可造成肛管皮肤损伤，继发感染，进而形成肛裂。

3. 慢性炎症

肛门湿疹、肛周皮炎、肛门瘙痒症、肛窦炎、肛乳头炎、直肠炎等慢性炎症的持续刺激，会使肛管皮肤弹性减弱，脆性增加，从而容易破裂损伤。

4. 肛管狭窄

先天畸形、外伤或手术等原因造成的肛管狭窄，使得干硬粪便通过时容易撕裂肛管皮肤，细菌侵入感染形成溃疡，进而导致肛裂。

5. 内括约肌痉挛

肛裂患者存在不正常的内括约肌反射性过度收缩现象。这种反射性刺激所致的内括约肌痉挛，被国内外大多数学者认为是肛裂不易愈合的重要原因。

6. 固有肛管肛窦残留上皮

近年来有文献报道，肛裂的发生原因除解剖学等因素外，还与固有肛管肛窦残留上皮有关，这可能导致创口难以愈合。当肛管皮肤浅表损伤时，若未显露其下方的肛窦上皮，肛裂可较快自愈；而一旦肛管皮肤深度裂伤并感染，肛窦上皮就像死骨片存在于感染处，使创口长期难以愈合。值得注意的是，少数慢性肛裂患者因感染严重，局部炎症反应可能清除残留上皮，从而促进创口自愈。

7. 松紧力学原理

（1）力的形成与平衡：肛门是一个具有开合功能的阀门器官，通常处于闭合状态，仅在排便时张开以使大便通过。肛门与肛管共同构成消化道的末端狭窄部分，粪块通过时会受到一定的阻力。为了使粪块顺利通过，需要一定的推动力，这种推动力主要来自腹压。当腹压不足时，可能出现排便乏力的现象。在推动力的作用下，粪块进入肛管时会产生向四周挤压的扩张力。根据作用力与反作用力的原理，以及结缔组织伸展后恢复原状的收缩力，肛管部同时存在一种约束力。扩张力和约束力是一组相互对抗的力量。当扩张力大于约束力时，粪便得以排出；当约束力大于扩张力时，粪便排出受到限制。这两种力通常处于协调平衡状态。

影响扩张力与约束力的因素：①扩张力：主要取决于腹压的大小和粪块的干湿程度。腹压越大、粪块越软，扩张力越强。②约束力：主要取决于肛门直径的大小和肛门括约肌群的强弱。肛门括约肌群包括内括约肌、外括约肌和肛门黏膜下肌等。在排便时，肛门内括约肌和外括约肌通过神经调节得以放松，从而降低对粪块排出的阻力。

肛门括约肌群的作用：①内括约肌和外括约肌：在排便时，通过神经调节放松，减少对粪块的阻力。②肛门黏膜下肌：位于肛门皮肤和内括约肌之间，具有协助固定和约束肛门的作用，是肛门约束力的重要组成部分。国外学者通过观察发现，肛门黏膜下肌主要由联合纵肌经内括约肌的结合纤维及其绕内括约肌下端的逆行纤维组成，同时也有内括约肌的纤维参与，共同形成一层由胶原纤维、弹力纤维和平滑肌纤维相混合的环状纤维肌性组织。

（2）力的失衡与肛裂的形成：肛裂的形成与排便过程中扩张力与约束力的失衡密切相关。在正常排便过程中，扩张力大于肛门的约束力，使粪块顺利通过。这一对力量处于相对平衡状态，维持着正常的生理功能。而当发生以下异常情况时，会造成扩张力与约束力失衡。①大便稀软：由于粪便质软，对肛门的挤压扩张力较小，粪块直径不超过肛管的伸展度，因此不会造成肛门撕裂。②肛门周围组织松弛：当黏膜下肌薄弱或肛门约束力下降时，肛门直径增大。即使干燥成形的粪块通过，也不易损伤肛门。例如，老年人常因肌肉松弛、肌张力降低而便秘，但肛裂发生率较低，这是因为扩张力与约束力的对抗减小，肛门不易被撕裂。③大便秘结、粪块坚硬：排便困难迫使患者增加腹压，粪块强行通过肛门。此时，扩张力明显大于约束力，且粪块直径超过肛门及其黏膜下肌的伸展度，导致肛门撕裂。肛裂患者多有便秘病史，且常在便秘时发作。为减轻疼痛，患者常自我节制便意，减少排便次数，但这可能加重便秘，形成恶性循环。

肛裂的形成机制：①干燥粪块的作用：干燥粪块对肛门的挤压扩张力增强。若肛门皮肤及黏膜下肌的伸展度和约束力未减弱，扩张力与约束力的对抗增强，易导致组织撕裂。反复撕裂使局部结缔组织增生、弹性减弱，进一步增加撕裂风险，形成恶性循环。②解剖生理特点：发育上的差异使得某些人肛管部的约束肌群（特别是黏膜下肌，如内括约肌）增厚，进而导致肛管紧缩约束力较高而伸展度较低。排便时，扩张力与约束力之间的对抗增强，肛门在这种力的作用下被撕裂。若多次反复撕裂，则导致肛裂的形成。肛裂创面呈纵行，便是扩张撕裂的证据之一。此外，外科肛管（从肛柱到肛缘）的直径不均等，肛柱与齿状线之间以及肛白线与肛缘之间的区域较宽，而齿状线与肛白线之间的区域较窄。肛裂溃疡多发生在齿状线与肛白线之间，这也是粪便通过狭窄区时扩张撕裂的证明。③年龄与肛裂的关系：组织学研究表明，黏膜下肌为纤维性组织，位于肛门上皮与内括约肌之间，随年龄增长而加长增厚，20～30岁时最为强壮，60岁后逐渐减弱。这与肛裂发病的年龄分布相吻合。

（3）肛裂多发于肛门前后正中位置的原理：肛裂多发于肛门前后正中位置，这与肛门解剖结构及排便时的力学作用密切相关。肛门呈管状结构，粪便通过时，其扩张力向四周呈放射状分布，而约束力则由外向内相应抵抗。由于解剖结构特点，肛管前后正中部位的组织相对松弛，粪块排出时对该区域的挤压力较小；相反，肛管两侧肌肉丰富，组织紧致，粪便经过时产生的向两侧扩张力较大。根据力的合成原理，粪便排出时向左右两侧的扩张力大于向前后的扩张力，因此合力效果是向两侧扩张。同时，肛门前后正中作为力的支点，承受着向两侧扩张力的作用，该处组织较为脆弱，伸展限度有限，易于在两侧扩张力的作用下发生撕裂，故肛裂多发生于肛门前后正中。少数情况下，由于两侧扩张力并非绝对均匀，肛裂裂口可能略微偏向一侧。

（4）肛裂的治疗原则：肛裂的治疗方法有多种。纵观各种治疗方法，可以归纳为两个方面：一是软化大便，通过药物和饮食调整，减轻粪块对肛门的挤压扩张力；二是扩张肛门，通过手术或器械扩肛，降低约束力，确保粪块顺畅排出。作者认为，药物治疗虽能使粪便变软、变细，肛门相对变宽，达到两力相对平衡的状态，但停药后若大便干结，平衡状态即被破坏，因此疗效有限，尤其对于慢性肛裂，难以达到根治目的。手术治疗则通过扩张肛门，恢复两力平衡。若患者肛门前后位均有裂损，仅需在后方切开松解，前方裂损即可自然愈合，这也是恢复力的平衡从而实现治愈的一个例证。若治疗不当或延误，裂损将逐渐加重，转变为陈旧性肛裂。此外，由于创面分泌物的长期刺激和慢性炎症的作用，肛裂患者极易引发外痔皮赘、肛乳头肥大、潜行瘘等并发症。

综上所述，肛裂的病因源于解剖生理上的弱点（内因），加之硬粪块排出或其他原因导致的肛门过度扩张（外因），使肛管皮肤及黏膜下肌受损，细菌侵入创面引发炎症。炎症及分泌物的刺激（继发作用）引起肌肉痉挛和创面修复，导致瘢痕狭窄、弹性降低（继发内因）。若再次或反复便秘导致多次撕裂，损伤处将形成慢性溃疡，最终演变为肛裂。

（三）肛裂的病理研究

1. 肛裂的典型病理变化

肛裂的典型病理变化主要包括以下 6 种表现：①肛管纵行溃疡；②裂口上方的肛乳头增生、肥大；③裂口上方的肛隐窝常伴有炎症，基底部可形成潜行瘘道；④裂口下方肛缘处因淋巴、静脉回流障碍引起水肿，导致结缔组织增生；⑤溃疡面底部的黏膜下肌增生，导致齿状线与肛白线之间的肛管出现瘢痕性狭窄；⑥由于炎症、疼痛及纤维化的黏膜下肌挛缩等因素的刺激，肛管外肌群痉挛，使肛管处于紧缩状态。

2. 肛裂的组织病理变化

肛裂的组织病理变化随病情发展逐渐加重，可分为三期。

Ⅰ期肛裂：皮肤出现缺损。皮下层胶原纤维排列紊乱，增生现象不明显，间质中可见索条状平滑肌束。血管扩张，伴有炎症细胞浸润。

Ⅱ期肛裂：皮肤缺损并伴有溃疡面形成。皮下层胶原纤维、网状纤维出现少量增生，平滑肌束中含有大量肌原纤维、新生毛细血管和成纤维细胞。血管扩张、充血明显，伴有炎症细胞浸润。

Ⅲ期肛裂：皮肤存在明显的溃疡缺损。皮下层胶原纤维增生显著。平滑肌束间可见胶原纤维增生。深层肌束鞘膜显示网状纤维增生，间质水肿，肉芽组织增生明显。血管扩张、出血、淤血严重，并可见血栓形成，伴有炎症细胞浸润。

肛裂组织的病理改变基本上随着病情从Ⅰ期向Ⅲ期的发展而逐渐加重。皮肤、血管、纤维组织等病理改变均由不明显变得明显。皮肤由损伤逐渐发展为明显溃疡性损伤。血管由扩张充血逐渐发展为高度扩张、淤血，并伴有血栓形成。纤维组织由未见明显增生逐渐发展为少量增生，再发展至明显增生、增粗、融合，甚至断裂。炎症细胞浸润贯穿整个病变过程，但未见逐渐加重的趋势。标本深层的平滑肌束间可见胶原纤维，皮肤与平滑肌之间的结缔组织中含有肌纤维，这证实了皮肤黏膜与平滑肌之间存在一层纤维肌性组织。镜下可见肛乳头表皮呈乳头状增生，棘细胞层增厚并伴有空泡形成，部分表皮钉突增生、融合变平。真皮层组织疏松水肿，淋巴管丰富，可见大量炎症细胞浸润。真皮组织内胶原纤维轻度增生，并有少量成纤维细胞，但未见肌肉组织。

二、肛裂的分类

肛裂的分类方法较多，目前国内外尚未形成统一标准。现将主要的分类方法介绍如下。

（一）二期分类法

国外有学者将肛裂分为急性期和慢性期两类；而国内则将肛裂分为早期和晚期两类。

1. 急性期与慢性期分类法

急性期肛裂：病程较短，仅在肛管皮肤上形成一梭形溃疡。裂口新鲜，底浅，创缘柔软且整齐，无瘢痕形成，触痛明显。

慢性期肛裂：病程较长，反复发作。溃疡底深，边缘增厚，质地硬且不整齐，基底可见梳状硬结。裂口上端常伴有肛窦炎、肛乳头肥大，下端则常伴有哨兵痔和潜行性瘘道。

2. 早期与晚期分类法

早期肛裂：裂口新鲜，尚未形成慢性溃疡，疼痛相对较轻。

晚期肛裂（陈旧性肛裂）：裂口已形成梭形溃疡，同时伴有哨兵痔、肛窦炎或肛乳头肥大，并呈现周期性疼痛。

在二期分类法中，急性期肛裂对应早期肛裂，慢性期肛裂对应晚期肛裂（陈旧性肛裂）。急性期代表初期病变，裂损后可引发炎症，导致裂缘充血肿胀，而炎症又可促进结缔组织增生。慢性期则代表后期阶段，裂损反复发作，病变区结缔组织增生较重，边缘隆起，常形成具有特征性的皮肤赘生物——哨兵痔。既往曾将哨兵痔称为哨痔、前哨痔、前哨片等，现统一称为哨兵痔。

国内有学者认为，肛裂可分为初发期和慢性期，以及一个特殊的急性发作状态。初发期即初期损伤，肛门因受机械性损伤而破裂。有人将此症称为肛门擦伤而非肛裂，尽管名称不同，但是此期肛门的病理损害确属肛裂发病的开端，且此期相对容易治愈。慢性期的表现如前所述。至于急性发作，在肛裂的发展过程中可能会加重局部病变，这种情况可发生在从初发期到慢性期的任何阶段，不少患者甚至从未经历过急性肿胀的过程。如遇急性发作，可称之为肛裂的急性炎症期，但这一称谓仅表示裂口处于急性的炎性损害状态，并不直接反映发病的具体时间长度。

（二）三期分类法

1.《肛裂临床诊治中国专家共识》（2021年）制定的标准

Ⅰ期肛裂：为单纯性肛裂，肛裂初发，裂口新鲜，病程较短。

Ⅱ期肛裂：为溃疡形成期，创缘隆起、增厚、变硬，有明显溃疡形成，但尚未出现其他病理改变。

Ⅲ期肛裂：除已形成慢性溃疡外，还并发有哨兵痔、肛乳头肥大、肛窦炎、隐瘘等病理改变。

2. 中医各科病证诊断疗效标准

（1）三期分类

Ⅰ期肛裂：肛管皮肤出现浅表纵裂，创缘整齐、鲜嫩。触痛明显，创面弹性良好。

Ⅱ期肛裂：有反复发作史。创缘有不规则增厚，弹性差。溃疡基底紫红色或有脓性分泌物，周围黏膜充血明显。

Ⅲ期肛裂：溃疡边缘发硬，基底呈紫红色并伴有脓性分泌物。上端邻近肛窦处可见肛乳头肥大，创缘下端有哨兵痔，或有皮下瘘形成。

（2）证候分型

血热肠燥型：大便二三日一行，质干硬，便时滴血或手纸染血，肛门疼痛，面红，腹满胀痛，裂口色红，小便黄。舌质偏红、苔黄燥，脉弦数。

阴虚津亏型：大便干燥，数日一行，便时疼痛点滴下血，裂口深红，口干咽燥，五心烦热，或头晕心悸，多见发热、产后、老年患者。舌红少苔或无苔，脉细数。

气滞血瘀型：肛外有哨兵痔，肛门胀痛，便时有肿物脱出，疼痛加剧或伴肛外胀痛、肛门紧缩感。舌红稍紫，脉弦。

（三）四期分类法

根据肛裂的特点，可将肛裂分为四期。

Ⅰ期：新鲜肛裂或早期肛裂。肛门皮肤有表浅损伤，创口周围组织基本正常。

Ⅱ期：单纯肛裂。肛管周围已形成溃疡性裂口，但尚无并发症，如肛乳头肥大、哨兵痔、皮下瘘等。

Ⅲ期：三联肛裂。裂口呈陈旧性溃疡，合并肛乳头肥大及哨兵痔。

Ⅳ期：五联肛裂。裂口呈陈旧性溃疡，合并肛乳头肥大、哨兵痔、皮下瘘和肛窦炎，或裂口基底纤维化。

（四）五型分类法

国外有学者将肛裂分为以下 5 型。

狭窄型：约占肛裂的 2/3。内括约肌呈痉挛状态，肛管紧张缩小，伴有典型的周期性疼痛。

脱出型：因内痔、直肠脱垂、肛乳头肥大等经常脱出肛门，刺激肛管发炎而导致的肛裂。肛管无明显缩小，疼痛较轻。

混合型：狭窄和脱出型混合而成的肛裂。

脆弱型：肛管皮肤湿疹、皮炎引起的表浅性溃疡。

症候型：如克罗恩病、溃疡性大肠炎、肛管结核、梅毒等引起的症候性肛裂。肛管术后创伤延迟愈合的裂口也属于此型。

第二节　临床表现

肛裂具有三大典型症状，即肛门疼痛、便血、便秘。

一、肛门疼痛

肛门疼痛是肛裂的主要症状。肛裂的疼痛具有其独特性，通常呈间歇性、周期性，与排便密切相关。典型的肛裂疼痛表现为在刚开始有便意时，患者可能感到肛门部不适或轻度疼痛；当粪便即将排出时，疼痛突然加剧，呈撕裂样或刀割样；排便结束后，疼痛在较短时间内几乎消失；但经过数分钟后，疼痛再次加重，表现为痉挛性剧痛，持续时间从几分钟到几小时不等。这种疼痛常使患者坐卧不宁，极度痛苦。至下一次排便时，疼痛会再次出现。临床上，这种疼痛被称为肛裂的周期性疼痛。许多患者因惧怕这种疼痛而不敢排便，进而加重便秘症状，形成恶性循环。

二、便血

便血也是肛裂的常见症状。肛裂的便血通常出血量较少，时有时无，可能表现为大便表面带血或仅手纸带血。有时也可能出现滴血或喷射性出血。笔者观察到，部分肛裂患者的溃疡创面恰好有细小的动脉，排便时出血呈线形喷射状，射程较远，这容易引起患者的恐慌。此时应仔细检查，与其他疾病如内痔、息肉等进行鉴别。便血与疼痛可以同时出现，也可以以一种症状为主。

三、便秘

从某种角度看，便秘是肛裂的直接诱因。肛裂患者因肛门疼痛而害怕排便，人为地减少排便次数，导致粪便干结、排出困难，从而形成恐惧性便秘。长时间的便秘使肛裂创口难以愈合，还可能引发肛裂的并发症，如哨兵痔、肛乳头肥大、肛门瘙痒等。此外，肛裂患者还可能出现肛门潮湿等肛门不适感。

第三节　诊断及鉴别诊断

一、肛裂的诊断

肛裂的诊断并不困难。详细询问病史时，患者一般多有便秘史。应着重了解患者是否存在与排便密切相关的特殊性疼痛。在检查时，通常通过分开肛缘即可发现裂损。对于个别患者，如自然状态下难以查及裂损处，可在麻醉后进行进一步检查以明确诊断。在有条件的情况下，可进行肛管静息压等指标的测定，以及肛管直径的测量，以辅助诊断。

二、肛裂的鉴别诊断

（一）肛管结核性溃疡

溃疡形状不规则，边缘不整齐，有潜行性，底部呈暗灰色，并可见干酪样坏死组织。伴有脓性分泌物，疼痛不明显，无哨兵痔形成。溃疡可发生于肛管任何部位，患者多有结核病史。分泌物培养可检出结核分枝杆菌，活组织病理检查可明确诊断。

（二）肛门皲裂

肛门皲裂可发生于肛管任何部位，其裂口表浅，仅限于皮下组织。常可见多处裂口同时存在，疼痛轻微，出血量少，瘙痒症状明显。无溃疡、哨兵痔和肛乳头肥大等并发症。多由肛门瘙痒症、肛门湿疹、皮炎等疾病引起。

（三）肛管皮肤癌

溃疡形状不规则，边缘隆起、坚硬，底部凹凸不平，表面覆盖坏死组织，有特殊臭味。如癌肿侵犯括约肌，则可见肛门松弛或失禁现象。患者有持续性疼痛。活组织病理检查可明确诊断。

（四）克罗恩病肛管溃疡

克罗恩病患者的肛管皮肤可发生溃疡，溃疡可位于肛门的任何部位。其特点是溃疡形状不规则，底部深，边缘呈潜行性，常与肛瘘并存。同时，患者常伴有贫血、腹痛、腹泻、间歇性低热和体重减轻等克罗恩病的典型症状。

（五）肛管上皮缺损

患者曾有内痔或其他肛门手术史，肛门无疼痛感。肛管可见全周或部分环状瘢痕，直肠黏膜外露，常伴有充血、肿胀和糜烂。

（六）梅毒性溃疡

梅毒性溃疡常见于女性患者，初期症状表现为肛门部发痒、刺痛，抓破后脱痂形成溃疡。溃疡呈椭圆形或梭形，常位于肛门两侧的皱襞内，表面色红，无痛感，底部呈灰色，常有少量脓性分泌物，质较硬，边缘微微突起。患者常伴有双侧腹股沟淋巴结肿大，且多有性病史。通过分泌物涂片检查可查到梅毒螺旋体，Wassermann 试验（梅毒血清学试验）呈阳性。

（七）软性下疳

软性下疳表现为多个圆形或卵圆形溃疡，质软，有潜行性边缘，底部有灰色坏死组织，常伴有少量脓性分泌物。溃疡通常出现在生殖器或肛门周围，具有明显的疼痛性，排便时尤为剧烈。患者常伴有双侧腹股沟淋巴结肿大，阴茎或阴唇处可见类似溃疡。分泌物涂片检查可查到杜克雷嗜血杆菌，这是软性下疳的病原体。

第四节 治 疗

肛裂的治疗方法很多，均以消除症状及促进裂口愈合为原则。因此，肛裂治疗的总原则为保持大便通畅，消除肛裂病灶。在初发期，治疗主要以润肠通便、止痛止血、促进裂口愈合为主，一般无须进行手术。若病程较长，长期不愈，裂口边缘增生形成皮赘，或出现其他并发症时，可考虑手术治疗。临床上，肛裂的治疗方法可分为内治法、外治法和手术疗法。现将各类方法分述如下。

一、内治法

内治法适用于各期肛裂。便秘既是肛裂的主要症状，也是肛裂形成和反复发作的重要原因。因此，内治法应以润肠通便为主要原则，在确保大便通畅的基础上，再结合其他治疗措施。本法在肛裂的治疗和预防中都具有十分重要的作用。在临床上，应特别强调调理大便，确保大便通畅，避免仅局限于关注肛裂局部的病变。肛裂的中医证型中，以热结肠道、湿热下注、阴虚肠燥和血虚肠燥较为多见。针对不同证型和病变的轻重程度，应采取相应的治疗原则。

（一）泻热通便法

凡出现大便干结，便时疼痛剧烈，大便滴血，血色鲜红，肛门部灼热瘙痒，小便短赤，舌质红，苔黄燥，脉滑实或数而有力者，多因热结肠道所致。治宜泻热通便，滋阴凉血。选方常用凉血地黄汤加减。

（二）清热利湿法

凡出现大便不畅，肛门疼痛，便中带血或滴血，肛门部潮湿，身倦神怠，口苦，苔黄腻，脉濡数者，多因湿热下注所致。治宜清热利湿。选方常用止痛如神汤加减。

（三）养阴增液法

凡出现大便干燥，便时疼痛或出血，口干咽燥，欲食不多，舌质红，少苔，脉细数者，多因阴虚肠燥所致。治宜养阴增液，润肠通便。选方常用增液汤加减。

（四）补血养阴法

凡出现面色无华，唇甲苍白，大便干燥，便时疼痛或出血，伴头眩心悸，舌质淡，苔薄白，脉细弱者，多因血虚肠燥所致。治宜补血养阴，润肠通便。选方常用润肠丸加减。

二、外治法

（一）坐浴法

坐浴法所用熏洗药物不必强求一致，常用药物包括花椒、艾叶、高锰酸钾（需稀释至 1：5000 浓度）、食盐等。亦可用硝硼散温水冲溶，便前便后坐浴。便前坐浴可使肛门括约肌松弛，减轻粪便对裂损的刺激；便后坐浴可洗净粪便残渣，减少异物对创面的影响，同时改善局部血液循环，减轻肛门括约肌痉挛，缓解疼痛，促进溃疡修复。

（二）敷药法

对于新鲜单纯性肛裂，可采用肛裂膏（由虎杖、白及、三黄散等量研末，用适量紫草油调匀成膏），或使用裂愈散、生肌玉红膏、鸡子黄油涂于裂口处，直至愈合。

（三）腐蚀法

对于陈旧性肛裂，可采用腐蚀法治疗，如使用 10% 硝酸银溶液或硝酸银棒涂抹溃疡创面，随后用生理盐水冲洗。也可用脱脂棉条蘸少许红升丹或黄升丹敷于裂口处，每日 1 次，2～3 次后，改用肛裂膏或生肌玉红膏、鸡子黄油敷涂，直至创面完全修复。

（四）表面麻醉法

可采用中药麻醉药（川乌、草乌、生南星、生半夏、胡椒、细辛各 3g，蟾酥 2g，共研细末，用酒调成糊状）或 1% 达克罗宁软膏与 5% 苯佐卡因软膏等量混合均匀后涂抹患处。中药麻醉药需注意川乌、草乌、生南星、生半夏等有毒，仅限于外用；西药软膏需在医生指导下使用。此法适用于肛裂初发期或轻度肛裂患者，若症状加重或未见缓解，应及时就医。

（五）局部封闭法

使用麻醉药物、长效止痛注射液或其他复方中药液注射到肛裂周围组织，以阻断恶性循环的刺激，从而消除疼痛和肛门括约肌痉挛，促进裂损创面的修复，达到治愈肛裂的目的。

1. 酒精封闭法

酒精封闭法是一种通过注射普鲁卡因和酒精治疗肛裂的方法。酒精对神经组织具有抑制作用，可缓解疼痛和肛门括约肌痉挛，同时促进局部组织营养供应，加速组织再生，因此疗效较好。70% ～ 95% 酒精可导致神经纤维发生明显的退行性变化，该方法被称为一种有效的化学性"神经切断术"。操作方法：局部常规消毒后，使用注射器针头在距肛裂外端约 0.5 ～ 0.7cm 处刺入，注入 1% ～ 2% 普鲁卡因 10mL，浸润于肛门皮下组织和部分括约肌内。无须拔出针头，继续注入 70% ～ 95% 酒精 1mL 至裂损下方约 0.8 ～ 1cm 深处。术后应保持大便通畅，建议患者增加膳食纤维摄入，必要时使用缓泻剂，以避免大便干燥对创面的刺激。此法该方法适用于早期肛裂患者。

2. 复方枸橼酸液封闭法

采用 1% 枸橼酸液、2% 普鲁卡因注射液各 10mL，注射前混合均匀，分别于肛门前、后中线距肛缘 2 ～ 2.5cm 处进针，每处各注入 10mL 药液，在肛管前后部呈扇形均匀分布。然后将 1% 枸橼酸液 4mL、2% 普鲁卡因 2mL 混匀后，注射于肛裂基底部。注射时将左手食指伸入肛管进行引导，以免穿透肛管壁或穿入直肠。注射完毕后，可在肛管内注入少量消痔软膏，并用敷料覆盖固定。注射后每日更换敷料 1 次，并保持大便通畅，直至肛裂创面完全愈合。

3. 长效止痛注射液封闭法

以 0.2% 复方亚甲蓝注射液为例进行封闭注射。操作方法：局部常规消毒后，在距肛裂下端约 1cm 处进针，针头由浅入深直至达到肛门括约肌，然后沿肛裂基底及两侧作扇形注射，每次注射量为 5 ～ 10mL，每周 1 次，一般注射 1 ～ 2 次即可痊愈。此药液通常具有长效止痛作用，可持续 5 ～ 6 天，能有效解除肛门括约肌痉挛，改善局部血液循环，有利于创口愈合。

4. 消痔灵加长效止痛注射液封闭法

先用 1% 普鲁卡因 2mL、消痔灵 2mL，配成 1：1 混合液，注射于裂损基底部；再另用注射器抽取复方亚甲蓝注射液 8mL，分别在肛门缘 3 点、9 点处垂直注药 4mL。消痔灵具有消炎、止血作用，复方亚甲蓝为长效镇痛药。二者联合应用可加速肛裂愈合，对急、慢性肛裂皆可应用。

5. 激素封闭法

采用强的松龙注射液 1mL 加 2% 普鲁卡因 4 ～ 8mL 配成混悬液。取混悬液 2mL 呈扇形注射到肛裂两侧括约肌和肛裂底部。注射完毕后揉按片刻，以使药液均匀分布。强的松龙为肾上腺皮质激素，具有较强的抗炎、抗过敏作用，可使炎症消退、瘢痕软化吸收，从而促进肛裂愈合。有文献报道，局部注射醋酸去炎松治疗肛裂也可取得同样效果。

6. 复方中药液封闭法

复方中药液封闭法采用活血化瘀药物红花、当归、细辛、川芎、莪术等，以蒸馏水洗净、浸泡、蒸馏，最后将蒸馏液加普鲁卡因，过滤后灌装熔封灭菌制成注射液。以此注射液局部封闭治疗各期肛裂疗效较好，每次用药量为 4 ～ 6mL。亦有采用丹参、祖师麻注射液治疗肛裂收效甚佳，即用两种注射液配成 1 : 1 混合液，每次用 4 ～ 8mL，在肛裂基底部注射及裂缘两侧扇形注射，每隔 1 ～ 2 日注射 1 次。此外，还有采用当归注射液加麻醉剂或再加银黄注射液注射治疗肛裂，均取得较好疗效。

（六）扩肛疗法

扩肛疗法又称肛门扩张术，是通过手指扩张肛门括约肌的一种治疗方法，主要适用于无哨兵痔等并发症的患者。操作方法：患者采取侧卧位或截石位，在进行常规消毒与麻醉后，医生将戴上手套的双手食指和中指涂上润滑剂。先用右手食指轻轻伸入肛门内，再插入左手食指，两手腕部交叉，使双手食指的掌侧向外，缓缓扩张肛管的两侧。随后逐渐将两手中指也伸入，形成四指扩肛的状态。另外，也可以选择用两食指或食指与中指分别向同侧扩张，此时两手指的背侧相靠，手指的掌侧面向外，以此方式扩拉肛管的两侧壁，同时肛管的前后方向也可进行扩张。扩张时间通常持续 3 ～ 5 分钟。在整个扩张过程中，动作需保持轻柔且缓慢，逐渐深入，严禁进行快速粗暴的操作。扩肛时用力应均匀分布，以免造成皮肤和黏膜撕裂。

（七）烧灼法

烧灼法通过高热烧焦肛裂创面，随后焦痂脱落，逐渐形成新鲜创面而达到治愈目的。前人曾用烙铁或金属丝加热后烙烫，现今则多采用电灼器进行电灼，或使用二氧化碳激光等现代技术进行烧灼或切割。以下是对二氧化碳激光烧灼法的详细介绍：患者取侧卧位，经过常规消毒麻醉后，将二氧化碳激光束精确对准肛裂及哨兵痔等部位进行烧灼，直至其碳化。随后使用烫伤灵油纱条覆盖创面，并以无菌敷料包扎固定。术后，患者每次排便后应使用硝硼散坐浴，并局部更换烫伤灵油纱条或复方紫竹油纱条，直至焦痂脱落，创面完全愈合。此法主要适用于Ⅱ期、Ⅲ期肛裂，以及伴发哨兵痔、隐瘘等复杂情况的患者。

（八）冷冻疗法

对患者进行常规消毒麻醉，充分显露肛裂创面。使用液氮作为冷冻剂，将肛裂裂损部位冷冻至 −160℃左右，每次冷冻时间持续 20 ～ 30 秒，并反复进行 3 ～ 4 次冷冻处理。冷冻结束后，以无菌敷料覆盖创面。患者每日排便后，应使用硝硼散温溶液坐浴，并外敷生肌玉红膏，以促进冰冻组织坏死脱落，加速创面愈合。在治疗期间，患者应保持大便通畅，避免便秘或腹泻等情况的发生。

（九）痔全息注射枯脱法

痔全息注射枯脱法是应用痔全息注射液治疗肛裂的一种有效方法。该注射液可使肛裂及其周围病变组织迅速发生干性坏死，并具有麻醉止痛的作用。操作时，选用 4 号针头和 1mL 注射器，将针头斜面向上，沿皮内平行刺入肛裂基底部，深度达齿状线附近。在退针的同时注入药液，使药液均匀分布在病变组织内，注射部位会迅速变黑。每次注药量约为 0.5mL。对于伴有哨兵痔的陈旧性肛裂，应在肛裂注射完毕后，将针头退至哨兵痔内继续注药，直至全部病变组织变为黑色。注射过程中应严格控制坏死范围，既要确保病变部位坏死脱落，又要避免损伤周围健康组织。注射结束后，以无菌敷料包扎固定创面。患者需每日坐浴，并使用生肌药膏换药，直至创面完全愈合。

三、手术疗法

针对肛裂的不同病期，应给予合理的治疗。对于慢性肛裂患者，若已出现明显裂端皮赘或虽无皮赘但经久不愈者，可考虑手术治疗。常用的手术方式包括肛裂切除术和括约肌松解术。

（一）肛裂切除术

肛裂切除术旨在切除增殖的裂缘、皮赘、发炎的隐窝及肥大的肛乳头等病变组织。手术过程中，会对裂创基底部进行适当的修剪，或切断部分内括约肌束。术后，创面通常不进行缝合，因为缝合可能会增加肛门狭窄的风险，并可能导致再次裂伤。然而，有观点认为不缝合的创面与肛裂本身在结构上并无本质区别，因此主张采用切除后缝合的方法。缝合的方式包括纵切纵缝、纵切横缝及纵切横缝后黏膜层缝合而皮肤层创面保持开放等。其中，纵切纵缝的方式需特别注意，因为该方法可能导致肛门狭窄，从而增加再次裂伤的风险。

1. 一般切除术

一般切除术适用于伴有哨兵痔、隐瘘、肛乳头肥大等病理改变的陈旧性肛裂。该术式具有病变切除彻底、复发率低等优点，但术后愈合时间相对较长。

操作方法：①患者取侧卧位或截石位，进行常规消毒并铺设无菌巾。②实施局部麻醉后，沿肛裂溃疡的正中位置作纵行切开，切口上达齿状线，下至裂口外端 0.5～1cm 处。切口深度以切开溃疡中心，并切断部分内括约肌，直至手指伸入肛管时无紧缩感为宜，此时肛管一般可容纳两指。③将哨兵痔、肥大的肛乳头、隐瘘及感染的肛窦等病变组织一并切除，并将裂损边缘的增殖部分修剪平整。④用生肌玉红膏纱条覆盖创面或加盖止血明胶海绵后，再用无菌敷料包扎固定。⑤术后，患者每次排便后应使用硝硼散进行坐浴，局部每日更换生肌玉红膏纱条 1 次，直至创面完全愈合。

注意事项：①在剪切括约肌前，应先切除肛裂的陈旧组织，即先进行单纯的扩创处理。②此术式主要适用于肛裂位于后位的情况，前位肛裂不宜采用。特别是女性患者，在前位施术时应格外慎重。③切口过小可能导致复发，切口过大则可能延迟愈合。一般来说，切口长度约为 2cm，深度约为 1cm，仅需剪断部分括约肌束。如增殖皮赘较大或裂损较深，可适当延长和加深切口。但需注意，切除组织不宜过多，以免形成瘢痕凹沟。④切口应保持开放，不予缝合。

2. 纵切横缝术

纵切横缝术适用于陈旧性肛裂并伴有肛管狭窄的患者。

操作方法：①患者取侧卧位，进行常规消毒并实施麻醉。②沿肛裂正中线做纵行切口，切口起自齿状线上约 0.5cm 处，止于肛缘外约 0.5cm 处。在切开过程中，需切断部分内括约肌，并同时将哨兵痔、肥大的肛乳头及隐瘘等病变组织一并切除。③分离切口下端的皮肤，并对创缘进行修剪。然后，使用细丝线将黏膜与皮肤进行横行缝合，通常缝合3～5针。在缝合时，应稍带基底组织，并确保缝合的张力适中，不宜过紧。④若切除组织过多导致张力过大时，可在切口下方、肛缘外约1～1.5cm处，做一与缝合创面平行的横切口。此切口可选择开放处理或进行纵行缝合，以使皮肤向肛管方向推移，从而减轻纵切横缝处的张力。⑤以生肌玉红膏纱条覆盖创面，并使用塔形纱布进行加压包扎固定。⑥术后，患者每次排便后应使用硝硼散进行坐浴，亦可进行换药处理。一般情况下，术后5～7天可拆线。

（二）括约肌松解术

括约肌松解术是通过切断部分括约肌肌束，消除或减轻括约肌的痉挛状态，从而达到治疗目的的一种手术方法。在肛裂手术中，如果同时切除肛裂裂口及其伴随的病变组织（如皮赘、肛乳头肥大等），并切断部分括约肌，这类手术的主要目的是处理肛裂，因此通常被归类为肛裂切除术的范畴。随着对肛裂病因研究的不断深入，手术方法也在逐步改进。以切断括约肌为主要手段的手术，属于括约肌切断术的范畴，临床上常称为括约肌松解术。目前，常用的括约肌切开术包括后位括约肌切开术、侧位括约肌切开术、侧位皮下内括约肌切开术。

1. 后位括约肌切开术

①患者取侧卧位，常规消毒术区并铺巾。②在局部麻醉下，用双叶肛镜显露肛管后正中部位肛裂。直接经肛裂处切断内括约肌下缘，切口上至齿状线，下至肛缘。③采用Eisen Hammer手术方法，分离内括约肌与外括约肌之间的组织。若合并哨兵痔或肛乳头肥大，一并切除。④所成的创面不予缝合，术毕敷止血散，包扎固定。术后每日换药，直至创面完全愈合。

2. 侧位括约肌切开术

（1）侧位内括约肌切开术：1967年，艾伦·帕克斯（Alan Parks）提出在肛门左侧或右侧距肛缘1～1.5cm处做一个弧形切口，长约2cm，显露内括约肌后，在直视下用剪刀将内括约肌剪断。

（2）侧位括约肌挑出切开术：①患者取侧卧位，常规消毒并进行麻醉。②在肛门左侧或右侧距肛缘1.5cm处，做一长度为0.5～1cm的横切口，深达皮下组织。③术者将左手食指伸入肛管内进行引导，用弯止血钳从切口沿肛管皮下分离至齿状线，然后退出止血钳至内外括约肌间沟的位置。再从内括约肌下缘外侧向齿状线方向进行分离，随后将伸入肛管内进行引导的食指顶起内括约肌下部，从切口处挑出，并在直视下将其切断。④此时，进行引导的食指会有顿时放松的感觉，切断处的内外括约肌间沟会消失。⑤用手指扩张肛管5分钟，切口缝合后，外盖敷料并加压固定。每次排便后及时换药，术后5天拆线。

（3）侧位外括约肌切断术：①患者取侧卧位，常规消毒并进行麻醉。②在肛门左侧或右侧约距肛缘1.5cm处，做一个长度为0.5～1cm的放射状切口，持小弯止血钳从切口伸入，分离皮下组织至肌层时，将部分肌束挑出并予以切断。③创口挤压对合或缝合一针。此方法不直接处理肛裂裂口，适用于无并发症的单纯性肛裂患者。④术毕进行包扎固定，术后无须每日换药。

3. 侧位皮下内括约肌切开术

（1）Notaras法：该术式仅切断内括约肌，而切断后的内括约肌仍被皮肤和外括约肌包绕，断离处形成桥形结构。由于手术切口小且位于皮下，肛门外观无瘢痕凹沟，能够完全闭合。

操作方法：①患者取侧卧位或截石位，采用局部麻醉或全身麻醉。若使用局麻，需等待麻醉隆起处消失后再开始手术。②使用Hisen Hammer二叶镜插入肛管并扩开，使肛门轻度扩张。此时，内括约肌像一条紧带围绕在二叶镜叶片周围，其下缘最易触及。③用钳子轻轻向上挤压括约肌间沟，增厚的内括约肌下缘即可显露。④在肛门左右中位（3点或9点）通过肛周皮肤插入窄片刀，刀片在内括约肌与肛门皮肤之间平刺向头端，直至齿状线。再将刀片锐缘转向内括约肌，向外侧切开约0.5cm，内括约肌即被切开。⑤当内括约肌被完全切断时，刀片所遇阻力减弱，肛镜叶片的张力立即解除。⑥于此插入点退出解剖刀，继之收紧肛镜握柄，使肛门轻度扩张。此时，外部小创口可能会有少量血性物流出，但取出肛镜并等待外括约肌麻醉恢复后，出血即可停止。⑦外部创口通常小于1cm，不予缝合，以使血性物由创口引流。肛裂裂口一般不加处理，但若存在肥大肛乳头或较大皮赘，需一并切除。

术后肛内不放置敷料，仅用纱布覆盖会阴部以吸收创口渗液。为简化操作，国内有学者建议用肛门拉钩代替二叶镜，切断内括约肌后，用手指扩张括约肌并触摸切离处。刚切断时皮下有较小凹沟，手指扩肛后，凹沟明显变深延长，向上延伸至黏膜下。此凹沟为内括约肌创口，愈合后平复，触摸时可有硬感。

对于陈旧性肛裂，除采用此术式外，可在后位加做外括约肌切断术，效果更好。

（2）Goligher法：该术式主张将手术刀从侧方刺入内、外括约肌之间，使刀尖抵达齿状线，随后旋转刀柄90°，使刀刃朝向肛管内侧，从外向内切断内括约肌。该术式具有痛苦小、恢复快、后遗症少等优点，目前已被肛肠科医师广泛采用。然而，术后需注意护理，避免感染和并发症。

第六章　大肠息肉

大肠息肉是一种起源于肠黏膜上皮层的突向肠腔内的隆起性病变，可发生于结直肠任何部位，是肛肠科的常见疾病。在病理组织学上，大肠息肉可分为肿瘤性和非肿瘤性两类。肿瘤性息肉又称腺瘤性息肉，包括管状腺瘤、乳头状腺瘤和混合状腺瘤；非肿瘤性息肉包括错构瘤性息肉、增生性息肉和炎症性息肉。大肠息肉多为单发，也可多发，后者称为多发性息肉。少数患者的大肠黏膜上可出现一百个以上甚至成千个息肉，称为大肠息肉病。息肉病是大肠息肉的一种特殊类型，可分为遗传性息肉病和非遗传性息肉病。遗传性息肉病包括家族性腺瘤性息肉病（familial adenomatous polyposis，FAP）、幼年性息肉病、黑斑息肉综合征等。

第一节　概　述

一、概念

息肉是形态学名词，泛指一切空腔脏器向腔内突出或隆起的病变。大肠息肉为一笼统的临床诊断名词，指大肠黏膜的隆起性病变的总称。大肠息肉最常见于直肠，约占45%；其次为乙状结肠，约占25%。大肠息肉的发病年龄分布较广，家族性及幼年性息肉多见于青少年，而其他类型息肉多见于中年以后，尤其是60岁以上的老年人发病率更高。男、女发病率无显著性差异。

"息肉"一词最早记载于《黄帝内经》的《灵枢·水胀》："肠覃何如？岐伯曰：寒气客于肠外，与卫气相抟，气不得荣，因有所系，癖而内著，恶气乃起，瘜肉乃生。"其病名、病位、形态及病因病机与西医学所称的肠息肉或息肉病相似。中医将其归为"息肉痔""瘜肉""樱桃痔"等范畴。

二、大肠息肉的病因病机及病理研究

（一）中医学对大肠息肉病因病机的认识

中医学认为，大肠息肉和息肉病的病因病机主要有以下方面。

1.湿热下注

过食肥甘厚味、辛辣醇酒，导致湿热内生。湿邪郁久化热，湿热蕴结，下注大肠，致使肠道气机不利，经络阻滞，瘀血浊气凝聚，蕴结不散，久而形成息肉。

2.气滞血瘀

饮食不节，劳倦过度，导致脾胃运化功能不足，湿邪内生，下注大肠，致使经络阻塞，瘀血、浊气凝聚不散，日久形成息肉。

3.脾气亏虚

先天禀赋不足或思虑过度、忧思不解，郁结伤脾，导致脾气虚弱，水湿不化，津液凝聚成痰，痰气郁结于大肠，久而化生息肉。

（二）西医学对大肠息肉病因的认识

西医学认为，引发大肠息肉和息肉病的原因主要有以下方面。

1.饮食因素

大肠息肉在不同地区的发病率存在差异。流行病学研究显示，高脂、高蛋白、低纤维素的饮食结构与大肠息肉及大肠癌的发生具有显著相关性。此外，过量饮酒和过食辛辣刺激性食物等不良饮食习惯可能破坏肠黏膜屏障，进而增加息肉发生的风险。

2.感染因素

肠黏膜长期受到慢性炎症刺激，可能导致肠黏膜上皮异常增生，从而形成息肉。

3.遗传因素

在结直肠癌患者中，约有10%的患者具有家族患癌病史。如果家族成员中有人患有腺瘤性息肉，其他成员发生结直肠息肉的风险也会显著升高。例如，家族性腺瘤性息肉病是一种常染色体显性遗传疾病，患者的下一代有约 50% 的概率遗传该病，其外显率高达 95%。

4. 物理刺激

长期便秘患者的干硬粪便或粪便中的异物可能对肠黏膜造成刺激或损伤，导致肠黏膜上皮细胞在正常死亡、脱落和增生的过程中发生异常改变，最终形成息肉。

（三）大肠息肉的病理研究

现对各种类型的大肠息肉的主要病理学特点论述如下。

1. 肿瘤性息肉

（1）管状腺瘤：管状腺瘤的大小可从黏膜轻度隆起到阻塞肠腔的分叶状肿物不等，临床上多为 1cm 左右，且多数有蒂。光镜下主要表现为腺体增生，由许多排列紧密的腺体组成。分化良好的腺瘤由具有分泌功能的单层高柱状上皮组成，上皮细胞的大小、形态、细胞核的位置和染色深浅，以及杯状细胞的数量与正常上皮相比均无明显异常。腺体之间有少量纤维组织和血管组织。当腺上皮增生明显时，可向管腔内突出或呈假复层排列，但腺体的基膜保持完整。严重者腺上皮细胞的形态及染色可出现不典型的增生性改变，核分裂增多；若进一步发展，腺体细胞可出现显著的多形性，并伴有间质浸润，表现为重度不典型增生；若继续发展，则可能发生癌变。

（2）乳头状腺瘤：又称为绒毛状腺瘤或绒毛状息肉。其基底宽阔，通常无明显蒂，与肠壁紧密相连，蔓延范围较大，可侵及大部分直肠周径，甚至充满直肠壶腹。表面呈粗颗粒状、丝绒状或粗绒毛状，分成小叶，形似海绵；颜色为红色或淡红色，常覆盖有黏液；质软如海绵，轻触易出血，多为单发。光镜下可见由分泌黏液的单层柱状上皮或单层 / 复层异型上皮组成，细胞核大、染色深，核仁明显，核分裂增多。乳头状腺瘤的癌变倾向极大，约为 40%，被认为是一种癌前病变。

（3）混合状腺瘤：又称为管状乳头状腺瘤，是管状腺瘤和乳头状腺瘤的混合表现。在混合状腺瘤中，绒毛状结构的比例占 20% ～ 80%，若绒毛状结构少于 20%，则归类为管状腺瘤；若超过 80%，则归类为乳头状腺瘤。

2. 非肿瘤性息肉

（1）错构瘤性息肉：包括幼年性息肉、幼年性息肉病、黑斑息肉和黑斑息肉综合征。这类息肉是正常组织的异常混合，由一种或几种组织过度生长形成。

病理特点：错构瘤性息肉并非新生物，因此无恶变趋势。

临床意义：错构瘤性息肉通常为良性，但若伴随综合征（如黑斑息肉综合征），需关注其全身表现及相关并发症。

（2）增生性息肉：又称为化生性息肉，主要见于直肠与左半结肠。常为多发性无蒂的结节状，表面光滑，呈粉红色，突出于黏膜皱褶表面，直径多小于5mm。部分有蒂的增生性息肉直径较大，但很少超过1cm。

病理特点：黏膜上皮细胞过度成熟化，上皮细胞的分裂和增生超过表面细胞的脱落，导致细胞周期更新的轻度失衡。

临床意义：增生性息肉一般不恶变，但若其中含有腺瘤成分（混合型增生性息肉），则偶见恶变可能。

（3）炎症性息肉：又称为假性息肉，是较严重的结肠炎恢复过程中，黏膜溃疡修复时形成的一种结节。息肉呈粉红色，表面光滑或颗粒状，多无蒂，较大者可有蒂，常伴有轻度充血，部分表面粗糙或有轻度糜烂。溃疡性结肠炎形成的息肉称为假息肉，多由深达黏膜下层的溃疡相互沟通，黏膜层突起形成，常分布于结肠溃疡边缘。其他类型包括良性淋巴样息肉、良性淋巴样息肉病、血吸虫卵性息肉和血吸虫卵性息肉病。

病理特点：光镜下可见息肉间质中有炎性细胞浸润或肉芽组织形成，息肉表面为正常上皮或再生上皮，细胞分化良好，无不典型增生。

临床意义：炎症性息肉本身与癌的发生无直接关系，但若伴随长期慢性炎症，可能增加癌变风险。

第二节　肿瘤性息肉

肿瘤性息肉以腺瘤为主，是肠上皮细胞异常增殖形成的肿瘤性病变，具有癌前性质。肿瘤性息肉中的乳头状腺瘤恶变风险最高，管状腺瘤较低，混合型腺瘤介于两者之间。此外，近年提出的"锯齿状腺瘤"也属于肿瘤性息肉，需警惕其潜在恶变可能。

一、腺瘤

（一）概念

腺瘤又称腺瘤性息肉或息肉样腺瘤，是大肠最常见的息肉性病变，好发于直肠和乙状结肠。腺瘤在 20 岁以下人群中少见，偶见于儿童，发病率随年龄增长而升高，50 岁以后更为常见。但家族性腺瘤性息肉病是一种例外，常在青少年时期发病。

（二）病理

腺瘤是由腺上皮构成的肿瘤，通常有包膜，细胞排列规则。初期表现为黏膜上的小隆起，基底较宽，无蒂或带短蒂，随病程进展逐渐增大，呈球状，大小不一。随着腺瘤增大，在粪便牵拉和肠蠕动的推动下，部分腺瘤可形成细长的蒂，蒂部由正常黏膜构成。带蒂的腺瘤称为息肉样腺瘤。

腺瘤血供丰富，外观呈鲜红色；若蒂部较长且发生纤维化，可因血供减少而变为黄白色。由于粪便刺激、局部压迫及血液循环障碍，腺瘤表面常发生糜烂或溃疡。腺瘤表面呈规则分叶状，小腺瘤多为两分叶，较大腺瘤则呈多叶状。腺瘤质软且富有弹性，若伴有瘢痕形成则质地变硬。此类腺瘤有癌变潜能，因此多数学者认为其属于癌前病变。若腺瘤形状不规则、生长迅速，或底部附近出现凹陷，则癌变风险更高。一般认为，蒂长而细的腺瘤多为良性，但无蒂腺瘤未必均为恶性。

（三）临床表现

大肠腺瘤的临床表现因肿瘤的大小、数目、病变部位、受累范围及有无并发症而异。位置较高的小腺瘤，80% 无明显症状。若表面溃烂形成溃疡，则每次排便时可有少量出血，血色鲜红，常附在粪便表面，不与粪便混合；若腺瘤性息肉脱落，则可能引起突然大量出血；长期反复出血，可导致贫血。位置较低的较大腺瘤，常出现便秘、排便不畅、下坠感和里急后重等症状，便条外有时可见压痕沟。直肠下部的有蒂腺瘤，可在排便时突出肛门外，有时还伴有直肠黏膜同时脱出。

（四）诊断及鉴别诊断

1. 诊断要点

（1）直肠指检：对距离肛门 8cm 以下的肿瘤，能触及圆形、质软、基底部无变硬、有弹性的光滑活动肿物。如质变硬、固定，则应考虑有恶变的可能。

（2）内镜检查：60% 的大肠腺瘤分布在直肠，30% 的大肠腺瘤分在乙状结肠，10% 的大肠腺瘤分在其余结肠。因此，直肠镜和乙状结肠镜检查是诊断腺瘤的重要手段，可直接观察到被覆黏膜的肉红色或白色、带有光泽的球状肿瘤，可有蒂或无蒂。有条件时，做纤维结肠镜检查更具诊断意义，能发现全部大肠内的肿瘤。若镜检发现肿瘤有坏死、溃烂和容易出血时，提示可能有恶性改变。

（3）钡剂灌肠 X 线检查：当直肠指检或直肠镜检发现直肠腺瘤时，宜用钡剂灌肠 X 线及双重对比法检查直肠上部、结肠有无腺瘤，并可确定其部位、数目、大小、有蒂或无蒂，以及有无其他病变等。临床表现有腺瘤症状而指诊或乙状结肠镜检查未能发现肿瘤时，也应进行钡剂灌肠 X 线检查。

（4）病理活检：腺瘤可能发生癌变，因此应取大块组织或最好切除全部肿瘤进行活检以明确诊断。一次阴性报告尚不能肯定无恶变，因可能未取到恶变部分，故将整个肿瘤切片检查才可靠。如为腺样组织构成，外有包膜，细胞排列正常，才能确定为腺瘤性息肉。连续 3 次活检为阳性，有助于提高大肠腺瘤性息肉的诊断准确率。

2. 鉴别诊断

（1）悬珠痔：位置在肛窦附近，质地韧，表面光滑，呈灰白色，多无便血，可脱出肛外。脱出物色苍白、质略韧，常伴有肛裂等症状。

（2）锁肛痔：早期表现为排便习惯改变，便次增多或减少，可伴有肛门坠胀感。随后出现便血，血色鲜红或暗红，常伴有黏液，便次增多，有里急后重感，或出现脓血便。晚期表现为排便困难，粪便变细变扁，甚至出现肠梗阻征象。

（3）直肠结肠癌：直肠癌主要以便血、便细、大便频数为主要表现，直肠指诊加活检可确诊；右侧结肠癌以腹部肿块、腹痛、贫血为主要表现；左侧结肠癌以便血、腹痛、大便频数、肠梗阻为主要表现，肠镜检查及病理活检可确诊。

（4）内痔：与悬珠痔均可脱出并伴有便血，但内痔多位于齿状线上左中、右前、右后三处，基底较宽而无蒂，便血量较多，多见于成年人。

（5）肛乳头肥大：位置在肛窦附近，质地韧，表面光滑，呈灰白色，多无便血，可脱出肛外。脱出物色苍白、质略韧，常伴有肛裂等症状。

（6）平滑肌肉瘤：直肠结肠的平滑肌肉瘤可表现为便血、贫血、疼痛、肿块或肠梗阻，缺乏特异性诊断。治疗以手术为主，预后较差。

（五）治疗

1. 治疗原则

腺瘤有发生恶变的可能，因此应及时进行电灼或手术切除，并常规进行活检。直肠有蒂腺瘤可通过肠镜使用电圈套器灼断蒂部，切除全部腺瘤，无须进一步处理；但若腺瘤发生恶变且已侵及蒂部基底部时，则需按大肠恶性肿瘤的治疗原则进行广泛切除术。对于直肠无蒂腺瘤，较小的可用活组织钳夹除后电灼止血，若发现恶变则需进行切除；较大的可经肛门切除或采用直肠后部切开切除术。对于无法通过电灼切除的结肠腺瘤，应进行开腹手术切除。此外，中医中药治疗可用于改善症状和预防术后复发。

（1）中医特色治疗

1）辨证论治

湿热下注证

证候表现：大便黏滞带血，肛门灼热不适，下坠伴腹痛、腹泻、腹胀，息肉表面有脓性物，糜烂，可有肿物脱出肛外，指诊有时可触及肿物。舌质红，苔黄或黄白而腻，脉弦滑或细。

病机：肺经移热于大肠，热盛则伤于肠中血脉，而便血色鲜，肛门灼热不适，大便下迫乃肠道实热之象。

治法：清热利湿，凉血止血。

方药：黄连解毒汤加味。黄连10g，黄芩10g，黄柏10g，栀子8g，茯苓12g，地榆炭10g，大小蓟各10g，枳壳8g。若便秘加炒决明子15g。

气滞血瘀证

证候表现：病久息肉明显增大，硬而痛，纳少，面暗消瘦。舌质暗，苔白，脉弦滑。

病机：病久则腑气阻滞，气血凝结，脉络阻塞而见息肉硬且痛。气血不和，脾胃失调，故见纳少。

治法：理气活血，化瘀散结。

方药：补阳还五汤加减。生黄芪20g，全当归10g，赤芍15g，地龙6条，川芎10g，桃仁12g，红花12g，牛膝10g。腹胀、肛门下坠加枳实10g、木香8g。

脾虚气滞证

证候表现：自幼出现便血，时有肿物脱出肛外，腹泻史较长，腹部隐痛，便血时多时少，倦怠懒言。舌淡苔白，脉细弱无力。

病机：先天亏损则正气不足，气为血之帅，气虚则血不行，瘀结于肠络而生肿物，气血亏虚则见倦怠懒言、舌淡苔白、脉细弱。

治法：温中健脾，理气散瘀。

方药：良附丸加味。高良姜 15g，醋香附 15g，黄芪 20g，炒枳实 8g。便时带血加赤石脂 15g、血余炭 6g。

寒凝结滞、阴盛阳虚证

证候表现：腹胀痛喜暖，四肢冷而无力，腰膝酸痛，大便清冷，伴面部或下肢浮肿，小便少或清长。舌淡暗苔白，脉沉无力。

病机：脾肾阳虚，运化无权，则见腹胀喜暖，肢冷无力，大便清冷。舌淡苔白，脉沉无力乃阳虚寒盛之象。

治法：温中散寒，理气利湿。

方药：金匮肾气丸加减。熟地黄 15g，生地黄 15g，山药 10g，泽泻 8g，茯苓 12g，桂枝 8g，制附片 6g，山茱萸 10g，木香 10g。腹痛者加白芍 15g，甘草 8g。

2）中成药治疗：①云南白药胶囊：能化瘀止血，适用于肠道出血较重、大便带血者，每日 2～3 次，每次 2～3 粒；②锡类散：能清热解毒，取适量药粉与生理盐水混合后灌肠。

3）穴位埋线疗法：常用穴位有肺俞、脾俞、肾俞、天枢、关元、足三里、丰隆；若为大肠息肉，加大肠俞、上巨虚。每周埋线 1 次，4 次为一疗程，配合附子理中汤加减治疗肠息肉，可取得良好疗效。

4）其他中医特色疗法：①灌肠法：将中药煎剂经肛门灌注于直肠内，根据息肉所处肠段调整体位，使药液充分作用于病变部位。验方：乌梅、五倍子、五味子、牡蛎、夏枯草、浮海石、紫草各 15g，水煎浓汁 50mL，保留灌肠，每日 1 次。②结扎法：是中医治疗直肠息肉的常用方法。在局部麻醉下，通过窥镜钳夹息肉蒂部，用粗丝线结扎，使其缺血坏死脱落，达到治愈目的。③内镜下注射消痔灵：通过内镜下注射消痔灵，使息肉萎缩、脱落，或抑制较大病变的进一步进展甚至癌变。

（2）内镜下切除手术：根据腺瘤性息肉的形态、大小、数量及蒂的有无、长短粗细，可选择以下手术方式。

1）电灼切除术：适用于高位有蒂或无蒂的腺瘤性息肉及低位无蒂多发性息肉。在肠镜直视下，直接用电灼器烧灼无蒂息肉的中央部或有蒂息肉的根部。操作时需注意防止烧灼过深或面积过大，以免造成肠壁溃疡或穿孔。

2）圈套电灼切除术：适用于高位有蒂的稍大息肉。在肠镜下，用钢丝圈套住腺瘤性息肉的基底部，缩紧钢丝圈的同时通电，灼断息肉蒂部后取出息肉，并对基部进行电灼处理。操作时需注意避免灼伤肠壁。

3）内镜下黏膜切除术（endoscopie mucosal resection，EMR）：是一种在病灶的黏膜下层注射药物形成液体垫后，切除大块黏膜组织的方法。它是治疗消化道癌前病变及早期癌的有效且可靠的方法，已成为早期癌和临界病变的首选诊疗方法之一。EMR 主要适用于部分无蒂息肉、平坦或浅凹陷型息肉、平滑肌瘤及早期癌的切除，具有安全可靠、并发症少的优点。

4）内镜下黏膜剥离术（endoscopie submucosal dissection，ESD）：是在 EMR 基础上发展而来的一种内镜微创技术，利用各种电刀对直径大于 2cm 的病变进行黏膜下剥离。该技术能够实现较大病变的整块切除，并提供准确的病理诊断分期。随着内镜器械的不断发展，ESD 已成为消化道早癌及癌前病变的首选治疗方法。其适应证：①早期癌：肿瘤局限于黏膜层或无淋巴转移的黏膜下层，ESD 切除肿瘤可达到与外科手术相同的治疗效果。②巨大平坦型息肉：直径超过 2cm 的息肉，尤其是平坦型息肉，推荐采用 ESD 治疗，以实现病变的完整切除。③黏膜下肿瘤：来源于黏膜肌层和黏膜下层的脂肪瘤、间质瘤和类癌等，可通过 ESD 完整剥离病变。

（3）手术疗法

1）经肛门息肉切除法：适用于直肠下部腺瘤或直肠上部可活动的腺瘤。操作方法：①用肛门窥器扩开肛门，将腺瘤或周围肛管用钳子牵起；②直肠下端有蒂腺瘤可牵出肛门，蒂的根部用丝线贯穿缝扎两道，然后在缝扎线外端 0.3cm 处切除腺瘤；③对基底较宽的腺瘤，可先切开腺瘤上方黏膜约 3cm，下牵肿瘤，间断缝合切开黏膜，切下腺瘤。

2）直肠后部切开切除术：适用于直肠上部腺瘤或较大的腺瘤不能由肛门切除，或在腹膜反折下方不能由腹部切除者。操作方法：①切口由骶骨下端至肛门上方2cm，切除尾骨，结扎骶中动脉，切开肛提肌，纵行切开直肠后壁；②一般可不切断肛门括约肌，牵开伤口，显露直肠内腺瘤并做电灼切除，分层横行缝合直肠肠壁，直肠两侧放置引流物，然后缝合切口。

3）开腹手术：适用于结肠腺瘤无法行电灼治疗者。开腹后可按不同情况施行结肠切开术以切除腺瘤，或做部分结肠切除术后行端－端吻合。

4）经肛门内镜显微外科手术（transanal endoscopie microsurgery，TEM）：是一种微创手术，主要用于局部切除直肠息肉和肿瘤。该手术采用一种特殊的内镜系统，通过肛门切除息肉或肿瘤，腹部无任何切口。

二、乳头状腺瘤

（一）概述

乳头状腺瘤又名绒毛状腺瘤或绒毛状息肉，是腺瘤的一种特殊类型。因其形态呈隆起的乳头状，表面有大量绒毛，从组织学观察属于绒毛状腺瘤，因此在分类上将其单独列出。本病较为少见，发生率约为腺瘤的1/5，男性多于女性，常见于60岁以上老年人，40岁以下人群少见，儿童及青少年更为罕见。90%以上位于直肠和乙状结肠，少数可发生在降结肠、横结肠和盲肠。乳头状腺瘤的恶变发生率约为30%，是普通腺瘤的5～10倍。部分带蒂腺瘤的组织结构中同时含有腺瘤和乳头状腺瘤成分，称为混合型腺瘤，其生物学行为与乳头状腺瘤相似。

（二）病理

乳头状腺瘤由大肠黏膜内肠腺间隙长出，90%为广基无蒂瘤体，瘤体较大，质地柔软，数目较多，外观呈纤细乳头状或绒毛状突起，表面不平，分有小叶，形似海绵，呈红色或灰白色，有时可因黏膜牵拉而形成蒂。单个独生的乳头状腺瘤可逐渐长大并充满肠腔，容易出血，且具有恶变倾向。显微镜下可见瘤细胞突起的表面有多数纤细的乳头状或绒毛状突起，腺体成分较少，病变范围通常限于黏膜层，但常可呈现不典型增生及癌变。

（三）临床表现

乳头状腺瘤的主要症状为腹泻和便血。由于肿瘤分泌大量稀薄黏液样液体，患者常出现假性腹泻。较大的乳头状腺瘤可排出大量黏液，黏液可与粪便混合排出，或单独排出大量黏液样腹泻物，每日排出量可达 3000mL 以上，严重时可导致脱水、电解质紊乱、循环衰竭及酸中毒，甚至危及生命。单纯便血较为少见，患者常表现为血性黏液便从肛门流出，并伴有里急后重、排便不尽感等症状。由于其症状与阿米巴痢疾、黏液性或溃疡性结肠炎相似，易被误诊。

（四）诊断

除详细询问病史外，主要依据直肠指诊、内镜检查、X 线检查和病理及病理活检。

1. 直肠指检

约 80% 的直肠肿瘤位于直肠下段，指检时易于发现。检查时可触及质柔软、瘤体较大、带短蒂或无蒂的肿块。通常为单发，有时瘤体可从肛门脱出，呈海绵样肿物。

2. 内镜检查

乙状结肠镜或纤维结肠镜检查可见肠腔内充满绒毛状或乳头状的灰红色肿物，多呈广基附着于肠黏膜上，瘤体质软似天鹅绒，表面绒毛易出血。

3. X 线检查

X 线钡剂灌肠或气钡双重造影可显示广基不规则的充盈缺损，钡剂渗入绒毛间隙形成"钡条纹"，钡剂排空后呈现"肥皂泡"或"鹅卵石"样影像。

4. 病理活检

乳头状腺瘤切除后应常规送病理活检，以明确诊断并确定是否存在恶变。

（五）治疗

乳头状腺瘤的治疗方法与普通腺瘤类似，但因恶变率较高，治疗策略需更为积极。对于带蒂的乳头状腺瘤，若蒂部较细且位置较浅，可采用缝扎切除术；若已发生恶变，则需进行广泛切除，切除范围应包括肿瘤边缘一定距离的正常组织，必要时还需进行淋巴结清扫。由于乳头状腺瘤恶变发生率较高，术后需定期复查，包括肠镜检查和影像学检查等，以便早期发现复发或转移。若出现复发，应根据具体情况选择手术、放疗或化疗等综合治疗手段。

第三节 错构瘤性息肉

一、幼年性息肉

（一）概述

幼年性息肉也称为黏液性或潴留性息肉，是一种错构瘤，并非真正肿瘤，相对较少见。该病主要见于儿童，发病年龄多为 4～5 岁，16 岁以后少见，儿童发病率约为 1%。本病无恶变倾向，常可自行脱落，如无严重症状可保守治疗。若出现症状（如便血、肠梗阻、肠套叠），可在内镜下切除。息肉通常位于乙状结肠和直肠，约 70% 为单发息肉，另 30% 为多发息肉，一般数量为 2～4 个。内镜下可见息肉呈圆球状或椭圆形，直径通常为 1cm 左右，表面光滑或呈结节状，明显充血而呈红棕色，易出血。若息肉数量达 10 个以上，则称为幼年性息肉病。光镜下可见息肉内腺体相对较少，间质丰富，内含大量结缔组织和炎性细胞浸润，部分腺体扩张形成囊肿，内有大量黏液潴留。

（二）病因病理

1. 病因

幼年性息肉的发病原因至今尚未完全明确，可能与以下因素有关。

（1）结肠黏膜的炎性病变和病毒感染可能诱发息肉的形成。

（2）潴留囊胞学说认为，肠腺扩张导致分泌物潴留，进而引起结缔组织增生和细胞浸润，形成息肉，因此也称为潴留性息肉。

（3）部分学者认为，幼年性息肉可能是慢性炎症的继发症或局部刺激的反应。

（4）由于患者血液中嗜酸粒细胞增多，且其本人或家族常有变态反应病史，因此有观点认为息肉是变态反应的表现，或是肠黏膜对变态刺激的反应。

（5）粪石和含粗糙物质的粪便可能对直肠黏膜产生非炎症性刺激，引起黏膜表皮、腺上皮及下层组织的局限性增生，逐渐形成息肉。因此，饮食因素和大便便秘也被认为是息肉发病的相关因素。

（6）错构瘤性息肉可能起源于胚胎发育异常，与胚胎性异常有关。

（7）多发性息肉与遗传因素相关，但散在性息肉是否具有遗传性尚不明确。

2. 病理

幼年性息肉的组织结构与肠黏膜的错构组织相似，但病理学上确诊的错构瘤性息肉较为少见。

（1）肉眼观察：息肉呈圆形或椭圆形，直径通常为 0.5cm 左右，最大不超过 2cm。色泽淡红，若反复发炎或出血，可变为深红或紫红色。表面较光滑，偶见溃疡或局限性坏死区，甚至破溃出血。初发的小息肉通常无蒂，后期逐渐形成细长的蒂，长度不一。息肉内以结缔组织为主，腺组织较少。切面可见多个小囊，囊内充满黏液。

（2）显微镜检查：可见大量增生的结缔组织，腺体增生并扩张成囊状，间质增生，内含黏液样物质。除炎性细胞广泛浸润外，常伴有嗜酸粒细胞浸润。由于息肉内缺乏黏膜肌层的支持，容易自行脱落或退化。若为多发性息肉，称为幼年性息肉病，其病理特征与家族性腺瘤性息肉病不同。

（三）临床表现

便血：无痛性便血是幼年性息肉的主要症状，出血量通常不多，一般不呈滴血状。血液多覆盖在粪便表面，不与粪便相混杂，有时可见便条表面有染血的沟状痕迹。血液为鲜红色，若息肉伴有感染，常伴随黏液便排出。

息肉脱出：位置较低或蒂部细长的息肉，常在排便时被粪便推动而脱出于肛门外，排便后多能自动缩回。由于肠蠕动和长期排便动作的牵拉，息肉蒂周围的黏膜层逐渐松弛，严重者可并发黏膜滑脱或直肠脱垂。有时息肉可自动脱落，尤其在便秘时。

贫血：反复的长期慢性出血可导致患儿贫血，进而引起营养不良，影响生长发育。

肠叠套：肠蠕动可能因息肉的存在而发生紊乱，有时易诱发肠套叠。

家族性腺瘤息肉的临床表现与幼年性息肉病不同，其常见的症状为便血、腹泻、息肉脱出、腹痛和贫血。部分患儿可能伴有先天性畸形，如先天性心脏病等。

（四）诊断

详询病史：80% 的患儿年龄小于 10 岁，幼年性息肉病具有一定的家族性。临床表现通常较为典型，主要表现为少量便血和息肉脱出。

直肠指检：约半数患儿可在直肠远端触及单个或多个圆形、光滑、活动的小肿物。有时可在肠壁上触及黄豆或绿豆大小的结节，可能是初发的幼年性息肉。

乙状结肠镜或纤维内镜检查：内镜检查不仅能明确息肉的大小、数目和位置，还可在直视下摘除息肉或取组织活检。对于不能合作的患儿，建议在全麻下进行肠镜检查以确保安全。

X线检查：采用低张力气钡双重造影法对结肠高位息肉的诊断有重要价值，特别适用于有长期便血史但经指诊或内镜检查未能确诊，或息肉摘除后仍有便血的患者。

病理检查：息肉的病理检查是确定其性质的可靠依据。在进行活检时，标本的采集应涵盖整个息肉及其蒂部，以确保检查的全面性。幼年性息肉通常不具有恶变倾向。鉴于幼年性息肉多数情况下为单发，因此对于幼年性息肉病，一般情况下取一个息肉进行活检即可明确诊断。但在此过程中，必须注意与黑斑息肉病进行鉴别，以避免误诊。

（五）治疗

幼年性息肉与癌症无关，通常认为这类息肉在青春期前有自行脱落的可能性，因此可以在适当的时机选择手术治疗。手术方法与腺瘤切除术相似，但由于幼年性息肉无恶变倾向，所以仅需采用姑息性切除术或电灼治疗。儿童的直肠下端后壁是带蒂息肉的好发部位，且息肉的蒂往往较为细长。目前，临床上多采用套扎蒂部或蒂部注射法进行治疗。

二、黑斑息肉综合征

（一）概述

黑斑胃肠病息肉综合征即 Peutz-Jeghers 综合征（peutz jegher syndrome，PJS），又称家族性黏膜皮肤色素沉着胃肠道息肉病，简称黑斑息肉综合征，是一种错构瘤性息肉病，属于罕见的常染色体显性遗传性疾病。该综合征的特点为皮肤、黏膜及手指、足趾出现特征性黑斑，并伴有肠道多发错构瘤性息肉。此病可发生于任何年龄段，但多见于儿童和青少年，男女发病率基本相同。临床上，仅有约半数病例有家族史，其发病率是家族性腺瘤性息肉病（FAP）的1/10。从中医角度来看，本病可归入"肠瘤"范畴。

（二）病因病理

中医学认为，黑斑息肉综合征因先天禀赋不足，湿热下注，肠道气机不利，瘀血浊气凝聚，或风气客于肠中，气血搏结而成。

西医学认为，本病与 LKB1/STK11 基因突变密切相关，属于常染色体显性遗传性疾病，具有完全外显率，患者子女约 50% 受累；部分病例可由新生基因突变引起，表现为散发病例。

本病有三大特征：①黏膜、皮肤特定部位色素斑；②胃肠道多发性息肉；③遗传性。皮肤及黏膜的黑色素斑点多在出生后不久即可出现，以后逐渐增多，但不引起注意。斑点平坦，呈黑色或棕黑色，边缘清楚，直径 1 ～ 2mm。组织学检查可见真皮基底内黑色素细胞数量增加和黑色素沉着。

（三）临床表现

黑斑息肉综合征具有家族遗传特点。在新生儿或婴幼儿时期，即可观察到皮肤色素沉着现象，表现为微小的黑色或棕褐色斑点，这些斑点大多分布在嘴唇、颊黏膜及手指、脚趾等部位。皮肤的色素沉着可能随着年龄的增长而逐渐减退。该病最常见的症状是由肠梗阻或不完全性梗阻引发的腹痛，而排气后腹痛症状可有所减轻。部分患者还可能出现肠套叠和便血情况。此外，一般还会出现贫血症状，肛门部可能有息肉脱出或自行脱落。

（四）诊断及鉴别诊断

1. 诊断要点

本病临床表现多样，个体差异显著。病情轻微者可能无明显自觉症状，而严重者则可能出现腹痛、腹泻、黏液便、便血、便秘乃至呕血等消化道症状。除上述症状外，本病还具有色素沉着和胃肠道息肉两大特征性表现。

（1）色素沉着：①部位：色素斑主要分布于面部、口唇周围、颊黏膜、指（趾）及手掌、足底部皮肤等处。②色泽：多数患者上下唇和颊黏膜的色素斑呈黑色，其他部位则多为棕色或黑褐色。③出现时间：色素斑可发生于任何年龄，但多在婴幼儿时期出现，至青春期变得明显，部分患者在 30 岁后可能逐渐减退或消失。④与息肉关系：绝大多数病例中，色素沉着与胃肠道多发性息肉同时存在。仅有约 5% 的患者仅表现为胃肠道多发性息肉或色素沉着之一。在出现顺序上，临床上多为先有色素斑点，随后才发生息肉，但色素斑的数目和深浅与息肉的数量无直接相关性。⑤色素斑特征：色素斑形态多样，包括圆形、椭圆形、梭形等，一般界限清晰。以口唇及颊黏膜最为明显，尤其是下唇。色素斑常紧密相连，不高于皮肤及黏膜表面。

（2）胃肠道息肉：常呈多发性，可发生于整个胃肠道，以小肠多见，同时在胃、大肠、阑尾腔也有生长。息肉大小不等，小者仅为针头大小的隆起，大者直径可达 1.0cm，多数为 0.2～0.5cm。息肉表面光滑，质地较硬，蒂的长短、粗细不一，部分息肉可能无蒂。较大的息肉可能呈菜花样。此外，胃肠道息肉所引起的长期腹泻和便血也可导致贫血。当息肉发展成大型息肉时，可能发生肠梗阻，也可能因息肉过多或息肉牵拉而引起肠套叠。有时还可并发直肠脱垂。肠套叠多数情况下可自行复位，若不能及时复位，延误时间较长则可能引起肠坏死。

2. 鉴别诊断

（1）Cronkhite-Canada 综合征：又称多发性消化道息肉病综合征，是一种非遗传性的消化道息肉病综合征。其主要特征包括消化道多发性息肉、重度腹泻、皮肤色素沉着（黑皮病）、指（趾）甲萎缩、毛发脱落、低蛋白血症，以及蛋白质丧失性胃肠病。该病多发于中年以后，致死原因主要包括全身营养不良、恶病质与继发感染。

（2）Turcot 综合征：又称胶质瘤息肉病综合征或家族性多发性结肠腺瘤伴恶性肿瘤综合征，是一种遗传性疾病。其主要特征为家族性结肠腺瘤病合并其他脏器的多种肿瘤，尤其是中枢神经系统的原发性肿瘤。癌变发生年龄较早，通常在 20 岁以前，且女性患者较为多见。

（3）结肠憩室：是指结肠壁上向外突出的袋状物，多见于乙状结肠。患者多年龄超过 40 岁，形体偏胖，常从事坐位工作，并有便秘习惯。若憩室发炎，则可能出现腹痛、发热、白细胞增多及局限性腹部压痛等症状。约有 20% 的病例会出现轻度或间歇性便血。为明确诊断，需在炎症消退后进行 X 射线钡剂灌肠造影检查。

（五）治疗

黑斑息肉综合征极少发生癌变，因此，一般应尽量采取非手术疗法进行对症处理。黑斑在成年后可能会逐渐自行消退，所以通常不需要特殊治疗。对于无症状的息肉，应进行长期随访观察和定期检查。而对于有症状或伴有严重并发症的息肉，则需采用手术疗法进行治疗。由于本综合征的胃肠道息肉属于错构瘤性质，一般不易发生癌变，因此，手术治疗多主张采用姑息性手术方法，如肠腔切开息肉摘除术或部分小肠切除术。对于息肉广泛分布于小肠内且无法彻底切除的情况，可以仅切除较大的息肉，微小的息肉则无须特殊处理。对于低位的直肠有蒂息肉，常采用肛门内缝扎切除法；而对于位置较高的结肠和直肠息肉，则可采用电灼切除或胶圈套扎法进行治疗。在出现不能恢复的肠套叠、肠坏死或顽固性出血等严重情况时，可考虑切除部分肠段，但不宜施行广泛肠切除术，以防止发生吸收不良综合征。

第四节　增生性息肉

一、概述

增生性息肉又称为化生性息肉或反应性息肉，其病因目前尚不明确，是大肠中常见的息肉类型。该息肉的特点是好发于直肠，多数为肠黏膜上的扁平小隆起，大小基本一致，通常直径为 0.2 ～ 0.5cm，极少有超过 1cm 的。由于息肉体积微小，多数患者无明显症状，因此临床上容易漏诊而非确诊。

二、诊断

本病的诊断主要依赖于肠镜检查结果及病理活检。在乙状结肠镜或纤维结肠镜直视下，可见息肉无明显蒂部，体与蒂界限模糊，颜色与周围正常黏膜相近或略呈灰白色。息肉体积均一，形态规则，表面光滑，需与大肠腺瘤病进行鉴别。

增生性息肉多发生于 30 岁以上的成年人，尽管息肉数量可能较多，但患者往往无任何临床症状。相比之下，大肠腺瘤病患者多数从青少年时期开始即有大便带血史。肠镜检查时，可见多发性腺瘤不仅数量多，而且瘤体大小不一，位于黏膜下层，排列相对规则，但染色不深，嗜酸性杯状细胞减少，腺管排列稀疏，可能伴有延长和管腔扩张，腺管上半部呈现锯齿状凹凸不平。部分息肉在显微镜下仅表现为黏膜肥厚增生，组织结构接近正常大肠黏膜。

由于增生性息肉本身不会恶变为癌，因此在诊断时需特别注意与外观相似但癌变风险较高的大肠小腺瘤相区分，以避免不必要的结肠切除手术。

三、治疗

增生性息肉通常无症状，因此多数学者认为无须特殊治疗。但临床上应密切随访观察，一旦患者出现症状，应立即复查，并根据具体情况采取适当的治疗措施。

第五节　炎症性息肉

一、概述

炎症性息肉又称假息肉，多因大肠黏膜受到溃疡性结肠炎、克罗恩病、阿米巴痢疾、血吸虫性肠炎、大肠结核等炎症性疾病的刺激，导致黏膜固有膜形成溃疡。在溃疡的修复愈合过程中，会出现炎性增生，从而形成息肉。

炎症性息肉的形成机制可能有以下 3 种情况：一是溃疡愈合过程中，周围溃疡形成的瘢痕逐渐收缩，使得溃疡面中央残留的黏膜突出于表面，形成息肉状；二是溃疡面的肉芽组织增生并凸起，随后在溃疡修复过程中被邻近的黏膜所覆盖，进而形成息肉；三是大肠切除术后，吻合口部位因缝线异物反应导致溃疡，以及直肠黏膜因治疗注射坏死剂而受到损伤，在修复过程中同样可能形成息肉。

二、临床表现

炎症性息肉的特点在于其体积较小，一般直径约为 0.5cm，形态各异。有的息肉细长弯曲，犹如小虫游离于肠壁；有的则呈桥形悬架于两端肠壁之间，常聚集成簇，并伴有显著的炎性反应。其主要症状包括便血、便秘，并可能引发低蛋白血症和电解质失衡等。

三、诊断

结合临床表现、大肠炎症性疾病史及息肉外观不规则的特点，通过病理活检即可确诊。显微镜下观察，从黏膜固有膜至息肉中心均可见显著的炎性反应，并伴有纤维肉芽组织增生。此外，腺体也可能出现不典型增生，需与腺瘤相鉴别。关于炎症性息肉是否会发生癌变的问题，目前尚无定论。

四、治疗

炎症性息肉的治疗除了对症处理，还应重点针对引起息肉的原发性大肠炎症性疾病进行治疗。若经长期治疗未能治愈或发现存在癌变风险，应考虑进行切除手术。

第七章　大肠癌

大肠癌又称结直肠癌，是全球范围内发病率排名第三的常见癌症，也是癌症相关死亡的主要原因之一。随着人们饮食结构（如高脂肪、低纤维饮食）和生活习惯（如缺乏运动、肥胖、吸烟和饮酒）的改变，大肠癌的发病率呈上升趋势。大肠癌的进展过程通常遵循"腺瘤–癌序列"，即从腺瘤性息肉（如管状腺瘤或乳头状腺瘤）开始，经过不典型增生、原位癌，最终发展为浸润性癌。

第一节　概　述

一、大肠癌的发生

大肠癌的发生是黏膜上皮在遗传和环境因素共同作用下发生基因突变的结果。最早的变化是隐窝细胞生长失调，表现为高增生状态。随着细胞增生和堆积，隐窝增生区域逐渐扩大，形成向肠腔突出的肿块。当肿瘤细胞突破基底膜时，即可视为癌变，进一步发展可能出现转移。

在癌变过程中，腺瘤性息肉是结直肠癌的主要癌前病变。这些息肉通常伴有不同程度的不典型增生，与大肠癌的发生密切相关。早期发现并切除腺瘤性息肉可以有效预防结直肠癌的发生。相比之下，非肿瘤性息肉（如炎性息肉或增生性息肉）通常不会发展为癌症，但在极少数情况下也可能通过不典型增生进展为癌变。

（一）正常黏膜

结肠黏膜主要由黏膜上皮构成，上皮从表面向深部延伸形成长的直管状腺体，这些腺体称为 Lieberkühn 隐窝。隐窝的细胞组成包括肠上皮细胞、内分泌细胞和基底细胞。隐窝基底部的上皮细胞分裂活跃，是肠黏膜的干细胞所在，具有分化为杯状细胞、柱状细胞等上皮细胞的潜能，从而维持肠黏膜的正常更新。隐窝基底部细胞通过分裂、增殖和分化，逐渐向黏膜表面推移，成熟后取代衰老或死亡的肠上皮细胞。动物实验表明，隐窝细胞具有单克隆起源，即由一个干细胞分裂繁殖而来。正常情况下，肠上皮隐窝细胞向功能性的杯状细胞或吸收细胞分化并迁移至隐窝表面，这一过程需 3 ～ 8 天。

结肠隐窝细胞的增生、分化和成熟受多种因素的调节，包括肠腔内容物的机械刺激、神经激素、内分泌激素、生长因子、消化产物及肠道菌群等。除上皮细胞外，隐窝中还存在其他类型的细胞，这些细胞在调节上皮细胞生长中可能也起着重要作用。

1. 肠内分泌细胞

肠内分泌细胞虽然数量较少，但主要分布于隐窝基底部。其分泌的产物包括 5- 羟色胺、生长抑素和血管活性肠肽等。研究表明，这些肠内分泌细胞的基部有突起与邻近上皮细胞相连，提示它们可能通过旁分泌机制，局部释放肽类物质，从而影响邻近细胞的生物学行为。

2. 隐窝旁成纤维细胞

隐窝旁成纤维细胞从隐窝基底部到黏膜表面包绕整个隐窝，并形成固有层，构成隐窝的支架。基质 - 上皮相互作用在调节隐窝细胞成熟中可能具有重要作用。

3. 帕内特细胞和腔陷细胞

这些细胞在隐窝中也有分布，但其在生长调节中的具体作用尚不明确。

（二）高危黏膜

结肠癌高危因素患者的结肠黏膜特征性变化是隐窝增生区的扩大，这也是发生大肠癌的最早变化。引起隐窝增生调节失常的因素尚不明确，涉及遗传和环境因素等多方面。

1. 遗传因素

遗传因素在某些大肠癌的发展中起着至关重要的作用。一种是家族性结肠息肉病，这是一种常染色体显性遗传性疾病，患者通常在 20 岁左右便可发生结肠多发性腺瘤，早期即有癌变可能；另一种是遗传性结肠癌，常见于有散发性腺瘤家族史的家族中，这类患者癌症发病年龄提前，但无多发性息肉出现。这种癌症倾向的家族（多发性癌综合征）包括大肠癌、乳腺癌、尿道癌等，其中非大肠癌的发生率为 5% ～ 10%。约 1/3 大肠癌患者的直系亲属中，至少有一人患有相关疾病。有研究表明，结肠癌合并大肠息肉病患者，其一级直系亲属患大肠癌、前列腺癌的可能性比其他人群高约 20 倍，这些资料提示约有 1/3 大肠癌的发生可能与遗传有关。

2. 环境因素

环境因素包括外环境和肠道内环境两大方面。其中，饮食因素在调节隐窝细胞增生中可能起重要作用。高脂饮食，过量进食腌烤食物、咸鱼等可促进肠黏膜上皮的增生。这是因为高脂膳食等可使肠腔中胆汁酸、中性固醇量增加，同时结肠中菌群发生改变，厌氧菌增多。厌氧菌释放的酶可将胆汁酸、中性固醇降解，从而合成或转化为致癌物，这些物质对隐窝细胞增生有明显的促进作用。而高纤维饮食则可通过刺激肠蠕动、稀释肠道中可能存在的致癌物和促癌剂、调节菌群代谢活性，减少致癌物作用于肠壁黏膜的时间，对大肠黏膜具有保护作用。

最近，人们将肠道内细胞增生刺激物与自由基机制结合起来研究，认为食物在消化过程中可将铁释放出来，与胆色素或氨基酸络合，使粪便中铁含量增高。在以厌氧环境为主的结肠中，大部分铁被还原成亚铁形式。粪便中的需氧和微厌氧微生物在相对含氧量较高的粪质表面产生超氧离子和过氧化氢，这些物质进一步通过芬顿反应形成羟自由基。羟自由基启动氧化链反应，并将不饱和脂类和食物中的物质转变成具有活性的致癌物和促癌物。这一假说已得到部分研究结果的证实。近年来，有研究者已从大肠肿瘤患者的粪便中分离出具有高度自由基活性的物质，并证实这些物质对大肠黏膜上皮有强烈的促增生活性。

高危结肠黏膜主要表现为细胞动力学改变，其检测方法有多种。①应用同位素标记法，将内镜钳取的黏膜置于体外短期孵育，通过氚胸苷掺入试验进行观察。正常黏膜的标记细胞位于隐窝下 2/3 区域，而高增生黏膜则表现为标记细胞增加。在有结肠癌家族史的病例中，这种标记指数的增加可能为弥散性增多，即表现为全结肠黏膜的易感性。部分病例尚可见细胞增生区域上移至隐窝上 1/3 区。②应用对细胞周期有特异性识别作用的单克隆抗体，如 Ki-67、PCNA 和 BrdU 抗体等进行免疫组化染色，以定量检测黏膜上皮细胞的增生和分布。③应用细胞显微分光光度法和流式细胞术，进行细胞核的 DNA 定量分析。高危黏膜常有 DNA 含量的增加。④采用酶联免疫吸附法（ELISA）等酶标记法，其中最有代表性的为鸟氨酸脱羧酶（ornithine decarboxylase，ODC）。ODC 水平与正常黏膜向腺瘤、癌演进的不同阶段有明显相关性。一些家族性息肉病患者，即使其结肠黏膜外观正常，ODC 水平亦明显高于正常人。

（三）癌前病变

腺瘤及腺瘤病（如家族性腺瘤性息肉病）是一种公认的癌前病变，主要发生在大肠。文献报道，腺瘤的恶变率为 3% ~ 27%，而腺瘤病的恶变率则高达 33.5% ~ 100%。不同研究报道的恶变率差异较大，这与腺瘤中绒毛成分的含量、不典型增生的程度、腺瘤的大小和数目等因素密切相关。组织学观察可以揭示腺瘤癌变的某些内在联系，在癌灶边缘常可见到不典型增生腺体的移行或并发，而不典型增生是腺瘤的基本特征。另一个明显的组织学特征是在大肠癌中常可见到腺瘤的残余，这支持了"腺瘤 - 癌序列"理论。由于浸润性癌会破坏腺瘤组织，因此小的早期癌灶中腺瘤残余的检出率较高。文献报告，黏膜下浸润癌与腺瘤的并存率为 57%，而浸润肌层以上的癌中腺瘤残余的检出率仅为 8%。这些结果在实验动物模型中也得到了验证，尤其是在小鼠诱癌模型中，常常可见到大量的腺瘤形成。

（四）黏膜癌变

在不典型增生的基础上，若出现腺上皮细胞核显著增大、变圆，核仁明显并出现病理性核分裂，或不典型增生腺管向黏膜下层浸润，可考虑诊断为腺瘤癌变。然而，确诊通常需要结合组织病理学检查，排除其他可能的病理变化。

癌变黏膜具有遗传不稳定性，表现为染色体异常、基因突变等，这些变化是癌症发生和发展的重要基础。重度不典型增生（或高级别上皮内瘤变）是癌变黏膜发展的一个关键阶段，可能进一步发展为浸润癌。从重度不典型增生或原位癌到浸润癌，再到转移癌，通常需要一定的时间。侵袭和转移是癌症恶性行为的重要特征，但癌细胞具有异质性。同一肿瘤内并非所有癌细胞都具有侵袭和转移的能力，只有极少部分癌细胞具备这种潜能。在癌变早期，少量具有侵袭潜能的癌细胞亚群可能处于潜伏状态。通过大肠癌体外羊膜侵袭模型，可以筛选出具有不同侵袭能力的癌细胞亚系。在癌变因素的持续作用下，可能会产生新的具有高转移潜能的突变型癌细胞，这些癌细胞能够有效拮抗机体的防御屏障，如癌周基膜和淋巴细胞等。

近年来，对癌症发生发展的研究已进入分子生物学水平。通过对大肠黏膜癌变不同时期的结肠组织进行分子生物学检查，发现大肠癌变的不同过程均有其分子学改变基础。其主要涉及以下四种基因水平的变化。

1. ras 癌基因的突变

ras 基因的点突变见于约 70% 的大息肉和 52% 伴高度不典型增生的息肉病例，但在小息肉和低度不典型增生息肉中较少见（分别为 9% 和 7%）。ras 基因的激活可能在调节细胞生化方面起重要作用，但其突变本身并不一定意味着癌变，通常需要其他基因的协同作用。

2. 17 号和 18 号染色体的缺失

17 号染色体上的 TP53 基因与 18 号染色体上的 DCC 基因均与结肠癌的发生密切相关。在约 75% 的癌组织、47% 含有原位癌的腺瘤及 8% 的小腺瘤中，可以观察到 17 号和 18 号染色体的部分缺失。这些染色体的缺失可能提示抑癌基因的丧失，从而进一步推动癌症的进展。

3. 5 号染色体短臂的缺失

在家族性腺瘤性息肉病患者中，5 号染色体短臂的缺失与 APC 基因的失活有关，APC 基因的突变是家族性腺瘤性息肉病患者癌变的重要机制。

4. ODC 水平的提高

ras 基因的激活可能导致 ODC 水平的升高，ODC 是细胞增殖的重要调节因子。高危黏膜中 ODC 水平的升高可能与 ras 基因通过增加 ODC 表达而影响细胞增生有关。

二、大肠癌的扩散和转移

扩散与转移是恶性肿瘤的基本特性之一。研究大肠癌的扩散与转移规律，有助于深入认识其生物学特性，并对制定治疗策略具有一定的指导性。大肠癌的转移与扩散方式与其他癌肿相似，包括直接浸润、淋巴转移、血行转移和种植性转移，但其具有独特的特点与规律。

（一）直接浸润

癌肿起源于黏膜，随后呈多向性、全方位地向上、下，并环绕肠管浸润蔓延，亦可向深部发展。

1. 水平浸润

水平浸润是指肿瘤沿肠壁的环周生长的方式。一般认为，横向蔓延的速度比纵向蔓延更快。据估计，直肠癌侵犯肠周 1/4 约需 6 个月，而侵犯全周则一般需要 18 ～ 24 个月。

2. 垂直浸润

垂直浸润是指结直肠癌在向肠壁纵横方向浸润的同时，也逐渐向肠壁外垂直方向浸润，逐层穿过黏膜下层、肌层、浆膜层向周围脏器扩展。①升、降结肠癌：癌细胞在侵入后首先累及所在部位的腹膜，然后侵及腹壁或肌肉、血管和神经，并经组织间隙向纵深发展。②结肠肝曲癌：常侵犯肝脏、右肾及周围组织、十二指肠及胆管门脉系统。③横结肠癌：可沿大网膜累及胃、肝等器官。④结肠脾曲癌：可侵及脾、左肾、胰尾等器官。⑤结肠癌：在侵犯其他肠管时常由外逐层向内生长，以致穿孔，形成内瘘。癌组织在与邻近肠管粘连后，沿受累肠管浆膜面向纵横方向扩展比向肠壁内浸润更常见，距离也更远。

大网膜在结肠癌的局部浸润中似乎起一定作用。结肠癌在穿透浆膜后，浆膜面的水肿、炎性或癌性渗出常使大网膜移至此处并发生粘连。肿瘤可沿大网膜向周围生长。

结直肠癌穿透浆膜时，可沿腹膜蔓延至全腹膜，这主要是腹膜上有丰富的淋巴管网。结直肠癌侵犯腹膜后，可沿腹膜下的淋巴网播散，临床上可见肿瘤邻近或全腹膜有散在的斑块状癌灶。文献报告腹膜受侵率为 10%～ 35%。

直肠上部肿瘤可向前侵入 Douglas 腔（直肠子宫陷凹）的盆底腹膜，中段和下段肿瘤则可侵犯膀胱壁及直肠膀胱隔（Denonvilliers 筋膜）。在男性患者中，肿瘤可侵及精囊、前列腺或尿道球部；而在女性患者中，则可侵犯直肠阴道隔、阴道后穹隆，甚至可侵入子宫峡部。直肠癌向后可侵犯骶前结缔组织、骶前静脉丛及神经丛，进而可能侵犯骶骨和尾骨。此外，肿瘤还可向两侧侵犯盆腔内的静脉（如髂内静脉、髂外静脉、髂总静脉）、淋巴系统（如髂内淋巴结、髂外淋巴结、髂总淋巴结），以及盆内神经丛（如下腹下神经丛）、闭孔神经和坐骨神经等结构。

大肠癌在穿透肛管壁后，向上可侵及肛提肌、前列腺（男性）或阴道后壁（女性），向四周则可侵犯内外括约肌及肛周组织，直至坐骨结节区域。此外，癌细胞亦可经皮肤和皮下组织向周围组织浸润，进而形成巨大溃疡。

3. 纵向浸润

目前研究表明，结直肠癌的纵行浸润深度多在 2cm 以内，2 ~ 3cm 者相对较少，且很少超过 3cm。研究结直肠癌纵向浸润的意义主要在于手术切除范围的确定。由于结肠的可切除范围相对较大，因此极少因肠管切除长度不足而影响结肠癌手术方式的选择。对于直肠癌而言，肿瘤远段肠管的切除长度是决定是否能够保留肛门的关键因素，因此关于直肠癌纵向浸润的研究资料较为丰富。目前，多数学者已达成以下共识：直肠癌的逆行壁内扩散在 90% 以上的病例中不超过 1cm，95% 以上的病例不超过 2cm，而仅有不到 5% 的病例可能超过 2cm，这些超范围扩散的病理类型多为黏液腺癌或低分化、未分化癌。

（二）淋巴转移

大肠癌的淋巴转移率与癌细胞的浸润程度密切相关。当癌细胞局限于黏膜层时，由于黏膜层内并无淋巴管分布，因此不会发生淋巴道转移。然而，肠壁的黏膜下层存在淋巴管，一旦癌细胞侵入黏膜下层，便具备了发生淋巴道转移的可能性。癌细胞可通过细胞外间隙渗透进入淋巴管，或直接浸润淋巴管而进入淋巴道形成转移。

1. 结肠癌的淋巴转移

结肠的淋巴引流系统由远端向近端可分为四组：结肠上淋巴结组、结肠旁淋巴结组、中间淋巴结组及主淋巴结组。当癌细胞侵入肌层后，淋巴转移多遵循这一规律进行，但也存在跳过前两组淋巴结，直接转移至中间组和主淋巴结组的跳跃式转移现象。跳跃式转移并非罕见，相关报告显示其发生率可达 5% ~ 10%。

（1）结肠上淋巴结转移：结肠上淋巴结位于结肠壁的浆膜下，有时也可在肠脂垂内发现。有 20% 左右的结肠淋巴管汇入此淋巴结。当结肠癌发生该组淋巴结转移时，其纵向受累的范围通常与肿瘤在肠壁内的扩散范围相一致。

（2）结肠旁淋巴结转移：结肠旁淋巴结沿着升结肠和降结肠的内侧缘，以及横结肠和乙状结肠的系膜缘分布，即位于结肠与结肠壁的边缘动脉之间。由于结肠旁淋巴结负责收纳肠壁淋巴管和结肠上淋巴结的输出管，因此它是结肠癌淋巴转移的第一站，转移率高达 22.5% ~ 43.3%。其受累范围与肿瘤在肠内的浸润范围相吻合。在某些情况下，当上方淋巴管发生阻塞时，肿瘤远近端附近的淋巴结也可能受累，但这种情况通常发生在距离肿瘤边缘 2cm 以内的淋巴结，而 3cm 以外的淋巴结很少受累。

（3）中间淋巴结转移：中间淋巴结是位于结肠各主干血管周围的淋巴结群，它们构成了结肠癌淋巴转移的第二站。由于结肠的各条血管在结肠边缘相互吻合形成血管弓，因此各中间血管间的淋巴引流范围并没有严格的界限，各中间淋巴结的引流范围也呈现出一定的重叠性。在晚期病例中，当某一组中间淋巴结引流区的癌肿发生淋巴转移时，常常会累及相邻的两组中间淋巴结。对于位于两个相邻中间淋巴结引流区的肿瘤，其癌细胞可能同时沿两组中间结肠淋巴结进行转移。通常情况下，中间淋巴结的转移率为 14.2% ～ 20%。

（4）主淋巴结转移：回盲部至肝曲的癌肿，其淋巴转移主要通过回结肠动脉、右结肠动脉、中结肠动脉排列的中间淋巴结，最终转移至肠系膜上淋巴结。而脾曲以下的结肠癌，则通过沿左结肠动脉、乙状结肠动脉排列的中间淋巴结，转移至肠系膜下淋巴结。值得注意的是，位于脾曲的肿瘤有可能同时向肠系膜上、下淋巴结进行转移。肠系膜上、下淋巴结作为结肠癌淋巴转移的第三站，其转移率分别为 7.5% 和 10.4%。

（5）腹主动脉旁淋巴结转移：当肠系膜上、下淋巴结发生转移时，癌细胞有可能进一步转移至腹主动脉旁淋巴结，这是结肠和直肠癌淋巴转移的第四站。国内研究表明，该组淋巴结的转移率在 10% 以下。一旦发生此站淋巴结转移，通常意味着患者已处于晚期，预后较差。

（6）其他淋巴结转移途径：某些部位的结肠癌除了向主淋巴结方向转移，还可能向侧方和其他淋巴结进行转移。例如，结肠肝曲癌可能转移至胃大弯右侧的淋巴结和幽门淋巴结；而脾曲癌则有可能转移至胃大弯左侧的淋巴结和脾门淋巴结。这与淋巴系统之间的互相交通和联系密切相关。

2. 肛管直肠癌的淋巴转移

直肠的淋巴网主要分布于黏膜下层和浆膜下层，肌层中相对较少，而黏膜内是否存在淋巴管网目前尚存争议。由于原位癌极少发生淋巴转移，这至少表明黏膜内的淋巴管并不丰富。位于黏膜下层、肌层的淋巴管与浆膜下层、肛门周围皮下及皮肤的淋巴管相互连接，形成广泛的淋巴网。这些淋巴网通过与直肠上、中、下血管伴行的三条主要途径，将淋巴液引流至壁外淋巴系统。这些途径相互吻合，意味着任何部位的直肠癌或大肠癌，一旦侵入淋巴网，都有可能通过 2 条或 3 条途径进行扩散。在临床上，直肠癌淋巴结转移的不同程度通常以站别来描述。具体而言，第一站（N1）为肠旁淋巴结；第二站（N2）包括直肠上动脉淋巴结、直肠中动脉淋巴结、髂内淋巴结等；第三站（N3）则涉及肠系膜下动脉根部淋巴结和髂总动脉淋巴结。

（1）上方途径：是直肠癌淋巴转移的第一条主要途径，任何部位的直肠癌均可发生上方转移。自直肠乙状结肠交界部至肛门部，整个直肠壁内及肠旁（肠旁1cm以内）存在一些淋巴结，这些淋巴结汇集相同高度的肠壁黏膜下层及浆膜下层（或纤维膜下）淋巴管内的淋巴液，与下位肠壁内及肠旁淋巴结的输出淋巴管汇合后，逐次向上穿出肠壁，经过沿直肠上动脉走行的淋巴管，到达该部淋巴结，再向上引流至沿肠系膜下动脉走行的淋巴管，最终到达肠系膜下动脉根部淋巴结，即直肠旁淋巴结→直肠上动脉旁淋巴结→肠系膜下淋巴结→腹主动脉旁淋巴结。

（2）侧方途径：是直肠癌淋巴转移的第二条主要途径，尤其在低位直肠癌中更为重要。侧方途径是腹膜反折位以下直肠及肛管的重要引流途径。该部黏膜下层及纤维膜下的淋巴液引流至肠旁淋巴结后，沿直肠中动脉走行于肛提肌以上，汇入直肠中动脉起始部淋巴结，再引流至髂内动脉旁淋巴结，最后经髂总动脉旁淋巴结，到达腹主动脉旁淋巴结。侧方途径可分为3个亚流：①经前列腺、精囊腺或阴道外侧缘达闭孔淋巴结，再达髂内淋巴结；②直肠中动脉或通过肛提肌上面筋膜或肛提肌本身淋巴管达髂内淋巴结；③沿骶中动脉达髂总动脉分叉处淋巴结。

（3）下方途径：在肛管癌中更为常见，而在直肠癌中相对较少。肛管及肛门部皮肤的淋巴引流除向上方及侧方引流外，还可通过下方途径引流。该途径的淋巴管经会阴部及股内侧部的皮肤，直接达腹股沟浅组淋巴结，再通过腹股沟韧带的深面，到达腹股沟深组淋巴结，其输出的淋巴管注入髂外动脉旁淋巴结，最后经髂总动脉旁淋巴结达腹主动脉旁淋巴结。

3. 影响结直肠癌淋巴转移的因素

结直肠癌的淋巴转移率受多种因素共同影响，仅以单参数分析常有片面性，但可从中归纳出一些规律性。

（1）肿瘤大小：单参数分析时，尤其是Dukes B、C期病变，肿瘤大小与淋巴转移率之间无明显关系。但在较早期病变（原发瘤直径≤5cm时），淋巴转移率随肿瘤体积增大而升高。

（2）肿瘤大体类型和生长方式：向腔内生长为主的息肉型较向浆膜面生长为主的溃疡型淋巴转移率低，局限性生长者较浸润性生长者淋巴转移率低。研究表明，浸润性生长者的淋巴转移率约为局限性生长者的 2 倍。

（3）肿瘤浸润深度：与淋巴转移率呈正相关，浸润越深，淋巴转移率越高。有日本学者研究发现，肿瘤限于黏膜和黏膜下层者，淋巴转移率为 17.9%；侵犯肌层者为 37.8%；侵及浆膜下层者为 46.6%；有浆膜浸润者为 58.8%；侵入浆膜者为 60%。

（4）病理类型和分化程度：与淋巴转移有密切关系，分化程度越低，淋巴转移率越高。高分化腺癌、中分化腺癌、低分化腺癌的淋巴转移率依次增高。此外，黏液腺癌作为一种特殊病理类型，其淋巴转移率通常较高，可能与肿瘤细胞的生物学行为更具侵袭性有关。

（三）血行转移

以往认为，大肠癌的血行转移仅在晚期发生，且转移主要通过淋巴 – 静脉通道进行。然而，近年来的研究表明，即使在早期病例中，甚至在淋巴转移发生之前，血行转移也可能已经存在。只不过由于现有检查方法的局限性，这些早期血行转移往往难以被检出。血行转移的发生始于肿瘤对血管的侵入。这一过程可以通过以下方式实现：肿瘤直接侵犯血管、先侵犯淋巴管再进入静脉或直接渗透进入血管。当血管出现缺损、肿瘤组织破裂，或瞬间血管外压力超过血管内压时，癌细胞便有机会渗入血管。例如，在结肠癌发生梗阻的情况下，存在促使癌细胞渗入血运的三大因素：①肥大的肠壁肌层进行强有力的蠕动，可能导致肿瘤损伤、血管撕裂及肿瘤实质破坏，从而产生多处出血点；②肠腔内压力升高，促使癌细胞进入破裂的静脉；③强有力的肠蠕动则将已侵入静脉的癌细胞输送至身体各部分。癌细胞侵入血管后，大部分会被机体的免疫机制所消灭。然而，一部分癌细胞可借助某些载体，通过移出血管、定居、生长繁殖等步骤，最终形成转移灶。

大肠癌在侵入血管后，通常通过门静脉系统进入下腔静脉，再经右心进入肺循环，最终通过左心进入体循环。值得注意的是，癌细胞有时可不经过下腔静脉和心脏，而直接进入其他器官。这是因为门静脉与肾静脉、肾上腺静脉、性腺静脉、肋间静脉、腹壁下静脉之间存在直接交通支，癌细胞可以直接通过这些通道进入相应器官并发生转移。

此外，直肠静脉丛与椎静脉丛之间也存在直接交通支。因此，位于直肠和乙状结肠下段的肿瘤，其癌细胞有可能直接进入椎静脉系统，进而发生脑及骨的转移。

（四）种植转移

肿瘤细胞因某种原因自原发部位脱落，并在其所到达的部位生长、繁殖的过程，称为种植性转移。种植性转移根据发生的部位，可分为腹腔内种植与肠腔内脱落接种两类。腹腔内脱落的癌细胞可种植在壁层或脏层腹膜上，形成转移性癌结节，这些结节一般大小为 1～2cm，色白，质硬，可弥散分布在整个腹腔，其外观与粟粒性结核结节相似。广泛的腹膜种植转移常伴有腹水，且腹水中常可检测到癌细胞，同时，这种转移也可能累及卵巢。肠腔内癌细胞脱落则可能引发腔内创面种植，如吻合口处的种植。种植性转移从形式上可进一步细分为自发性种植与手术引起的种植。

1. 自发性种植

当肿瘤生长到一定大小时，癌细胞常发生脱落现象。癌细胞脱落在肠腔内时，通常不会立即形成种植转移，但偶见在肠黏膜损伤处发生种植转移的病例。当肿瘤侵犯并突破浆膜面后，正常的呼吸运动、肠蠕动以及对肿瘤区域的触诊等，均可能促使癌细胞从原发部位脱落。

2. 手术引起的种植

手术可能导致结肠癌种植转移的观点已被广泛认可。手术过程为癌细胞的种植转移提供了潜在的机会和条件：①在分离肿瘤和切除肿瘤组织的过程中，手术操作容易使癌细胞从原发部位脱落；②手术造成的创面为癌细胞的附着和生长提供了条件；③手术期间的麻醉、创伤以及药物使用等因素，均可导致机体免疫力下降，进而使得癌细胞在附着部位更易存活。

第二节　临床表现

一、大肠癌临床表现的共性

大肠癌临床表现包括以下症状，这些症状不仅可能出现在大肠癌中，也可能见于肛肠某些良性疾病或其他腹部疾病。一是"结肠症状"，这类症状既可见于肛肠病变，也可见于腹部其他脏器疾病；二是"腹部症状"，它是多种腹部疾病共有的表现；三是"慢性消耗性表现"，这是晚期恶性肿瘤普遍存在的现象。以上症状均非大肠癌所特有。此外，肛肠任何部位的癌肿，在疾病发展的某一阶段内，都可能表现出不同程度的肠梗阻症状，但这些症状同样不能作为大肠癌的定位诊断依据。然而，当这些症状出现，特别是多种症状组合出现时，应高度怀疑大肠癌的可能性。

（一）大便性状和习惯的改变

1. 便血

大肠癌发展到一定程度时，可能出现便血。在肿瘤体积较小时，由于黏膜尚保持完整，通常不会出血。但随着肿瘤体积增大，由于炎症、血运障碍、机械刺激等因素，黏膜可能发生糜烂、溃疡，甚至肿瘤破溃出血。当出血量较少时，肉眼难以察觉，但粪便镜检可发现大量红细胞，大便潜血试验呈阳性。持续的慢性失血可能导致部分患者因"贫血"就诊。大肠癌引发大出血的情况较少见，但也有少数患者因失血性休克而就诊。

2. 脓血便和黏液便

几乎所有的肛肠肿瘤在少量出血时，粪便检查都不会是单纯的血便，而是混有脓细胞和黏液的血便。肠道内存在大量细菌，肿瘤表面黏膜破坏时易发生继发感染，加上坏死组织脱落、肿瘤大量渗液等因素，使得脓血便、黏液便的发生率较高。在结肠远端、直肠和肛管癌中，这种表现更为常见。

3. 大便习惯的改变

大便习惯的改变包括便秘、腹泻或二者交替出现，以及排便不尽、排便困难等。肿瘤所致的便秘通常由肿瘤引起的急、慢性肠梗阻导致。腹泻则可能由肿瘤继发感染、肿瘤渗液、肠道功能紊乱等原因引起，临床表现为稀便、大便次数增多等肠道刺激症状。肿瘤越靠近肛肠远段，肠道刺激症状越明显，乙状结肠癌和直肠癌尤为显著。当肿瘤位于肛管直肠时，由于肿瘤本身的体积和分泌物的刺激，患者常有里急后重、排便不尽的感觉，有时每日排便可达数十次，但每次排便量少，且以脓血和黏液成分为主，可能伴有坏死组织。

4. 大便形状改变

肛管、直肠的所有占位性病变都可能导致大便形状的改变。当肛管、直肠癌生长到一定大小时，常使大便形态发生变化，如变细、变形等。

（二）腹部不适和腹痛

腹部不适和腹痛是腹部疾病常见的症状，同样也是大肠癌的常见临床表现。这些症状的出现可能由以下原因造成：①肿瘤导致的肠道功能紊乱；②肿瘤对局部的侵犯；③肿瘤引起的肠道刺激；④肿瘤引起的肠梗阻、肠穿孔等并发症。根据疼痛的性质，可以将其分为隐痛、钝痛和绞痛；而根据疼痛的时间特点，又可以分为阵发性疼痛和持续性疼痛。隐痛通常发生在肿瘤侵犯到肌层之后，当肿瘤穿透肠壁并与周围组织发生粘连时，疼痛会加剧并转变为持续性。阵发性绞痛往往提示可能存在肠梗阻，而突发性剧痛并伴有腹膜刺激症状，则可能是肠穿孔的征兆。

（三）腹部肿块

大肠癌患者腹部肿块的出现率与就诊时间的早晚、肿瘤的类型，以及患者的肥胖程度等多种因素有关。当肿瘤局限于肠壁，且未与其他脏器或组织发生粘连时，肿块通常可以推动，或者随着体位的改变而有所移动。在升结肠、降结肠及结肠肝曲、脾曲发生肿瘤时，肿块常位于相应的解剖部位，且活动度相对较小。而横结肠和乙状结肠的肿瘤所形成的肿块，其位置则相对不固定。有时，位于横结肠的包块可能在下腹部被触及，而乙状结肠的肿物也可能位于右下腹部，甚至可以通过肛门指诊触及。当肿瘤向外侵犯并与其他组织发生粘连时，肿块往往比较固定。在这种情况下，腹部触及的肿块大小并不一定与肿瘤的实际大小相符，因为与肿瘤粘连的组织会增加肿块的体积。结肠癌所形成的肿块大多呈不同程度的橄榄状，与肠管的纵轴相吻合。此外，需要注意的是，腹部肿块并不一定都是原发肿瘤，也有可能是网膜、肠系膜、卵巢等部位的转移瘤所致。

（四）急、慢性肠梗阻症状

当肿瘤生长到一定体积时，可以阻塞肠腔，从而引发完全性或不完全性肠梗阻。其特点在于症状通常呈进行性加重，且非手术治疗难以缓解。左半结肠癌发生肠梗阻的概率较右半结肠癌高，这与肿瘤的大体类型及肠内容物的性质密切相关。据国内报道，结肠梗阻中有 20% ～ 55% 是由结肠癌引起的。因此，当患者出现腹痛、呕吐、腹胀、停止排气排便等下消化道梗阻症状时，应高度怀疑大肠癌的可能性，尤其是老年患者。

（五）慢性消耗性表现

大肠癌晚期患者可出现一系列恶病质表现，如贫血、消瘦、乏力等。贫血是大肠癌的常见临床症状之一，其主要原因包括：①急、慢性失血；②肿瘤导致的摄入障碍或胃肠功能紊乱；③肿瘤对营养物质的消耗增加；④肿瘤对造血功能的抑制或破坏等。

（六）并发症相关的表现

据文献报道，结肠癌并发结肠穿孔的概率约为6%。在临床上，结肠肿瘤性穿孔发生前常伴有不同程度的低位肠梗阻、腹痛、腹胀、便秘等前驱症状。当在此基础上突然出现腹部剧痛、发热、全腹压痛、反跳痛、腹肌紧张（板状腹）或全身中毒症状时，应考虑有穿孔的可能。在年老或体弱患者中，腹膜刺激症状可能不明显，因此应予以高度重视。

二、结肠癌的临床表现特点

通常情况下，结肠癌相较于肛管癌和直肠癌，其临床症状的出现时间较晚。此外，由于左半结肠与右半结肠在肠径、生理功能及肠内容物方面存在差异，因此，两者发生癌肿时的临床表现也有所不同。结肠癌的主要症状包括排便习惯和粪便性质的改变、腹痛、腹部肿块、肠梗阻、便血及贫血等。

在疾病早期，这些症状通常不明显，可能仅表现为腹部隐痛、消化不良、腹泻，以及粪便中带血或脓血，这些表现容易与痢疾、肠炎等疾病混淆，从而导致误诊。

到了晚期，结肠癌的症状多由肠道受刺激、溃疡形成、出血、继发感染或梗阻等并发症引起。其临床表现因肿瘤的类型、所在部位和大小而异。具体而言，息肉型结肠癌多表现为腹部肿块、肠道出血及贫血等症状；溃疡型结肠癌则多表现为排便次数增多等肠道刺激症状；而浸润型结肠癌则主要以肠梗阻症状为主。

（一）右半结肠癌的临床表现特点

右半结肠包括盲肠、升结肠及横结肠的右2/3部分。由于右半结肠癌的瘤体通常较大，易于发生溃疡、出血及感染，因此常伴随肠道刺激症状，如腹部持续性隐痛、排便习惯的改变及粪便中带有黏液等。由于右半结肠癌的出血与粪便混合较为均匀，因此往往难以引起患者的注意。此外，右半结肠具有较强的吸收能力，这可能导致患者出现明显的中毒症状，如乏力、发热、消瘦、贫血以及体重减轻等。又因右半结肠的肠腔相对较大，且粪便较为稀薄，所以在疾病早期很少出现梗阻症状。然而，随着病情的不断发展，患者可能会出现侵袭性结肠梗阻，表现为右下腹隐痛、腹胀及便秘等。在右侧腹部，临床医生可以触及肿块，这些肿块表面通常呈结节状，在继发感染时可能会有压痛。在疾病早期，肿块是可以活动的，但如果肿瘤浸润了周围组织，则肿块将无法移动。

盲肠癌所致的急症临床表现具有一定的特殊性，因此在临床上需要特别注意识别。在急性阑尾炎手术中，临床医生可能会发现无症状的盲肠癌，而这些盲肠癌也可能与阑尾炎同时存在。在其他腹部急症手术中，临床医生也可能偶然发现盲肠癌。这种盲肠癌的临床表现通常缺乏特异性。盲肠癌可能逐渐阻塞阑尾开口，从而引发急性梗阻性阑尾炎。如果长时间未得到治疗，还可能逐渐发展为阑尾黏液囊肿或阑尾脓肿。由于术前诊断常被慢性病史所掩盖，且术中也常因满足于炎症的诊断而将癌肿漏诊，因此，当阑尾慢性炎症或脓肿经保守治疗效果不明显时，临床上应考虑到盲肠癌的可能性。

当肿瘤直接侵犯盲肠区域时，回肠可能会因此遭遇急性梗阻的情况。这时，病变的形态多为溃疡型或乳头状。若肿瘤阻塞了升结肠，造成其管腔狭窄，并且回盲瓣的功能不全，回肠梗阻的症状将会变得更加明显。其临床上的表现与其他因素导致的回肠梗阻颇为相似，患者多有慢性或亚急性的梗阻历史，并且常常伴随着便秘、贫血及体重下降等症状。在进行体格检查时，医生有可能在局部摸到肿块，特别是在患者处于麻醉状态下，肿块更容易被察觉。如果在手术过程中医生能够触及肿块，这将为诊断提供帮助。

随着肿瘤的持续增大，升结肠的内部空间可能会被完全堵塞，同时回盲瓣的闭合也较为紧密，这会导致盲肠内部的压力异常升高，进而有可能引发穿孔，其表现形式为急性弥漫性腹膜炎。然而，这种情况并不是很常见。除此之外，肿瘤还可能促使盲肠发生急性内翻，进而诱发盲肠与结肠之间的套叠现象。这种情况的典型特征是患者会出现间歇性的结肠梗阻，持续时间从几天到几周不等，最终可能会因为病情的急性发作而需要紧急进行手术治疗。在手术前，医生通常只能初步诊断为肠套叠。但是，如果患者的年龄偏大，且过往存在贫血、便秘、便血及体重下降等病史，这些信息将有助于医生对肿瘤进行诊断。术中可见炎性包块，有时需要等到将病变的肠段切除并打开后，才能准确确定肿瘤的具体位置。

（二）左半结肠癌的临床表现特点

左半结肠包括横结肠的左侧 1/3 至乙状结肠下段。左半结肠癌多为浸润性腺癌，其瘤体相对较小，常环绕肠壁生长，容易导致肠腔出现环状狭窄。此外，由于左半结肠的肠腔相较于右半结肠更为狭窄，且肠内容物较为黏稠，因此更容易引发梗阻症状，如腹痛、腹胀及排便困难等，有时甚至会发生急性完全性结肠梗阻。在左侧腹部，医生可能触及到肿块，当粪便淤积时，肿块会相对较大，而排便后肿块则会随之缩小。左侧结肠癌所致的急症表现主要包括以下几种。

1. 急性结肠梗阻

由于左侧结肠癌多为硬性癌，且环绕肠壁在黏膜下生长蔓延，因此容易引起肠梗阻。在结肠不完全梗阻的情况下，粪块可能会嵌顿在狭窄处，从而加重梗阻症状，使梗阻由部分性转为完全性。

2. 肿瘤坏死穿孔

生长迅速的肿瘤可能会发生退行性坏死，进而引发肠穿孔。然而，肿瘤常与周围组织发生粘连，因此游离性穿孔的情况较为少见。正确的诊断通常需要在剖腹手术中才能明确。肿瘤近端的肠穿孔相对少见，多是由于肿瘤阻塞肠腔后，大量粪便嵌塞进一步加重了肠梗阻而造成的。

3. 继发于肿瘤的结肠套叠

由于套叠通常发生在活动的肠管，因此左半结肠癌所致的结肠套叠较为少见。

4. 盲肠破裂

在发生肿瘤性肠梗阻时，由于回盲瓣完全闭锁，盲肠可能会因张力过大而发生破裂。这是左半结肠癌较为罕见的临床表现之一。

5. 小肠梗阻

当肿瘤直接侵犯邻近小肠时，可能会导致小肠梗阻。由于患者常有结肠癌的慢性病史，因此诊断起来并不困难。

6. 急性阑尾炎

远端结肠癌逐渐阻塞肠腔，导致阑尾及盲肠进行性膨胀，阑尾壁变厚、增粗并充血，右下腹可能会出现局限性腹膜炎的症状和体征，从而表现为急性阑尾炎。但值得注意的是，患者通常伴有慢性结肠梗阻的病史。

7. 结肠周围脓肿形成

肿瘤坏死、穿孔，可能会导致形成结肠周围脓肿，这在左侧结肠癌中较为常见。临床诊断较为困难，有时在手术中也不易鉴别是癌肿还是脓肿，因为肿瘤周围存在炎症，不易进行活检。

三、直肠癌的临床表现特点

直肠癌在仅限于黏膜的早期阶段，通常无明显症状，患者可能仅会出现少量便血及大便习惯的改变，这些症状往往不易引起患者的注意。随着癌肿的发展，当其中心部分溃破并继发感染时，会出现以下症状。

（一）直肠刺激症状

癌肿直接刺激直肠，导致患者出现腹泻、里急后重感及排便不尽感。这些症状的不适程度与癌肿的大小密切相关。

（二）病变溃破感染症状

癌肿表面溃破后，患者会表现出大便带血，并伴有黏液排出。若感染严重，还会出现脓血便，且大便次数明显增多。

（三）肠腔狭窄梗阻症状

癌肿导致肠腔狭窄，可引起腹胀、腹痛等症状。在疾病晚期，患者可能会出现排便困难、粪便变形变细等情况。直肠癌本身一般不痛，但如果癌肿浸润至肛管和括约肌，则会引起疼痛。若括约肌功能丧失，脓血便会经常从肛管流出。随着梗阻的加重，患者还会出现便秘、腹胀、腹痛等症状。

此外，直肠癌还可能侵犯周围组织器官。男性患者可能因癌肿侵犯后尿道、前列腺或膀胱后壁，而出现尿频、尿痛、排尿困难等。女性患者则可能因癌肿侵蚀阴道后壁，而形成直肠阴道瘘。

在病程晚期，癌肿可能侵及骶神经丛，导致会阴部出现剧烈且持续的疼痛，这种疼痛还可能牵涉下腹部、腰部和股部。当癌肿转移至肝和腹膜时，患者会出现肝大、黄疸、腹水等症状。如果癌肿侵及肛管并转移至腹股沟淋巴结，患者还可能出现消瘦、贫血、水肿等恶病质现象。

四、肛管及肛周皮肤癌的临床表现

肛管癌及肛周皮肤癌相较于结、直肠癌较为少见，仅占大肠癌发病率的1%～4%。其中，肛管癌的发病率高于肛周皮肤癌，比例约为 7：1。肛管癌在女性中较为多见，而肛周皮肤癌则多见于男性。这两种癌症多发生于 60 岁以上的老年人，中青年人群中较为罕见。

（一）肛管癌

肛管癌的主要症状包括持续性肛门疼痛，尤其在排便后疼痛加剧。早期患者可能出现少量便血，并随着病情的进展逐渐加重。此外，患者的大便习惯也会发生改变，如排便次数增多，伴有排便不尽的感觉。直肠指诊时，医生可触及肿块，早期肿块呈疣状且可活动；若形成溃疡，则会有压痛感。在常规的肛门直肠检查中，偶然发现肛管癌的情况并不罕见。然而，有些患者由于疼痛而拒绝接受直肠指诊，因此，有时需要在麻醉的状态下方能进行此类检查。

（二）肛周皮肤癌

肛周皮肤癌的患者多主诉肛缘出现一小肿块，生长缓慢，常伴有不适感和瘙痒。一般情况下，该肿块不痛，但若已侵犯到肛管或括约肌，则会引起疼痛。较大的病变区域常有溃疡形成，并伴有疼痛和出血。凡肛门周围出现质地较硬的肿块并伴有溃疡，常提示可能患有肛周皮肤癌。此外，肛周皮肤癌易发生腹股沟淋巴结转移，导致腹股沟淋巴结肿大或质地变硬。

五、大肠癌的某些特殊临床表现

（一）合并肠瘘引起的临床表现

结肠癌可穿透肠壁，形成腹腔穿孔或与其他内脏器官相通形成内瘘。当与胃形成内瘘时，患者可呕吐出粪便样物；与小肠相通时，通常需通过 X 线检查才能发现。个别患者的肿瘤可侵透腹壁，与体外相通。直肠癌若侵透膀胱，尿液中可能出现粪便（粪尿）。女性患者若形成直肠阴道瘘，阴道内会有血性分泌物和粪便排出。

（二）合并类癌引起的类癌综合征

类癌好发于阑尾、直肠和小肠，起源于 Lieberkühn 腺泡的 Kulchitsky 细胞。由于分泌 5- 羟色胺、缓激肽、组胺及儿茶酚胺等物质，部分患者可出现类癌综合征，表现为皮肤潮红、腹泻、哮喘、发绀、呼吸困难、指（趾）间关节痛、精神神经症状及心内膜下纤维化等。对于伴有类癌综合征的肛肠肿瘤患者，应首先考虑大肠类癌的可能性。

（三）合并急性阑尾炎

结直肠癌患者并发急性阑尾炎在临床上并不少见，其发生机制具有特殊性：肿瘤可直接压迫阑尾根部导致管腔阻塞，或通过浸润阑尾系膜血管引起血液循环障碍，亦可因肠梗阻导致肠内压增高影响阑尾引流，还可因肿瘤周围炎症扩散累及阑尾。这类患者往往具有以下特征：年龄多在 40 岁以上，除阑尾炎症状（如右下腹痛、压痛、反跳痛）外，常伴大便习惯改变、慢性腹痛或不明原因贫血等警示症状。临床诊治时需特别注意，对疑似病例应行全结肠镜检查，术中需常规探查结肠，术后病理若发现癌栓应限期行肿瘤根治术。这类特殊类型的阑尾炎实际上是结直肠癌的重要临床表现之一，其早期识别对肿瘤诊断具有重要意义。

（四）晚期癌肿所产生的症状

晚期大肠癌可产生一系列症状。如由肿瘤坏死、继发感染等引起的"肿瘤热"，可表现为持续或间歇发热，体温多在 38℃左右，抗生素治疗通常无效。肿瘤广泛转移至腹膜时，可引起腹水。当肿瘤转移至肝、肺、脑、骨等器官时，会分别引起相应的临床表现。

第三节　诊断及鉴别诊断

一、结肠癌的诊断及鉴别诊断

结肠癌的早期症状多较轻或不明显，容易被忽视。而有症状前来就医的患者，癌肿多已处于晚期。凡 30 岁以上，出现以下症状的患者，应考虑有结肠癌的可能：①近期出现持续性腹部不适、隐痛、胀气，且经一般治疗后症状无缓解；②无明显诱因的大便习惯改变，如腹泻、便秘或两者交替出现；③粪便中带脓血、黏液或血便，而无痢疾、溃疡性结肠炎等病史；④腹部出现肿块；⑤原因不明的贫血或体重下降。

如经粪便检查发现脓细胞和红细胞，则必须进一步做下列检查。

（一）粪便隐血试验

粪便隐血试验（fecal occult blood test，FOBT）是早期发现结肠癌的有效方法之一，因为结肠癌患者在出现其他临床症状之前，FOBT结果可能呈阳性。FOBT简单、经济、无痛苦，尤其适用于大规模的人群普查及对有结肠症状患者的筛查。但是，需要注意的是，其存在一定的假阴性率，可能导致患者误以为自己没有患病，从而延误诊断和治疗。因此，在解释FOBT结果时，应充分考虑假阳性和假阴性的可能性，避免误导患者。此外，FOBT的敏感性较低，且可能受到饮食、药物等因素的影响，因此在实际应用中需结合其他检查手段进行综合判断。

（二）钡剂灌肠检查

在结肠癌的检查中，钡餐透视后，钡剂需数小时到达结肠，其间水分被吸收，导致结肠黏膜显影不清晰，因此该检查主要观察结肠的充盈相。由于钡剂常与大便混杂，影响对比度，使得小息肉、小肿瘤等细微病变难以被发现。此外，当结肠癌伴有梗阻时，不宜进行钡餐透视，因为钡剂在结肠内干结后，可能加重梗阻，使不完全性肠梗阻转变为完全性肠梗阻，且难以清除，增加手术难度。因此，钡餐检查通常仅作为有消化道症状患者的初步筛选手段。而钡剂灌肠检查或气钡双重造影则是结肠癌的必要检查项目，能够观察癌肿的部位、大小、大体形态等。

（三）结肠镜检查

结肠镜检查是诊断大肠癌的金标准，能够直接观察整个大肠肠腔，清晰显示病变。该检查还可进行摄影、活检等操作，对于息肉样病变，可通过内镜进行摘除。在结肠癌经钡剂灌肠检查初步诊断后，应进一步进行结肠镜检查，以直接观察病变并取组织进行活检。此外，结肠镜检查还可查清结肠其他部位是否存在小的息肉或多原发癌。当X线检查不能确定病变性质时，纤维结肠镜检查能够直接观察病变并进行活检，明确诊断。

1. 早期结肠癌的内镜下形态

早期大肠癌的内镜下表现分类：Ⅰ型为息肉隆起型，Ⅱ型为扁平隆起型，Ⅲ型为扁平隆起伴溃疡型。在内镜直视下，结肠黏膜内癌多不易与良性腺瘤鉴别。其特点通常表现为有蒂或亚蒂的球状息肉，瘤灶直径一般小于2cm，表面高低不平，明显充血，类似炎性息肉，多伴有表面糜烂或白色渗液。结肠黏膜下层癌在内镜下的体积一般较大，直径多超过 2cm，呈广基或短粗蒂，表面充血水肿，凹凸不平，多伴有糜烂。若瘤灶为广基盘状，中央常有表浅溃疡，表面可覆盖炎性渗出物。Ⅲ型体积较大，平均直径超过 3cm，特点为花坛状隆起边缘，中央部组织坏死形成溃疡。

2. 进展期结肠癌的内镜下形态

进展期大肠癌在内镜直视下的诊断多不困难，但需注意结肠镜盲区，该盲区主要位于肠段转折区，应高度重视，避免漏诊。

（1）BⅠ型——隆起型（包括息肉型、盘状型）：癌灶体积较大，一般介于 4～6cm，多呈广基息肉样隆起，表面凹凸不平，呈桑葚状或菜花状。表面可有散在性糜烂及浅小溃疡，触之易出血。该型多见于右侧结肠，可能由于右半结肠肠腔大，且肠内容物多较稀薄，癌肿较易向肠腔内生长发展。

（2）BⅡ型——溃疡型：也称局限溃疡型，为无明显周围浸润的局限性溃疡癌，瘤灶范围常较 BⅠ型大，中央为较大的溃疡，溃疡深度可达 0.8～1.0cm，溃疡边缘为结节状隆起，形成完整的环堤状隆起，呈"火山口"状，无局部向外溃破，因此肿瘤边界清晰。此型在进展期大肠癌中最为常见。

（3）BⅢ型——溃疡浸润型：与 BⅡ型的区别在于溃疡边缘的肿瘤向四周肠壁及黏膜浸润，导致溃疡边缘与肠壁无明显界限，形似环状堤坝，周围有一处或多处决口状改变，亦可表现为肿瘤表面有众多大小不一的溃疡及糜烂，呈明显的高低不平，触之易出血。

（4）BⅣ型——浸润型（硬化型）：癌灶呈环形浸润造成管腔环状狭窄，表面有砂粒样突起伴糜烂及小浅溃疡，表面质地较硬，附有脓性分泌物。咬取活检时可明显体会到与上述类型的区别。此型癌中组织学形态表现为瘤组织内结缔组织大量增生，导致病变区域纤维化。该型较少见，多发生在直肠及乙状结肠。

（5）BⅤ型——特殊型：某些黏液癌可呈特殊的镜下形态，瘤灶呈肿块型，伴有绒毛乳头状突起，质地松软而有弹性，边界不甚清晰，多见于升结肠和盲肠。此类黏液癌有时被称为胶样癌。

（四）超声扫描检查

超声检查的优点在于能够清晰显示肿瘤的结构，评估肿瘤对肛肠管壁各层的侵犯程度及与周围脏器的关系，同时判断是否存在远处器官的转移。肛肠的B型超声检查主要应用实时超声显像技术，探头频率的选择需根据检查部位和需求而定：体表检查通常选用 3 ～ 5MHz 的探头，而肠腔内超声检查则可选用 5 ～ 7.5MHz 的探头，以获得更高的分辨率。检查方法包括体表直接检查法、水灌肠法和内腔检查法三种，具体方法的选择需根据病变部位和患者情况而定。

尽管结肠癌发生的部位各不相同，但其声像图表现却具有一定的共性。根据肿瘤的病理特征及超声类型，其声像图表现可以分为以下两类。

1. 隆起型

（1）肠壁局限性增厚，并向腔内或腔外隆起，表面形态在超声图像中呈不规则状，类似"菜花"样或分叶状表现。

（2）局部增厚的肠壁在超声下呈现为低回声或等回声，内部回声多均匀一致。

（3）肠腔的强回声通常位于中央，但当局部增厚的肠壁形成较大肿块时，强回声会发生偏移或位于肿块的外周，呈偏心样改变。

2. 环周壁厚型

（1）肿瘤沿管壁环形浸润生长，超声表现为肠壁均匀性增厚。当切面与肠腔长轴垂直时，超声图像显示为中央有强回声、外周为低回声的圆形团块，称为"靶环"征；切面偏斜时，则表现为中间有强回声的椭圆形肿块，亦称"假肾"征。

（2）中央部位的肠腔强回声形态不规则，范围缩小，并可发生偏移。采用水灌肠法检查时，可见肠腔不规则变窄。

（3）增厚的肠壁在超声下呈低回声，部分区域呈结节状向肠腔内凸起。黏膜层和浆膜层的强回声显示模糊，甚至可能出现中断。

以上两型均表现为病变部位的肠壁僵硬，肠蠕动通常消失。当肿瘤体积较大，引起不完全性肠梗阻时，超声图像会显示上段肠管扩张，肠蠕动增强，肠内容物呈穿梭样运动；而肿瘤下段的肠管则充盈不佳。

（五）CT 检查

CT 检查主要用于已确诊大肠癌的分期检查，为制定治疗方案提供重要依据。此外，它可作为诊断手术并发症，确定肿瘤残留、复发及转移等情况的监测手段。然而，CT 对结肠肿瘤诊断的敏感性和准确性在很大程度上取决于肿瘤的大小及检查方法的恰当性。若肠道准备充分且检查方法得当，一般能够发现直径为 1 ~ 2cm 的肿瘤，但对于小于 1cm 的肿瘤，CT 的敏感性较低，容易漏诊。因此，CT 通常需要结合结肠镜等其他检查手段以提高诊断准确性。

肿瘤在 CT 检查时可表现为局限性腔内软组织肿块影、肠壁局限性或全周性增厚。肿瘤密度通常均匀，但较大肿瘤可能因缺血坏死而出现局灶性低密度区。此外，肿瘤密度也可能因出血、钙化等因素而有所不同。肿瘤形态常呈分叶状、不对称。当扫描平面与肠管长轴平行时，可见管状肠管存在局限性壁增厚，与邻近正常肠管分界清晰；若管壁呈环形增厚，则在横断面上呈现为"炸面包圈"样改变。黏液腺癌的密度较低，为 20 ~ 30Hu，且肿瘤钙化相对多见，但其密度范围可能因肿瘤成分的不同而有所变化，且 CT 表现通常较为复杂，可能伴有囊性变或钙化。

结直肠癌可侵犯腰大肌、精囊、前列腺、子宫和卵巢等器官，并常转移至肝脏、腹腔及腹膜后淋巴结，从而在 CT 检查时表现出相应的特征。此外，结直肠癌还可通过血行转移（如肺、骨等）和种植转移（如腹膜种植）扩散至其他部位。

CT 检查是结肠癌术后评估的基本方法，可用于观察术后短期并发症、复发及转移情况。可观察的短期并发症包括吻合口瘘、腹膜炎、腹腔脓肿和血肿等。术后早期，由于局部存在未吸收的出血、肉芽组织及纤维组织，可显示为一软组织影，但连续随访可见其逐渐变小，边界逐渐变清晰。因此，建议在术后 2 ~ 4 个月进行第一次 CT 扫描，并留作参考基线，以便与以后的 CT 复查结果进行对比。术后早期（如 1 个月内）的 CT 扫描可能受到术后炎症、水肿等因素的影响，因此 2 ~ 4 个月的 CT 扫描更能反映真实的术后情况。若在 CT 随访过程中发现肿块逐渐增大，且边界越来越模糊，或出现淋巴结肿大、远处转移等表现，应考虑复发的可能性。

关于 CT 对结直肠癌的分期方法，目前临床上主要采用国际抗癌联盟（Union for International Cancer Control，UICC）提出的肿瘤分期方法，即 TNM 分期系统。依照 TNM 分期系统，可将结肠癌分为以下四期：

Ⅰ期：腔内息肉型肿块，肠壁无增厚。

Ⅱ期：肠壁增厚超过 1cm，但无周围组织浸润。

Ⅲ期：周围组织轻度受累。

Ⅳ期：周围组织及器官明显受累，或伴有远处淋巴结转移。

需要注意的是，CT 检查在结直肠癌的诊断和分期中虽然具有重要作用，但也有一定的局限性，如对早期肿瘤的敏感性较低，对某些微小转移灶的检出率有限等。因此，在实际临床工作中，常需结合 MRI、PET-CT 等其他影像学检查手段，以提高诊断和分期的准确性，尤其是 MRI 在直肠癌的局部分期中具有较高的准确性。

（六）免疫学检测

肿瘤免疫学检测主要包括测定肿瘤标志物、评估肿瘤患者的免疫状态及检测患者对肿瘤的特异性免疫应答。在大肠癌中，肿瘤患者的免疫功能状态与肿瘤特异性免疫应答反应的测定并不具备特异性。大肠癌相关的标志物众多，其中血清癌胚抗原（carcinoembryonic antigen，CEA）的测定意义较为明确。至于血清酶学检测及癌基因与抗癌基因的研究，其临床意义仍在探索中。

1. CEA 的检测

CEA 最初由菲利普·戈尔德（Phillip Gold）等人从结肠癌和胎儿肠组织提取物中发现，是一种酸性可溶性糖蛋白。目前常用的 CEA 测定方法包括放射免疫分析法（双抗法）、固相放免法、Z 凝胶法及酶免疫试验（EIA），其中最常用的是放射免疫分析法和酶免疫试验。CEA 检测的临床应用范围广泛，对多种恶性肿瘤的诊断与治疗具有辅助作用。在大肠癌的临床应用中，其意义包括以下方面。

（1）普查及诊断：血清 CEA 水平作为无症状大肠癌患者的筛查指标，既缺乏特异性，又缺乏足够的敏感性。原因主要有两点：一是少数正常人及良性疾病患者也可能出现 CEA 升高，导致假阳性率较高；二是血清中的 CEA 浓度不仅取决于癌组织的产生量，还取决于癌组织将 CEA 释放入血的能力，以及肝脏的清除能力。

早期肿瘤局限于局部，很少累及周围组织，且肝功能正常，因此血清中 CEA 水平可能正常或升高幅度不大。只有当肿瘤发展到晚期，累及周围器官，侵犯血管、淋巴管，甚至发生肝转移时，CEA 水平才会明显升高。因此，血清 CEA 不具备早期诊断价值，不能用于普查。

（2）评价治疗效果和预后：连续测定血清 CEA 可用于观察手术或化疗的效果。手术或化疗后，如果 CEA 明显降低，表示治疗效果良好；如果手术不彻底或化疗无效，血清CEA通常维持在高水平。结直肠癌患者治疗前血清CEA水平与术后复发密切相关。术前CEA水平大于10ng/mL时，复发的可能性大大增加，且术后复发的平均时间也会明显缩短。

（3）监测术后复发和转移病变：CEA测定在监测手术后患者有无复发或转移方面最有价值。临床上，超过半数的复发患者是由CEA升高首先提示的。CEA升高往往先于体检异常、影像学检查异常及血液化学指标变化出现，通常可在临床症状显现前的4～5个月被检测到。

（4）指导再次探查手术：术后确定CEA基线值后，如果随访发现其值升高，可作为再探查术的指征，这可以大大提高探查阳性率和切除成功率。再切除的成功率与CEA值密切相关。CEA在10ng/mL以下者，再切除的可能性较大；当CEA大于10ng/mL时，再切除成功的机会较少。

（5）CEA单克隆抗体的应用：CEA单克隆抗体的发展不仅提高了CEA检测的特异性，还赋予了CEA新的用途。将诊断剂量的放射性药物（如 ^{125}I、^{131}I、^{111}In）标记在抗CEA单克隆抗体上，然后注入血清CEA升高的患者体内，这些标记单抗会与肿瘤细胞上的CEA结合。随后进行常规的 γ 闪烁造影，即可发现隐匿病灶，作出定位诊断。如果以治疗剂量的放射药物为标记，这项技术还有望成为治疗手段。

2. 大肠癌其他生物学标记物

希拉里·科普罗夫斯基（Hilary Koprowski）等利用人结肠癌细胞系SW1116免疫小鼠制备的糖类抗原19-9（carbohydrate antigen 19-9，CA19-9），可以识别具有高度癌特异性的唾液神经苷脂。结果发现，19%～49%的结直肠肿瘤患者CA19-9水平升高。然而，CA19-9对胃、胰、肝、胆管的敏感性更强，因此作为大肠癌血清学检测，其敏感性并不优于CEA。除了CEA和CA19-9，其他一些结肠癌相关抗原也被尝试用于大肠癌的诊断。

（1）T抗原：存在于正常组织的糖基中，在成人黏膜中处于封闭状态。发生大肠肿瘤病变时，T抗原可被花生凝集素（peanut agglutinin，PNA）识别，而使用单克隆抗体可以提高诊断的特异性。

（2）Tn抗原和TAG-72抗原：与T抗原类似，但特异性不强。

（3）MAM6抗原：是最有发展前途的标记物之一，最新的报道显示，结肠癌的阳性表达率高达 99%。在腺瘤病变中，该抗原的表达随腺瘤的不典型增生程度加重而增强，而正常结肠黏膜则不表达。

二、直肠癌的诊断及鉴别诊断

直肠癌的早期症状通常不明显，最初多表现为无痛性便血或黏液血便，伴随大便次数轻度增多。由于患者感受到的痛苦相对较轻，这些症状往往未能引起足够的重视。若临床检查不够全面，则容易导致误诊或漏诊。因此，对于出现上述症状的患者，应认真进行以下检查。与结肠癌相同的检查方法，如FOBT、CEA 的检测等，此处不再赘述。

（一）直肠指诊

直肠指诊是诊断直肠癌最重要、最简单易行且可靠的方法。约 80% 的直肠癌病例可通过直肠指诊被发现，而直肠癌延误诊断的病例中，多数是因为未进行直肠指诊，因此应高度重视这一检查方法。在进行指诊检查时，医生可以触及突出、质地坚硬且表面凹凸不平的肿块。这些肿块在早期通常可移动，但一旦侵及肠壁，则可能呈现不同程度的固定状态。此外，有时还能触及边缘外翻的溃疡病灶，导致指套上可能会沾染有血迹。在晚期，可能摸到狭窄环，且手指无法伸入环内。对于女性患者，应同时进行直肠、阴道联合指诊，以探查直肠肿块与阴道的关系。

虽然直肠指诊操作不难，但要准确查出早期、微小、高位直肠癌及癌前病变并非易事。因此，在进行指诊时需注意以下问题。

（1）指诊前应详细了解患者的病史，明确检查的重点，以免误诊或漏诊。

（2）食指应全部插入直肠，并按照右、前、左、后的顺序进行触诊，顺逆方向各进行一次。特别是在膝胸位检查时，要仔细检查直肠后壁，否则容易漏诊后位的直肠癌。

（3）若指诊时有疑问，应变换体位再次进行检查。一般成人食指的长度为 7 ～ 7.5cm，通过施加压力和调整体位，医生可以触及更深的位置，通常可达 9 ～ 10cm。若由膝胸位改为蹲位（患者蹲在床沿，臀部悬于床沿外），在增加腹压的状态下，医生可以触及更深的位置，通常可达 10cm 以上。临床经验表明，对于经过乙状结肠镜或钡剂灌肠检查证实的中、高位直肠癌（距肛缘10 ～ 12cm），若常规直肠指诊未能触及，改为膝直立位后则容易扪及。

（4）指诊检查完毕后，若见指套上有血迹，而改变体位后未触及肿块，建议进行乙状结肠镜检查，以排除高位直肠病变。

（5）对于某些患者，如肛裂患者因疼痛难以忍受指诊时，可在局部麻醉后进行直肠指诊。

（二）直肠镜或乙状结肠镜（硬管镜、纤维镜）检查

临床上可通过直肠镜检查观察到直肠下端的肿瘤。对于高位肿瘤，则应进行乙状结肠镜检查。然而，在检查直肠下段后壁肿瘤时，直肠镜检查相较于乙状结肠镜更为便捷。对所有经指诊检查怀疑或已确诊为直肠癌的患者，均应接受上述检查。这些检查不仅能在直视下协助诊断，而且重要的是，可通过取活组织进行病理检查以明确诊断，这是术前不可或缺的检查步骤。在进行活组织检查时，必须在溃疡边缘处钳取 2～3 小块组织，有时甚至需要进行多次（2～5 次）及多处检查，才能确保诊断的准确性。一次阴性结果绝不能轻易排除肿瘤的可能性。有学者将直肠指诊（palpation）、直肠镜（proctoscopy）及活组织检查（punch biopsy）合称为"3P"检查。对于所有原因不明的便血、腹泻及体重减轻的患者，均应接受"3P"检查。

（三）X 射线钡剂灌肠

由于钡剂灌肠检查在显示直肠病变，尤其是直肠下段病变时存在局限性，其效果远不及肛门指诊及直肠腔内 B 超检查，因此，X 射线钡剂灌肠检查在直肠癌的诊断中具有一定的局限性。为了排除结肠多原发性癌和息肉病变，直肠癌患者在术前应常规进行钡剂灌肠检查或气钡双重造影。在质量良好的钡剂灌肠造影图像上，直肠后壁肿瘤可能表现为直肠后间隙的增宽。直肠后间隙是指直肠壁与骶骨前缘之间的间隙，其正常宽度不超过 1cm。

（四）超声检查

由于直肠癌位置较深，前有膀胱、子宫（或前列腺）等器官遮挡，因此，采用经腹超声检查前，必须先使膀胱充盈，以便更好地显示病变情况。近年来，经直肠超声检查技术得到了显著发展，该技术能够清晰地显示直肠壁的各层结构，对于直肠癌的分期判断、直肠癌保肛术后的复查及手术方式的选择均具有重要意义。

直肠癌在超声图像上主要表现为肠壁增厚，呈低回声或等回声，病变部位向肠壁深处凹陷，局部向肠腔内凸起，表面形态不规则，呈菜花状。狭窄的肠

腔在超声下表现为高回声区。若病变为局限隆起型，高回声区可能偏向一侧或在肿块的边缘处显现。当直肠癌侵犯到子宫或前列腺时，两者之间的界限变得模糊不清，原有的高回声区边缘会出现中断或消失，并在相应部位观察到实性肿块回声。若伴有盆腔淋巴结转移或其他脏器转移，超声图像上可出现类圆形低回声病灶及转移器官内的实性肿块回声。

（五）CT 检查

CT 检查不仅能够清晰地显示肠腔内的病变情况，还能直接观察肠壁及其与周围组织器官的关系。通过 CT 检查，可以明确癌肿侵犯肠壁的深度、向肠壁外浸润的范围及远处转移的具体部位，从而为肿瘤的分期和治疗方案的制定提供重要依据。

（六）其他检查

女性患者应行阴道及双合诊检查，男性患者在必要时则需进行膀胱镜检查。若怀疑存在肝脏转移，应进行 B 超和 / 或同位素扫描检查。当癌肿侵犯肛管并伴有腹股沟淋巴结肿大时，应行淋巴结活检。

在临床上，直肠癌被误诊为内痔、息肉、肠炎及慢性痢疾的情况并不罕见。究其原因，主要包括以下几点。

1. 患者自我误判

对轻微的消化道症状缺乏重视，即便已出现明显的消化道症状，如大便习惯改变、便血、腹泻及里急后重等，也未能及时就医。特别是青年患者，由于代谢旺盛，对疼痛及不适往往不以为意，若曾被误诊为痔、肛裂等疾病，更易自认为旧病复发，或经抗感染治疗后症状略有好转便拖延了就医时间。此外，部分患者虽长期出现症状，却未意识到可能患有严重疾病，尤其是以黏液血便、腹泻及里急后重为主要症状时，常误诊为痢疾、肠炎。个别患者大便中可能检测到病原菌，抗感染治疗短暂有效，从而延误了正确诊断。还有部分患者因经济条件限制或在家庭及工作中承担的责任较重而延误就诊。

2. 医源性误诊

医源性误诊是主要的误诊原因，约占 90%，多因医务人员疏忽或认识不足所致。具体表现为医务人员思想麻痹，对直肠癌在我国的发病情况了解不足，受"大肠癌主要发生在 40 岁以上人群，30 岁以下罕见"的传统观念影响，放松了对本病的警惕；满足于表面现象，对病情缺乏全面分析，未能详细询问病史，有时仅依据一张不合格的化验单或一次不规范的活检结果便作出诊断；忽略直肠指诊的重要性。部分大肠癌病例可通过直肠指诊触及，但这一简单易行、不受医疗条件限制的基本检查却常被忽视，甚至某些痔瘘专科医生也未能给予足够重视。此外，结肠镜检查、钡剂灌肠造影等检查不仔细或技术原因也是造成误诊、漏诊的重要因素。

3. 疾病本身的复杂性

较高位的直肠癌合并痔疮或肛裂时，肛门指诊对肿瘤的触及本就较为困难，加之指诊可能加重患者痛苦而导致拒检，从而更易满足于痔疮或肛裂的诊断而漏诊直肠癌。

为了减少或避免直肠癌的误诊和漏诊，患者本人与临床医生都必须提高警惕性。医生还需重视对消化道症状就诊患者行"3P"检查。对于内痔、息肉、肠炎等患者，在治疗前必须行直肠指诊，必要时还需进行肠镜检查。

三、肛管癌与肛门周围癌的诊断及鉴别诊断

（一）肛管癌

肛管癌的早期症状与内痔、肛瘘及肛裂等常见疾病相似。由于都存在便血、排便时疼痛、大便习惯改变及肛管异物感等症状，临床上常将早期肛管癌误诊为上述良性病变，并据此进行错误处理，这是导致误诊的主要原因。因此，根据病史及直肠指诊，应对以下疾病进行鉴别。

1. 直肠癌

直肠癌可侵犯至肛管，甚至达到齿状线部位。其确诊依赖于病理检查。虽然两者在治疗上有相似之处，但肛管癌放疗的适用指征相较于直肠癌更为宽泛，且直肠癌的预后通常优于肛管癌。

2. 感染性肛门窦道

感染性肛门窦道在某些情况下可能类似肛管癌，但肛门窦道多位于肛管后部或前正中处，并与齿状线相连，肛管黏膜保持完整。在麻醉条件下使用探针检查可证实为肛门窦道，若窦道内有肉芽组织生长，则可诊断为感染性肛门窦道。活检可进一步证实诊断。

3. 恶性黑色素瘤

该肿瘤在肛管部位较为罕见。典型的黑色素瘤外观可能类似于血栓性内痔，

但触诊时呈硬性结节状，偶尔伴有压痛。若其表面有色素沉着及溃疡形成，则诊断相对容易。值得注意的是，约半数肛管黑色素瘤并无明显色素沉着。活检是确诊该疾病的关键手段。

（二）肛门周围癌

凡肛门周围皮肤或瘢痕出现发硬现象，并伴有瘙痒感，均应提高警惕。若形成溃疡，且边缘凸起，则诊断相对容易，但确诊仍需依赖活检。临床遇到以下疾病时，应对其与肛周癌进行鉴别。

1. 肛门湿疣

肛门湿疣表现为环绕肛门区域出现多个肿块，这些肿块可延伸至肛管的最下段。肿块的大小各异，从小的皮肤突起到大而有蒂、形状不规则的肿块均可见到。其表面覆盖有细小的颗粒状物质，并且在多个病变之间，存在正常的皮肤作为分隔。值得注意的是，病变部位的皮肤并未形成溃疡，同时也没有肉眼可见的恶性浸润改变。

2. 肛裂

肛裂多发生于后正中肛缘处，呈椭圆形溃疡状，常伴有前哨痔。患者常有典型的排便疼痛病史。少数溃疡可位于前正中或两侧，但仍伴有典型的疼痛史。

3. 肛门瘙痒症

慢性肛门瘙痒症患者的肛周皮肤呈广泛性增厚，有时可能被误诊为癌变。但瘙痒症的肛管皮肤改变通常较为广泛，且无深部浸润改变。肛门瘙痒症并发癌变的情况较为少见。

4. 肛周克罗恩病

肛周溃疡可以是克罗恩病的特征之一，表现为无痛性溃疡，周围伴有水肿。乙状结肠镜检查可发现直肠炎的存在。有些所谓的结核性溃疡可能是克罗恩病所致，需进行鉴别诊断。

5. 非特异性溃疡

非特异性溃疡可发生于肛门周围并侵犯肛管，其病因尚不清楚。溃疡面可能很大，但病变通常表浅，边缘稍高，基底部覆盖有清洁的肉芽组织，且无增厚现象。通过取活组织进行病理检查可明确诊断。

6. 基底细胞癌

基底细胞癌多位于肛管口处，不侵犯肛管。癌肿局限、表浅且可活动。虽然病程较长，但病变通常较小，生长缓慢，且很少发生转移。

7. 癌肿并发肛瘘

癌肿多为黏液腺癌，肛瘘病史长。癌肿位于肛瘘处，可能来源于肛腺。肿瘤在肛周形成溃疡并向深部浸润。在诊断过程中，应注意排除乙状结肠癌及直肠癌的可能性，因为这些肿瘤可能种植到肛瘘处。

提高大肠癌治愈率的关键在于早期发现与早期诊断。而实现早期诊断的核心在于提高对大肠癌的警惕性。鉴于在健康人群中开展大肠癌普查的经济效益比尚存争议，因此，加强就诊患者的临床筛查工作，成为减少漏诊、提升早期诊断率的关键所在。

第四节 治 疗

一、大肠癌的中医药治疗

大肠癌属于中医学的"肠积""积聚""肠覃""肠风""癥瘕""脏结""锁肛痔""脏毒"等范畴。本病系正气不足、邪气乘虚侵入所致。忧思郁怒、饮食不节等气机不畅，毒邪侵入，湿热蕴结，下注大肠，滞留积聚，凝结成积。《外科正宗·脏毒论》曰："情性暴急，纵食膏粱，或兼补术，蕴毒结于脏腑，火热流注肛门，结而为肿。其患痛连小腹，肛门坠肿，二便乖违，或泻或秘，肛门内蚀，串烂经络，污水流通大孔，饮食不餐，作渴之甚，犯此未有见其生者。"《医宗金鉴》曰："由醇酒厚味，勤劳辛苦，蕴注于肛门，两旁肿突，形如桃李，大便秘结，小水短赤，甚者肛门重坠紧闭，下气不通，刺痛如锥。"中医学对大肠癌的临床症状与体征也有描述，《外科大成》曰："锁肛痔，肛门内外犹如竹节锁紧，形如海蛇，里急后重，便粪细而带扁，时流臭水。"中医对大肠癌的治疗以扶正祛邪、调整阴阳为主。扶正可以改善全身状况，使正气加快恢复，提高机体的抗癌能力，从而有利于祛邪；祛邪可以缩小或局限癌灶，抑制或杀灭癌细胞，控制局部癌肿的发展，进而减轻患者的全身症状及局部症状，延长患者的生存期。但在癌肿的不同阶段，应根据患者的具体病情和体质，采用不同的治疗方法。

早期癌肿较小，重要脏器未受损害，对全身影响相对较轻。中医认为，早期癌肿多与气血瘀滞、湿热毒蕴等病机相关，但也可能因患者体质不同而表现为其他证型（如气滞血瘀、痰湿凝聚等）。因此，治疗以消痈为主，可采用行气祛瘀、解毒消痈、清热利湿、解毒散结等法。对于伴有其他疾病、年老体弱或体质特殊的患者，可适当加用扶正之药，以兼顾整体调理。中期癌肿较大，正气尚未衰败，但由于病程较久，正气已有一定程度的损耗。此时，治疗应以攻补兼施为主，既要祛邪消瘤，又要扶正固本。具体治疗方法需根据患者的体质、病机特点（如气阴两虚、痰瘀互结等）进行辨证论治，灵活选用清热解毒、活血化瘀、健脾益气等方法。到了晚期，患者久病耗伤正气，体质衰弱，癌肿增大并可能侵犯周围组织和脏器，或通过淋巴、血道转移扩散，导致脏腑功能衰竭、气血亏虚。此外，部分患者可能因放疗、化疗或手术而气血大损、脾胃虚弱、阴阳失衡、正气虚衰。此时，治疗应以扶正为主，兼以祛邪。具体治疗需根据患者的证型进行辨证论治：若气血两虚，治宜益气养血、扶正解毒；若脾肾阳虚，则宜温补脾肾；若肝肾阴虚，则宜滋补肝肾。同时，可适当加入具有抗癌作用的中药，以兼顾局部治疗与整体治疗。

总之，中医疗法强调辨证论治，注重个体化治疗，通过扶正祛邪、调整阴阳，可以增强体质、提高免疫力、巩固疗效，从而提高治愈率并延长患者的生存期。但需要注意的是，中医治疗应与西医学相结合，根据患者的具体情况制定综合治疗方案，以达到最佳疗效。

（一）中医药治疗大肠癌的疗效评价标准

中医药治疗大肠癌的疗效评价标准主要参考《中药新药临床研究指导原则》（2002 年）中的分级标准。

1. 治愈

症状和客观检查阳性征完全消失，恢复一定的劳动能力。分为三级：①Ⅰ级：连续观察 1 年以上无复发者；②Ⅱ级：连续观察半年至 1 年无复发者；③Ⅲ级：连续观察 2～6 个月无复发者。

2. 显效

症状基本消失，癌肿缩小一半以上（基于影像学检查），其他检查有明显好转。分为两级：①Ⅰ级：观察半年以上不再进展；②Ⅱ级：观察 2～6 个月不再进展。

3. 有效

症状有所改善，观察 1 个月以上癌块基本稳定者。

4. 无效

症状和客观检查均无改变，或短期改变而又迅速进展者。

（二）中医辨证论治

根据大肠癌患者的体质状况、病因病机、病程长短及临床症状等，中医辨证论治如下。

1. 气血瘀滞型

气血瘀滞型多因长期情志不畅、忧愁思虑，使肝气郁结，气滞血瘀。

证候表现：情志抑制、胸闷不舒、腹胀腹痛，或痛有定处，排暗红色血便，局部肿块坚硬如石。舌质紫暗，或舌边有瘀斑，脉象细弦或细涩。

治法：行气祛瘀，解毒消痈。

方剂：膈下逐瘀汤或桃红四物汤加减。

常用药物：延胡索、川楝子、郁金、当归尾、桃仁、红花、赤芍、丹参、三棱、莪术、土鳖虫等。

临床加减：如以气滞为主，兼见腹胀、嗳气、腹痛窜痛等症者，可加木香、香附、青皮、砂仁、沉香、枳壳等行气之品；如以血瘀为主，局部症状较重者宜加活血祛瘀之乳香、没药、水蛭等药；如便血较多则加地榆、槐花、侧柏炭等止血之品；如伴气血亏虚者，可酌加黄芪、党参、熟地黄、鸡血藤等益气养血药。此外在上述基础上，亦可加白花蛇舌草、半枝莲、败酱草等祛毒抗癌之药。国内有学者研究报道，在此型患者手术前，用扶正祛邪汤加行气祛瘀之香附、郁金、延胡索、川楝子、土鳖虫、三棱、莪术煎汤内服，伍用 5- 氟尿嘧啶 0.25g 加黄柏 30g、白花蛇舌草 60g、半枝莲 30g、乌梅 30g 的浓煎液 50mL 进行保留灌肠，并辅助精神疗法。结果显示，90% 的患者精神症状和其他症状均有所改善，能够顺利接受手术，术后体质恢复相对较快。

2. 湿热毒蕴型

湿热毒蕴型多由湿浊热毒之邪蕴结肠道，与瘀血搏结所致。

证候表现：局部肿瘤坚硬如石，发热，脘腹疼痛，痞满不适，纳差，腹泻与便秘交替出现，里急后重，肛门灼痛，黏液脓血便，气味腥臭难闻，小便黄赤。舌质红，苔黄腻，脉数或弦数。

治法：清热利湿，解毒消瘕。

方剂：槐花地榆汤或清肠饮加减。

常用药物：龙胆草、黄芩、黄连、黄柏、白头翁、泽泻、茯苓、大腹皮、车前子、薏苡仁、白术等。

临床加减：如患者黏液脓血便、里急后重较著者，可加地榆、槐角、银花炭、败酱草、槟榔、广木香、枳壳、乌药等以解毒排脓，止血行气；如大便秘结，证属实证者酌加熟大黄、枳实、芒硝等泻下导滞之药，虚证者则选用柏子仁、火麻仁、郁李仁、生地黄、玄参等润肠通便之品；如有腹泻，则重用茯苓、焦白术、白头翁、薏苡仁、扁豆等健脾利湿之药；属滑泻不止者还可加秦皮、诃子肉等收涩止泻之品。郑州市大肠肛门病医院采用辨病与辨证相结合的原则，用其基本固定方（藤梨根 60g，白花蛇舌草、苦参、水杨梅根、薏苡仁、凤尾草、野葡萄根、白茅根、槐角、紫河车、丹参各 30g），根据上述病情进行辨证，加减服用，并配以黄柏、黄芩、苦参、紫河车各 60g，虎杖 120g，藤梨根 250g，乌梅 15g，浓煎 500mL，每日睡前用 50mL 左右进行保留灌肠。此方法有效改善了临床症状，提高了手术成功率。

3. 气血虚衰型

气血虚衰型多由素体气血不足，年老气血亏虚，或病至晚期气血衰竭，或放疗、化疗、手术之后气血耗伤所致。

证候表现：形体消瘦，面色苍白无华，神疲倦怠，气短乏力，肛门坠胀剧痛。舌质淡，苔薄白，脉沉细无力。

治法：益气养血，扶正祛毒。

方剂：八珍汤、十全大补丸或人参养荣汤加减。

常用药物：人参、党参、黄芪、白术、茯苓、熟地黄、当归、白芍、阿胶、鸡血藤等。

临床加减：如以气虚症状为主者，宜重用补气之党参、黄芪；肛门坠胀较重者，属气虚下陷，还可另加升麻、柴胡等升阳举陷之品。如以血虚症状为主者，则宜重用熟地黄、当归、白芍、鸡血藤等补血之品。由于气血互相化生，关系密切，因此在运用时，应二者兼顾，相得益彰。如兼脾胃虚弱，症见脘腹痞满、纳差、大便溏泄，可加砂仁、薏苡仁、淮山药、神曲、谷麦芽等健脾开胃化食之品，以调理脾胃之功能，增加饮食摄入，使气血生化有源。在临床运用中，为了防止补药之滋腻，增强气血运行，促进气血化生，可加入木香、香附、枳壳、川芎及丹参等行气活血之药。亦可酌加祛毒抗癌之白花蛇舌草、黄药子、半枝莲等药。郑州市大肠肛门病医院采用此法治疗 35 例无法手术或不愿施行手术的中晚期大肠癌患者，给予内服"抗癌Ⅰ号"（党参 60g，黄芪 100g，当归 50g，桃仁 40g，延胡索 50g，白花蛇舌草 120g，半枝莲 50g 等，将上药炼蜜为丸，每丸重 10g，每日 2 次，每次 2 丸），配以"抗癌灌肠Ⅱ号液"（黄芪、槐花炭、冬凌草各 50g，土茯苓 100g，浓煎 500mL）50mL 左右保留灌肠，每日 1 次，10 次为一疗程。用药 1～2 个疗程后，肛门坠胀疼痛明显减轻，排便通畅，黏液血便明显减少，饮食增加，全身症状明显改善者占 71.3%。

4. 脾肾阳虚型

脾肾阳虚型多由患者素体阳虚或久病、癌肿晚期，或放疗化疗以后耗损阳气所致。临床上晚期大肠癌患者多为此型。

证候表现：面色萎黄无华，形体消瘦，腰膝酸软，或有阳痿，形寒肢冷，气短乏力，腹痛纳差，大便溏薄或五更泻，小便清长。舌质淡胖、苔白，脉沉细弱。

治法：温补肾阳，健脾益气。

方剂：四神丸与参苓白术散，或四神丸与附子理中汤合方加减。

常用药物：肉桂、制附片、肉豆蔻、补骨脂、淫羊藿、肉苁蓉、党参、黄芪、焦白术、茯苓、薏苡仁、淮山药、吴茱萸等。

临床加减：如食欲不振、脘腹胀闷、痰涎壅盛、舌苔厚腻者，属痰湿中阻，可加木香、砂仁、陈皮、半夏、竹茹、神曲等化痰除湿之药；如五更泄泻次数较多，每日 4 次以上者，可酌加涩肠固脱之诃子肉、赤石脂等；如腰膝酸软疼痛、阳痿者，在应用肉桂、制附片等助阳药的同时，亦可加入熟地黄、枸杞子、杜仲等滋补肾阴之品，以达"阳中有阴、阴能生阳"之效；如癌肿较大，甚或溃烂流脓血、局部疼痛剧烈者，可在中医治疗基础上结合西医学对症治疗，并酌情加入白芷、败酱草、白花蛇舌草、黄药子等祛毒抗癌之药。上海中医药大学附属龙华医院以健脾益气、温肾助阳为主，佐以祛邪抗癌的中草药治疗恶性肿瘤，处方为黄芪、党参、白术、茯苓、陈皮、半夏、生薏苡仁、扁豆、焦神曲、补骨脂、淫羊藿、肉苁蓉、菟丝子、锁阳，以及白花蛇舌草、石打穿、石上柏。治疗后，多数患者精神好转、体重增加（$P < 0.01$），其他症状均得到不

同程度的改善和稳定。部分病例的免疫、生化等检查结果表明，巨噬细胞活性和 E 玫瑰花环形成试验升高（$P < 0.01$），血清 C3 含量和血清唾液酸含量下降（$P < 0.05$）。

5. 肝肾阴虚型

此型多因病至晚期，或癥瘕积聚日久化热伤阴，或放疗化疗后热毒灼伤阴液，亦可因手术中出血过多、耗伤阴血而致。

证候表现：头晕目眩，腰膝酸软或胁肋疼痛，形体极瘦，面色无华，耳鸣盗汗，五心烦热，口苦咽干，大便秘结，小便短赤。舌质红、苔黄而光剥，脉细数。

治法：柔肝补肾，滋阴清热。

方剂：知柏地黄丸或左归丸加减。

常用药物：熟地黄、生地黄、龟板、鳖甲、枸杞子、女贞子、旱莲草、山萸肉、黄柏、知母等。

临床加减：如患者以阴虚症状为重，可重用龟板、鳖甲、女贞子、旱莲草等滋阴之品；如长期低热者，则应加地骨皮、青蒿、银柴胡等清虚热之药；伴血虚者，可重用熟地黄，酌加当归、白芍、鸡血藤等养血药；伴气虚之神疲倦怠、气短乏力者，则加益气之黄芪、党参、人参等；若便血量多，应增加地榆、槐角、生地炭、仙鹤草等止血之品。

总的来说，大肠癌患者在用中药治疗时，一般随症加减药物如下。

便脓血：加地榆、槐花、侧柏炭、银花炭。

里急后重：加广木香、枳壳、乌药。

大便秘结：体实者酌加大黄、枳实、桃仁；体虚者可用柏子仁、郁李仁、火麻仁、松子或麻仁丸（吞服）。

便次增多：加诃子、椿根皮。

阳虚：加附子、肉桂、干姜。

阴虚：加石斛、玉竹、玄参、天花粉、麦冬。

气血不足：加太子参、黄芪、当归、地黄。

（三）中医药对放、化疗不良反应的制约

放疗和化疗是目前治疗大肠癌较为重要的手段。然而，由于放疗和多数化疗药物均缺乏理想的组织特异性，在抑制和杀灭癌细胞的同时，往往也对机体中增殖旺盛的细胞产生不良反应。根据国内外文献报道，常见的不良反应包括骨髓抑制、胃肠道反应和中枢神经系统反应；此外，还可能对肾功能造成一定损害；少数病例还会出现皮肤病变。为了减少这些不良反应，临床上针对放疗和化疗患者出现的不同症状，运用中医的"四诊合参"方法，进行辨证论治，已取得了一定进展。

1. 辨证论治

（1）骨髓抑制：多数抗癌药物和部分接受放疗的患者可产生不同程度的骨髓抑制，证属气血亏虚、正虚邪实。症见面色萎黄无华、形体消瘦、神疲倦怠、少气懒言、头晕目眩，舌质淡，脉细弱。血液化验结果显示白细胞，尤其是粒细胞减少，血小板降低，严重者可出现全血细胞减少。治宜益气养血，方用八珍汤或人参养荣汤加减。若白细胞减少明显，可加入大枣、阿胶、鸡血藤等；血小板降低者亦可加入花生衣、阿胶等，或长期食用猪骨炖花生，亦可取得良好疗效；对于全血细胞减少的患者，除使用原方加入上述药物外，还可加入酸枣仁、龙眼肉、枸杞子等补肾填精之品。

若放疗、化疗后热毒伤阴、营血耗损，症见体形消瘦、头晕目眩、低热不退，或潮热盗汗、口干咽燥、大便秘结、小便短赤，舌质红、苔黄花剥而干，脉沉细数。治宜滋阴养血，方用知柏地黄丸合八珍汤，加龟板、鳖甲、地骨皮、青蒿、胡黄连等滋阴清热之品；若伴有便血、鼻衄或皮下紫癜等血热妄行之症状，则应去川芎、当归，将熟地黄改为生地黄，并加白茅根、水牛角、仙鹤草、血余炭、地榆、槐花等凉血止血药；若放疗、化疗后属脾肾阳虚者，则应根据前述分型进行辨证论治。

（2）胃肠道反应：主要是由抗癌药物对胃肠黏膜的损害作用所致，严重者还可引起胃炎、肠炎、溃疡及肠黏膜坏死等。中医学认为这是放疗、化疗后，脾胃功能失调，湿痰阻滞，气机不畅而导致的，症见腹部胀满、恶心呕吐、口苦纳差、口干不欲饮，或大便溏泄，舌质淡胖、苔厚腻，脉濡滑。治宜健脾和胃，燥湿化痰。方用陈夏六君子汤加苍术、薏苡仁、藿香、佩兰、木香、砂仁、竹茹等燥湿化痰药。如偏于脾胃虚弱者，则可加淮山药、扁豆、莲米、神曲、谷麦芽等健脾养胃之药；如系热毒劫夺胃阴、阳明中焦津液耗损，症见胃脘嘈杂不适、口干喜饮或口腔糜烂，便秘，舌质红，苔中光剥，脉细数，证属胃阴不足，治宜滋养胃阴，方用益胃汤加生地黄、茯苓、泽泻及润肠通便的火麻仁、柏子仁等。

（3）中枢神经系统反应：是抗癌药及放疗、化疗对中枢神经和周围神经系统的毒性作用而产生的神经精神症状。患者可表现出头痛、神疲乏力、失眠多梦、眩晕耳鸣、听力下降、心神不宁、幻觉、共济失调、反射减弱、震颤等症状。中医学认为，这主要归因于放疗、化疗灼伤阴液，进而导致肝肾阴虚、肝阳上亢、虚火上扰，或肾阴不足、心失所养、心肾不交。治宜滋补肝肾，平肝潜阳，养心安神。方用天麻钩藤饮合左归丸加减。神昏谵语者，可选用安宫牛黄丸或至宝丹等清心开窍之剂。

（4）膀胱刺激征：抗癌药物对泌尿系统的毒性作用可导致中毒性膀胱炎，进而产生膀胱刺激症状，表现为尿频、尿急、尿痛，或小便淋漓不畅，严重时可能出现尿闭。实验室检查可见血尿、蛋白尿等异常。中医学认为，此症状系化疗后湿热毒邪下注膀胱，膀胱气化不利所致。治宜清利下焦湿热，方用八正散加减。若伴有血尿，则应加入白茅根、大蓟、小蓟、生地炭等凉血止血药物；若小便混浊或伴有蛋白尿，则应与萆薢分清饮合方加减治疗；对于尿闭不通或伴有尿潴留的患者，可配合导尿或耻骨上膀胱穿刺等西医治疗手段。

（5）皮肤病变：部分抗癌药物对皮肤及其附属器具有毒性作用，能够引发过敏性皮炎、疱疹及瘙痒症等皮肤病变。这类病变可按皮肤病的治疗原则进行施治，主要以滋阴养血、疏风清热为主。中医学认为，"发为血之余"，意指头发的健康与血液的滋养密切相关。因此，脱发现象多发生在放疗或化疗之后，由气血亏虚、肝肾不足所导致。针对这一病因，治宜益气养血，滋补肝肾，方用人参养荣汤与左归丸合方进行加减，并重用制首乌以增强疗效。

2. 大肠癌放疗、化疗后临床常见症状的中医药内服处方

（1）恶心呕吐：①半夏 12g，竹茹 12g，赭石 30g，茯苓 12g，陈皮 9g，紫苏梗 12g，枳壳 9g，木香 9g。②刀豆壳或刀豆子 30g。③紫金粉 0.6g（吞服）。

（2）食欲不振：木香 9g，砂仁 3g，白术 12g，鸡内金 6g，陈皮 9g，山楂 12g，六神曲 12g，谷芽 16g。

（3）腹泻：白术 12g，茯苓 12g，木香 9g，陈皮 9g，石榴皮 12g，甘草 3g。

（4）血尿：大蓟 15g，小蓟 15g，白茅根 30g，荠菜花 30g，瞿麦 15g，茜草根 30g。

（5）白细胞及血小板减少：①黄芪、党参、当归、何首乌、熟地黄、补骨脂、女贞子、墨旱莲各 12g，炙甘草 3g。②茜草 30g，小茴香 3g。③花生衣炒干研末，每日 3 次，每次 30～90g。④刺五加片，每日 3 次，每次 3～5 片。

（6）口干咽燥舌红：石斛 9g，玄参 12g，麦冬 12g，天花粉 15g，知母 9g，芦根 30g，白茅根 30g，石豆兰 15g。

（7）便血：①槐花末、生地炭、地榆炭、伏龙肝各 30g，椿根皮 15g，诃子 9g，白术 9g，陈皮 6g，甘草 3g。②橙木叶 30g。

需要特别说明的是，本节所列中医处方需在中医师辨证指导下使用，患者不可自行盲目套用。

（四）中医药免疫支持

早在两千多年前，《内经》就指出："真气从之，精神内守，病安从来。""真气"即机体抵抗病邪的"正气"。只要体内正气旺盛，即使有邪气侵袭，正气也能抵御，使机体免于发病。因此，《内经》特别强调"正气"在发病学中的主导作用。在肿瘤发病的全过程中，始终贯穿着正与邪、虚与实的斗争。"邪气盛则实，精气夺则虚"，扶正是根本，消痈是目的。化疗在消痈的同时，往往导致"实者变虚、虚者愈虚"的矛盾更加突出。因此，通过扶正培本的治疗方法，对提高肿瘤患者的机体免疫功能具有极其重要的意义。这是一种较为有效且得到临床验证的免疫支持方法。

1. 补脾与免疫

脾胃为"后天之本"，是人体正气化生的源泉。脾胃在中医学体系中占据十分重要的地位，其功能包括受纳、腐熟水谷，升清降浊，将营养精微输布至全身，是气血生化之源。人体正气虚弱的原因虽多，但脾胃功能失常是其中的重要因素之一。如脾胃升降功能失调，脾运不健，就会导致气血生化乏源，正气亏虚。金元时期四大流派之一的李东垣在《脾胃论》中指出："元气之充足，皆由脾胃之气无伤，而后能滋养元气。若胃气之本弱，饮食自倍，则脾胃之气既伤，而元气亦不能充，而诸病之所由生也。"他提出了"内伤脾胃，百病由生"的观点，从而形成了中医治疗上的"补土派"。

从中医辨证学的角度来看，大肠癌患者一般多有脾胃虚弱的表现，这会导致气血生化乏源、阴阳失调，免疫功能下降，进而引起各种证候的发生和发展。动物实验证明，健脾益气药物具有刺激网状内皮系统吞噬活性的作用，这说明在大肠癌的治疗中，应用补脾益气药物不仅可以益气养血、调补脾胃、扶助正气，还能提高机体的免疫功能。

2. 补肾与免疫

中医学认为，"肾为先天之本"，五脏六腑之阴皆由肾阴滋养，五脏六腑之阳皆由肾阳温煦，肾是人体各脏腑的调节中心。在正常情况下，机体的阴阳处于"阴平阳秘，精神乃治"的相对平衡状态。如因某种原因，导致肾阴或肾阳任何一方亏损，造成阴阳相对偏盛偏衰而失衡，就会出现代谢紊乱、细胞免疫和体液免疫功能低下，从而引起一系列疾病的发生和发展。实践证明，中医补肾能够提高免疫力，改善机体免疫功能，对抑制癌肿发展、保证放疗化疗的顺利进行，以及促进患者体质恢复都有一定作用。

临床上，肾阳虚患者应用温肾助阳药物治疗后，能够兴奋神经体液调节反应，24 小时尿中 17- 酮类固醇及尿 17- 羟皮质类固醇的排泄量化验指标也相应提高；同时，助阳药物还有促进抗体形成的作用。滋阴补肾药物不仅能消除或改善中晚期大肠癌患者出现的肾阴亏损症状，还能提高免疫功能，延长患者生存时间。因此，温肾助阳药物在临床上被广泛采用。

3. 益气扶正与免疫

人体免疫机能可受外界或内在因素的影响而发生改变，如素体脾胃虚弱、肝肾阴虚、脾肾阳虚及久病体虚，接受放疗、化疗等患者，其免疫机能均较低下。中医学认为，大肠癌的发生是由于正气不足、病邪乘虚侵袭而致，正如《外证医案汇编》所言："正气虚则成岩。"因此，中医学是根据机体免疫功能变化所产生的症状来进行辨证论治，采用扶正培本的治疗方法，通过调整阴阳、气血及脏腑、经络的生理功能，扶助正气，增强机体的抗病能力，达到"正气存内，邪不可干"的目的，从而祛除病邪、恢复健康。

上海华山医院曾对健康人和肿瘤患者的体外淋巴细胞转化率进行检测，发现肿瘤患者的淋巴细胞转化率平均值显著低于健康人。给肿瘤患者予以中药治疗 2 个月后，复查淋巴细胞转化率，均呈现不同程度的升高（其平均值由 42.79% 上升到 92.59%）。动物实验又发现，不少补气类中药具有增强网状内皮系统吞噬功能的作用。

北京中医药大学东直门医院应用"参芪注射液"治疗胃癌及大肠癌患者，与对照组（单用化疗）相比，证明参芪注射液具有以下作用：①改善全身状况，减轻症状；②保护造血功能，防止化疗过程中白细胞下降；③增强机体免疫功能和巨噬细胞吞噬作用；④降低血液黏稠度，增加血流速度，具有活血化瘀的功效；⑤明显降低血清中癌胚抗原（CEA）的含量。然而，不同类别的补益药具有不同的功效和适应证，因此在应用时一定要遵循辨证论治的原则，采用不同的治法和药物。通过扶正补虚，调节机体神经、内分泌及代谢等功能，从而提高机体的免疫功能，增强机体非特异性免疫力。

上述的补脾、补肾、益气扶正等疗法，均有助于机体抗御和抑制大肠癌的发展。但由于大肠癌是一种复杂且严重的疾病，在临床上常表现为气虚、血虚，或气血阴阳、五脏六腑均有亏虚之象，因此单一的补益法则难以取得满意疗效。为此，近年来国内许多医疗单位采用了扶正培本的联合治疗方案，如健脾益肾、益气养血、滋补肝肾、益气温阳等法，并对其药物进行了临床和实验研究，取得了一定成果。中国医学科学院肿瘤医院的研究发现，扶正中药黄芪和女贞子的水提取物能够增强恶性肿瘤患者的免疫功能，在体外对淋巴细胞的增殖具有显著的促进作用。在相同条件下，其对正常淋巴细胞的作用尤为明显。这种免疫促进效应可能与正常 T 淋巴细胞的数量增加有关，也可能是通过抑制 Ts 细胞（抑制性 T 细胞）发挥作用；或同时兼有这两种作用。淋巴细胞混合培养的结果显示，中药与胸腺素的效果相近，均对 Ts 细胞具有抑制作用。

二、大肠癌的外科治疗

目前，大肠癌的主要治疗手段为外科手术治疗。在非治愈性治疗措施中，外科手术对于延长生存期、提高生活质量占据着重要地位。

（一）结肠癌的外科治疗

结肠癌的治疗原则以手术切除为主。凡能切除的结肠癌均应行手术切除；如已有少量远处转移，仍应争取切除原发癌灶，以解决梗阻、出血、感染等问题。术后可辅以化疗、中医药治疗、免疫疗法等综合治疗措施，以延长患者生存期。仅当患者全身状况无法耐受手术或癌肿已广泛播散且短期内不会出现致命并发症时，方不宜考虑手术治疗。

1. 术式及其指征

（1）局部切除术：指肿瘤所在区域的部分肠壁切除，适用于早期结肠癌。基本要求：①切除肠壁全层；②切缘距肿瘤不应小于 2cm。另外，早期大肠癌的治疗还可通过内镜下切除、内镜下激光处理等技术进行。早期癌经此手段治疗后，5年生存率达95%～100%。

（2）肿瘤肠段切除：指切除包括肿瘤在内的一定长度的肠管。一般要求上、下切缘距肿瘤不应小于5.0cm。肿瘤肠段切除应包括相应的系膜切除，即达到R1切除的要求。适用于肿瘤限于浅肌层的情况。

（3）根治性手术：是把肿瘤及其转移的淋巴结一起整体切除的手术方式。结肠癌手术根据淋巴结清扫范围的不同，可分为R1、R2、R3术，分别对应清除第1站、第2站和第3站淋巴结。根据切除主干血管的支数，手术又可分为区域切除（沿一支主干血管切除）、半切除（沿两支主干血管切除）及扩大切除（沿三支主干血管切除）。其中，结肠中动脉的左支和右支、乙状结肠动脉的各分支均分别视为一支血管。经典的半结肠切除通常属于R2半切除，而扩大的半结肠切除（扩大根治术）多指R3扩大切除。R1术通常对应于肠段切除。

（4）联合脏器切除术：结肠癌的联合脏器切除术多为根治性切除术，但在某些特定情况下，也允许作为姑息性治疗手段来应用。通常联合切除的脏器和组织包括腹壁（如前腹壁、侧腹壁）、一侧肾脏、部分肝脏、脾脏。其他可能联合切除的脏器还有胰腺、十二指肠、小肠、胃、胆囊、子宫及附件、膀胱、输尿管等。外科医生必须牢记，肿瘤与周围脏器的粘连，并不一定是由癌性浸润所引起的。在手术中判断为癌性浸润，而术后组织学检查却显示为炎性粘连的情况并不罕见。肿瘤外科医生应谨慎对待术中初步判断为姑息性手术的情况，避免轻易放弃可能通过联合脏器切除完成的肿瘤切除术。

2. 手术操作技术

（1）根治性右半结肠切除术

1）指征：适用于盲肠、升结肠癌及阑尾腺癌。

2）麻醉：除术前评估病期较早仅需行R1术式，或病期已晚仅能行姑息性肿瘤切除术的概率较大外，大肠肿瘤根治术手术范围大，术中干扰重，故拟行根治性式者，建议采用静脉复合麻醉。

3）体位和切口：①体位：患者平卧，背部垫薄枕，以脐为中心，术者站于患者右侧。②切口：采用以脐为中心的右腹直肌切口，切口上达肋弓，下至髂嵴水平，为宽大切口。手术操作进入腹腔后，应先妥善隔离皮肤。肿瘤手术应连同腹膜一起保护，建议使用一面带塑料薄膜的护皮单，以避免术中渗血、渗液及冲洗腹腔时浸透护皮巾，从而减少腹壁肿瘤种植的风险。

4）探查：①切口妥善保护后，在决定术式前，腹腔探查旨在确定病期，查明是否有可能将所有肿瘤包含在手术视野内，以既不保守又不过激的原则选择术式。换言之，即力求尽可能干净彻底地切除癌肿，同时最大限度地保留大肠功能，并最大程度地保护机体的免疫机制，避免因术式选择不当而造成不必要的并发症及后遗症。②进行详尽的腹腔探查时，术者必须全面了解癌肿的部位、大小、数目、侵犯肠壁的深度、区域脏器的累及程度、癌肿所属淋巴结的转移状况、腹膜播散程度及腹腔其他脏器的转移情况等。为了避免遗漏，同时避免因忙乱而重复操作可能造成的医源性播散，探查必须遵循一定的顺序，即有章可循。以升结肠癌为例，其探查顺序：结肠上区脏器（肝、胆、脾、胰、十二指肠）→结肠下区、盆腔（肾、盆底腹膜、膀胱、女性生殖器、直肠）→乙状结肠、降结肠、横结肠→腹主动脉旁及小肠系膜→肿瘤及其肠段。若为直肠癌，其探查顺序：结肠上区脏器→盲肠、升结肠、横结肠、降结肠、乙状结肠→腹主动脉旁及小肠系膜→盆腔脏器。③在探查过程中，对于疑似转移灶而仅凭肉眼难以确定者，尤其是位于根治术野以外的此类病灶，均应行冰冻切片病理检查，以确保术式选择更加合理。此外，应注意探查的手法技巧。例如，探查肝脏时，应先检查膈面，再检查脏面，然后双手或单手拇指置于脏面，其余四指置于膈面进行触摸，接着循 Winslow 孔探查肝门等。腹主动脉旁淋巴结的探查应从腹主动脉分叉处开始，用食指和中指分开，循主动脉向上滑行触摸。小肠及结肠系膜淋巴结的探查则应提起相应肠段，将系膜扇形展开进行观察，并进行必要的触摸。④在探查过程中，对于明显固定的肿瘤，在未尝试分离前，不应轻易放弃手术。因为这种固定可能是由炎症反应或肿瘤直接浸润周围组织所引起的，通过广泛分离，部分患者可能获得根治性切除的机会。另外，肿瘤体积大且与周围组织粘连固定，可能提示局部浸润或炎症反应。在某些情况下，这可能限制了瘤细胞的远处扩散，因此患者的预后并不一定差。⑤术者应对患者的手术耐受能力进行评估，全面考虑患者的一般状况、年龄、身体素质，以及是否存在并发症等因素，对每一例患者的手术耐受能力做出准确评估，避免虽然手术技术方面非常成功，但可能导致术后并发症或生活质量严重下降。⑥在充分探查的基础上确定术式。这一重要决定需要术者根据术前和术中探查的资料，快速分析、综合判断、权衡利弊，尽量使术式"个体化"，避免过于死板的硬性规定。因此，对于每一例患者，应选择最适合其病情的个体化方案，而非通用的固定方案。根据术中肉眼观察和冰冻病理检查结果，判断是否能够达到根治性切除，并对可能残留的瘤灶进行预估和准备（如术中使用钛夹标记等）。

5）操作前准备：如癌肿已侵及浆膜层，则沿结肠旁沟剪开相应部分的侧腹膜，以干厚纱布垫缝护肿瘤，防止肿瘤扩散。在两端拟定切除肠管的内侧，用血管钳穿过系膜（包括边缘血管），然后用纱布带结扎肠管。向结扎的肠管内注入 5-FU（氟尿嘧啶）1500 ～ 2000mg（或按体重 30mg/kg 计算剂量）。将小肠推向左侧，用温盐水纱布垫覆盖，或用塑料袋包裹并置于腹腔外。注意塑料袋内应放置少许温盐水，以保持湿润。将拟切除的血管（结肠中血管的右支、右结肠血管及回结肠血管）用 7 号丝线进行集束缝扎，缝扎位置应选择在相应血管根部的稍远侧。

6）游离：①切开侧腹膜及游离横结肠：沿升结肠与侧腹膜交界处的白线，靠近侧腹壁，使用剪刀或电刀锐性剪开侧腹膜。向上剪至肝曲下方，清除肾周脂肪囊前层，注意勿清除肾后脂肪组织。向下绕过盲肠达髂血管前方；若癌肿位于盲肠且患者为女性，则宜绕过卵巢悬韧带，并将右侧卵巢一并切除。有时需切除肿瘤邻近的壁层腹膜，以确保切线距肿瘤有足够的距离。继续向上剪至肝结肠韧带，仔细结扎并切断，同时细致分离结肠与胆囊之间可能存在的膜状或束状粘连。再将胃向上前方提起，横结肠向下拉紧展开，沿胃网膜血管下方切除大网膜右半部（保留胃网膜动、静脉），显露横结肠系膜，并辨认结肠中动脉。如结肠中动脉根部无肿大淋巴结，则在右侧分支的根部结扎血管，向下清除至胰腺下缘。②游离后腹膜：清除腹膜后组织，将升结肠向中线提起，由下而上、自外向内游离后腹壁。在 Toldt 筋膜和腹膜外筋膜之间进行锐性分离，彻底清除腹膜后脂肪组织，直抵腰大肌、腰方肌浅面。在此过程中，需仔细辨认输尿管和性腺血管（精索或卵巢血管）并予以保护。如拟行右侧卵巢切除，则高位结扎卵巢血管，内侧清除至下腔静脉右侧，向上清除至十二指肠水平部下方（注意勿伤及十二指肠），与胰腺下缘清除处相续。至此，清除区域的结肠得以游离，腹后壁创面以大盐水纱布垫压迫止血。③切断回肠：在距回盲部 15 ～ 30cm 处切断边缘动脉，以 4 号丝线结扎。近心端用 Kocher 钳切断回肠，远侧回肠端以双 7 号丝线结扎，并套入无菌保护套进行保护。④高位结扎主干血管：将升结肠向右展开，自回肠断端向回结肠动脉根部切开升结肠系膜前叶，解剖出肠系膜上动脉。术者以左手食指在后、拇指在前，仔细触摸其走行，以确认血管的位置和分支情况。随后，仔细分离并清除其根部淋巴结。肠系膜上血管周围包绕有较多的结缔组织和神经丛，使用电刀或剪刀进行锐性剥离。此时，右结肠动、静脉及回结肠动、静脉的起始部已可清楚辨认，分别在根部结扎并切断，确认无出血后，与结肠中动脉分离切断处相连接。至此，全部血管结扎清除完毕。将升结肠系膜后叶尚有的部分连续锐性切断，全部游离完成。⑤切断横结肠：根据已解剖的横结肠无血管区与根治性切除术肠管切除范围要求相结合，选择横结肠切断处。远心端用Kocher钳夹住，切断横结肠，并移去标本。

7）重建：使用34号管型消化道吻合器进行回结肠端侧吻合。具体方法：将回肠断端放置抵钉座，结肠断端放置吻合器机身以完成吻合。吻合口应选择位于结肠带上，并尽可能靠近残端。若采用手工吻合方式，则建议进行端端吻合。

8）关腹：首先，检查吻合口是否通畅，并修补系膜；其次，以大量蒸馏水→抗癌药液（常用5-FU 1500～2000mg加入500mL盐水中，浸泡10～15分钟）→盐水的顺序冲洗腹腔；最后，逐层关闭腹部切口。

（2）肝曲结肠癌根治性切除术：肝曲结肠癌根治性切除术与根治性右半结肠切除术相似，其不同点如下。①在保留胃网膜右动静脉的前提下，切除全部大网膜及右2/3的横结肠系膜。于根部结扎并切除结肠中动脉、静脉，同时清除相应的淋巴结。横结肠的切除范围需依据肿瘤的具体位置及淋巴结清扫的范围来适当扩大，通常涉及右2/3或更大范围。②回肠的切断位置通常距离回盲部10cm以内，具体位置需根据肿瘤的位置及手术的范围来决定。若回盲部未受到侵犯，则可酌情予以保留。

（3）横结肠癌根治性切除术。

1）指征：横结肠癌的根治性切除，主要适用于位于横结肠中部的癌肿。若癌肿已浸出浆膜，累及系膜，并怀疑有胃网膜血管周围淋巴结（胃的第4、6组淋巴结）转移时，则宜行包括部分胃在内的联合脏器切除术。

2）体位和切口：①体位：患者取平卧位，脐与剑突中点下方垫一薄枕，术者站于患者右侧。②切口：选择上腹部正中切口，绕脐左侧进行（或根据具体情况选择适宜切口）。探查及操作前准备与右半结肠切除术相同。

3）游离

①游离横结肠：将横结肠向前上方提起，将小肠推向下腹部，并以温盐水纱布垫保护。辨认结肠中动脉和静脉，在近根部剪开横结肠系膜后叶，向近心端解剖至其起点。继而清除肠系膜上动脉根部淋巴结，锐性解剖其周围神经纤维组织，使血管全部裸露，注意勿损伤。该处第 3 站淋巴结因组织较少，清扫时常与大体标本分离，可单独送检。清除完毕后，于根部结扎结肠中动脉和静脉。

②游离胃结肠韧带及大网膜：将横结肠向下方展开，将胃上提，保留胃网膜血管。沿该血管弓锐性分离胃结肠韧带，可从中点开始向左右两侧延伸，也可由肝曲开始向左延伸。切除全部大网膜，结扎并切断肝结肠韧带及脾结肠韧带。继而在横结肠系膜根部剪开其前叶，与上述后叶切口会合。切除部分胰前被膜，清除胰腺下缘及十二指肠水平部下缘的组织，操作时注意避免损伤十二指肠。顺十二指肠水平部下缘切断 Treitz 韧带。

③游离升结肠和降结肠：由肝曲及脾曲适当沿右、左结肠旁沟剪开，使部分升结肠和降结肠游离。

④扇形游离系膜：沿结肠中动脉远断端分别向右、左扇形游离升结肠和降结肠系膜，注意勿损伤右结肠血管和左结肠血管。至此，整个肝曲、横结肠及相应系膜已完全游离。

⑤移去标本：辨认肠管色泽，仔细观察肝曲和脾曲结肠的边缘动脉搏动情况。分离相应的边缘血管，在拟定切断的结肠两断端以 4 把 Kocher 钳钳夹并切断。移去标本后，创面以温盐水纱布垫压迫止血。

4）重建：使升结肠与降结肠对拢无张力后，行端端吻合。亦可使用 34 号管型消化道吻合器进行端侧吻合。修复结肠系膜，将 Treitz 韧带处的小肠固定在修复后的结肠系膜上。冲洗术野，关腹。

（4）根治性左半结肠切除术

1）指征：适用于降结肠癌。

2）体位和切口：①体位：患者平卧，以脐为中心，背部垫一薄枕，术者站于患者的左侧。②切口：选择经腹直肌切口，切口上达肋弓，下达髂嵴水平，以脐为中心。探查及操作前准备与右半结肠切除术相同。

3）游离

①游离左半结肠：将小肠推向右侧腹部，提起大网膜及横结肠，显露横结

肠系膜。再次确认结肠中动脉左支及肠系膜下血管的走行，稍远离根部结扎结肠中动脉左支及肠系膜下血管。自降结肠与乙状结肠连接部开始，剪开降结肠外侧腹膜，向上延伸至结肠脾曲，注意避免损伤腹膜后结构。提起降结肠，锐性分离至中线，清除腹膜后脂肪组织直至腰大肌浅面，同时将左肾前脂肪囊一并清除，确保结肠系膜完全游离。注意辨认并保护左输尿管与左卵巢（或精索）动静脉，避免损伤。游离完毕后，创面以盐水纱布垫压迫止血。

②游离横结肠及脾曲结肠：自胃大弯胃网膜血管弓下方的无血管区剪开，切除大网膜左半部，分离胃与横结肠。术者左手向下牵拉脾曲结肠，使脾结肠韧带紧张，钳夹并切断，游离结肠脾曲。将降结肠向外上方牵拉，辨认结肠中动脉及其左支，清除结肠中动脉根部淋巴结，于根部结扎并切断结肠中动脉左支。沿结肠中动脉左支切断处向上剪开横结肠系膜，清除至胰腺下缘。至此，横结肠左半及脾曲结肠游离清除完毕。

③清除肠系膜下血管根部淋巴结：将降结肠、乙状结肠向外下方展开，自Treitz韧带附近沿十二指肠水平部下缘剪开后腹膜。向外侧可见肠系膜下静脉，使用血管钳夹闭后结扎并切断。沿腹主动脉向下扩大后腹膜切口，寻得肠系膜下动脉，在其根部使用血管夹夹闭后结扎并切断，清除其周围淋巴结。继续向下扩大后腹膜切口，将乙状结肠系膜根部从第5腰椎及骶岬钝性分离，继而延向拟切除的乙状结肠系膜。至此，全部游离清除工作完毕。

④切断肠管、移去标本：自横结肠左半观察肠管颜色及搏动情况，确认血运良好后选定切断线，游离边缘血管约1.5cm，置Kocher钳夹住并切断肠管。远段肠管以双7号丝线结扎，套入无菌保护套保护。一般情况下，自根部切断肠系膜下动脉后，腹膜反折以上10cm内肠管的血运可由边缘动脉或Riolan弓供应，应确保有良好血供。在仔细辨认血运情况后，于乙状结肠下段置Kocher钳夹住并切断，移去标本。切除肠管后，根据情况行肠管吻合或造口。

4）重建：以34号管型消化道吻合器完成横结肠－乙状结肠（或直肠）的端端吻合。如计划采用手法吻合，则行横结肠－乙状结肠的端端吻合术。吻合完成后，再次检查吻合口两端的血运情况，确保吻合口血运良好。随后冲洗腹腔，并在吻合口处放置引流管（引流管的具体类型和放置位置需根据实际情况选择）。最后关腹。与右半结肠切除术相似，在肿瘤已侵及浆膜层，尤其是与侧腹壁存在粘连时，建议先处理肠系膜下动脉及其系膜，然后再进行肠管的游离。

（5）脾曲结肠癌根治性切除术：与根治性左半结肠切除术的不同点在于①在保留胃网膜右血管的前提下，切除全部大网膜及左 2/3 横结肠系膜。若肿瘤累及横结肠或结肠中动脉周围淋巴结，则需在根部结扎结肠中动、静脉，并清扫相应的淋巴结（包括结肠中动脉周围淋巴结、左结肠动脉周围淋巴结及肠系膜下动脉周围淋巴结）。横结肠的切除范围需扩大至左 2/3 以上，通常需游离肝曲以确保吻合口无张力及血供充足。②一般不需在根部结扎肠系膜下动脉。根据肿瘤位置，通常在根部结扎左结肠动脉，必要时结扎部分或全部乙状结肠动脉。③脾曲结肠癌手术中，当肿瘤侵犯脾脏、胰尾或周围组织时，联合切除脾、胰体尾的概率较高。

（6）乙状结肠癌根治性切除术

1）指征：适用于乙状结肠癌。

2）体位和切口：①体位：进行根治性乙状结肠癌切除术时，为便于术中应用吻合器、术毕扩肛，以及应对术中可能的变化，建议采用膀胱截石位，术者站于患者左侧。②切口：选择左旁正中切口。探查及操作前的准备步骤与左半结肠切除术相同。

3）游离

①游离降结肠、乙状结肠及直肠上段：完成集束缝扎肠系膜下血管及结扎肠管等切除前准备工作。随后，将乙状结肠向内上提起，显露乙状结肠外侧腹膜并剪开，向上达结肠脾曲，向下达直肠膀胱陷凹（女性为直肠子宫陷凹）。使用锐性和钝性分离方法向中线清除腹膜后组织，使乙状结肠及降结肠全部游离。将脾曲结肠向下方牵拉，结扎并切断脾结肠韧带，使脾曲结肠及左 1/2 横结肠得以游离，以确保吻合口无张力。在清除腹后壁组织时，需注意辨认输尿管及精索血管或卵巢血管，并加以保护。对于肿瘤已侵及浆膜的女性患者，建议一并整块切除左侧附件，此时可高位结扎卵巢血管。

②清除肠系膜下动脉根部淋巴结、游离直肠上段：自肠系膜下动脉上 2cm 水平处，剪开腹主动脉鞘，清除肠系膜下动脉根部的淋巴脂肪组织，并在根部结扎并切断相关血管。沿此后腹膜切口向下剪开至直肠子宫陷凹（女性），与上述左侧切口在直肠前壁连接。将乙状结肠远端系膜根部与第 5 腰椎及骶岬分离后，向下提起乙状结肠。在直肠后壁进行钝性和锐性分离时，应确保在直肠固有筋膜与 Waldeyer 筋膜（盆壁筋膜，覆盖骶骨前区域）之间进行。术者一手握

住乙状结肠，另一手置于此间隙内轻轻向下分离，遇到束状组织时需使用锐性分离方法，清除直肠上段固有筋膜的淋巴脂肪组织。至此，全部游离步骤完成。如需行扩大根治术，则需进行腹主动脉及髂血管周围的清除。

③移去标本：通常自结肠中动脉左支与左结肠动脉形成的边缘血管弓中段切断降结肠，在腹膜反折线稍下方切断直肠上段，以确保保留肠段有良好的血运。无论是否结扎直肠上动脉，都不会导致直肠下段供血不足，因为直肠下动脉和肛动脉至少可以使距肛缘 15cm 的直肠保持足够的血液供应。

4）重建：应用 34 号管型消化道吻合器完成吻合。如直肠保留较长者，可在直肠内放置抵钉座，行降结肠与直肠的侧侧吻合。如直肠切除较多，则可在肛门内放置吻合器机身，行降结肠与直肠的端端吻合。充分扩肛后，进行冲洗，并在会阴部戳孔处放置负压引流以引流吻合口处，修复系膜缺损，关腹。

（二）直肠癌的外科治疗

1. 术式选择原则

手术治疗肛管直肠癌的术式基本可分为三大类：①经腹会阴联合切除（或扩大）联合永久性腹壁人工肛门：如广为应用的 Miles 术；②保留肛门括约肌的直肠切除术：如低位前切除术、拖出术、经腹骶联合切除术等；③经腹会阴联合切除（或扩大）联合原位肛门重建术：如股薄肌原位肛门重建术、球海绵体肌原位肛门重建术等。

对每一例患者来说，应基于下述原则，全面评估并选择最佳手术方案。

（1）病变本身因素：①病变的部位，即肿瘤距肛门的距离；②肿瘤的组织学分级（恶性程度）；③病变外侵的深度与广度；④肿瘤侵犯肠壁的周径；⑤肉眼判断的区域淋巴结转移程度；⑥肿瘤分期（如 TNM 分期）等。

（2）患者本身因素：①一般情况：即患者耐受手术的限度。对一般状况较差的患者，应优先考虑安全可靠的腹壁人工肛门术式，避免吻合口瘘、狭窄等并发症风险。②年龄：年龄过大者，保肛及肛门重建手术的风险较高，效果可能有限。③经济条件：在保证最大可能治愈肿瘤的前提下，这是不容忽视的一方面。若患者经济条件有限，难以保证术后综合治疗，应以根治性切除为首要目标。④盆腔大小和肥胖程度等。

（3）医者本身因素：①医者的经验及实际技术水平。②医疗条件：有无可靠的术后保障措施，如放射治疗条件、麻醉条件及重症监护条件；有无保证术式实施的医疗设备和器械，如消化道吻合器等。

2. 术式拟定的主要依据

剖腹探查前，术式拟定的主要依据通常涉及以下两个问题。

（1）直肠的临床外科分段：直肠解剖学的上、中、下段分界尚无统一标准。多数学者认同，肛管（直肠下缘至肛缘）长 3.5cm，肛缘以上 3.5～8.0cm 为直肠下段，8.0～12.0cm 为直肠中段，12.0～16.0cm 为直肠上段。出于外科治疗的需要，我们将直肠进行以下分段：①肛管：齿状线以下至肛缘的距离，一般为 2.0～3.0cm（解剖学上的肛管）；②直肠下段：距肛缘 6cm 以下至齿状线的部分；③直肠中段：距肛缘 6～8cm 范围内的直肠，其上界一般为腹膜反折水平（距肛缘 7～9cm）；④直肠上段：距肛缘大于 8cm 的直肠部分，即腹膜反折水平至直肠-乙状结肠交界处（S3 水平）。

依据上述直肠分段标准，单纯考虑肿瘤部位这一单一因素，直肠癌的外科治疗术式选择依据如下。

1）直肠上段癌：腹膜反折以上的癌肿，即癌肿下缘距肛缘 8cm 以上，且尚未侵透直肠全层者，宜行直肠癌低位前切除术（Dixon 术）。这是因为要保证 Dixon 术的顺利完成与良好效果，必须保留距肛缘 3cm 以上的直肠壁。对于分化型癌肿，下端切线距癌肿下缘需保证 3cm 以上，而通过游离直肠壁，可获得 3～5cm 的实际长度增益。因此，即使不使用吻合器，该术式在技术上也是可行的。若癌肿下缘距肛缘虽在 8cm 以上，但已浸透直肠全层并向周围浸润，或为分化差的癌肿，为彻底切除直肠旁周围组织，则宜考虑行经腹会阴联合切除术（Miles 手术），或根据病情选择后盆脏器、全盆腔脏器切除术。

在选择保肛术时，应切记：不应单纯为了保肛而行保肛术，而应基于肿瘤的生物学特性、解剖学条件及患者的整体情况，判断是否适宜行保肛手术，避免片面追求保肛而忽视肿瘤根治的原则。

2）直肠中段癌：癌肿下缘距肛缘在 6～8cm，且尚未穿透直肠全层的高分化或中分化癌肿，宜行改良 Bacon 术、Parks 术或经腹骶、经耻骨径路等途径的联合切除术。若癌肿已穿透直肠全层并向周围组织浸润，或为低分化或未分化癌肿，则必须考虑行经腹会阴联合切除术，或根据病情选择后盆脏器、全盆脏器切除术。

3）直肠下段癌及肛管癌：若直肠癌肿下缘距肛缘在 6cm 以下（低位直肠癌），或为肛管癌，且符合手术指征（如肿瘤未广泛转移、患者全身情况允许等），则宜行经腹会阴联合切除术，并根据情况选择性地进行髂腹股沟淋巴结清扫术。

（2）术前初步临床病理分期：通过充分的术前检查，尤其是细致的直肠指诊，术前对临床病理分期作出初步估计是可行的。指诊在直肠癌临床分期中起着至关重要的作用。例如，若指诊发现肿瘤有蒂（直肠癌多为宽蒂）或呈扁平的平台样病变，活动度良好，可随直肠黏膜向多方向移动，则多属于 Dukes A 期。若肿瘤呈隆起或浅溃疡状，随指尖向下钩拉直肠壁而有一定活动度，多为 Dukes A 期。当肿瘤呈现深溃疡，活动度受限或与周围组织粘连，以及肠壁广泛增厚、质地变硬时，则考虑为 Dukes B 期。Dukes D 期属于临床晚期分期，特征为存在远处脏器转移（如肝、肺等）。术前通常难以确切诊断是否已达 Dukes C 期。然而，通过经直肠壁触诊直肠系膜，有时可触及可疑的肿大淋巴结，但最终诊断仍需依赖术后病理检查。CT 及 MRI 检查对于确定肿瘤的外侵程度和范围具有一定的辅助作用。

至于肛门重建术，基本原则应强调首先是治愈疾病，其次是功能重建。即在确保治疗效果的前提下，对于部分需经腹会阴联合切除的病例，可考虑行原位肛门重建术，以期在不降低治疗效果的同时，使部分患者恢复完全或部分生理性肛门功能。需要指出的是，肛门重建术式在扩大的腹会阴联合根治术中的应用存在一定局限性，主要受限于血管蒂及结肠系膜长度、肿瘤位置、患者全身状况等因素，这也并非所有经腹会阴联合切除术均可行原位肛门重建术的原因。

对于姑息性肿瘤切除，应根据患者具体情况（如肿瘤位置、转移范围、患者耐受性等）制定个体化方案。若因肝等远处转移而采取姑息性手术，可尽可能保留肛门；若因局部因素（如肿瘤侵犯肛门括约肌或盆腔广泛浸润）而需行姑息性手术，则以建立腹壁人工肛门为宜，原因如下：一是避免局部残余肿瘤复发导致肠梗阻；二是便于术后实施补充治疗措施，如尽早对残余癌灶进行放射治疗等。

必须强调的是，即便肿瘤已无根治性切除的可能（如存在肝、肺、腹膜等处转移），若患者一般状况良好且手术风险可控，进行直肠切除可能有助于减轻症状（如出血、梗阻等），从而提高患者的生活质量。换言之，直肠切除是目前较为常用的姑息性治疗手段之一。此外，对于存在不利于吻合口愈合的潜在因素的患者，如年龄较大、体质虚弱、患有高血压动脉硬化、伴有糖尿病等伴随疾病或术前有放疗史者，更适宜选择 Miles 术。

3. 手术操作技术

（1）Miles 术

1）体位：患者取膀胱截石位，骶部垫一薄枕，使会阴部悬于手术台边缘。开腹探查后，将手术台倾斜约 20°，呈中度头低足高位（Trendelenburg 位），术者站于患者左侧。

2）置尿管、缝闭肛门：麻醉生效后，第二助手刷手、穿无菌手术衣并戴无菌手套，进行会阴部消毒。第一助手进行手术区域消毒，铺设手术巾，覆盖腹部及会阴部。使用导尿包置入尿管，并将其固定于患者大腿内侧或腹壁上。随后，在肛门内塞入一块碘伏纱布，沿肛门周围皮肤用粗丝线进行内外两个荷包缝合，以缝闭肛门。

3）腹部手术

①切口：采用下腹正中绕脐右侧切口，确保腹壁人工肛门与切口之间保持安全距离，避免术后粪便污染。

②开腹与探查：进行直肠癌开腹手术时，需注意以下事项：切口下端应延伸至耻骨联合，便于手术操作；仔细辨认膀胱位置，防止损伤；若局部初步探查发现肿瘤似乎固定，不应轻易放弃手术，应耐心进行钝性、锐性分离，某些看似浸润固定的肿瘤，可能由周围炎症粘连引起。

③操作前准备：将小肠及大网膜用生理盐水浸湿的纱布垫推向上腹，也可将小肠置于无菌塑料袋中保护。在腹壁放置自动牵开器，充分显露手术视野。女性患者需将子宫悬吊于腹壁，避免过度牵拉。在乙状结肠中部用纱布条轻轻捆扎肠管，远端注入抗癌药物。将乙状结肠向外上方向展开，缝扎直肠上动脉。

④游离乙状结肠，结扎直肠上血管：将乙状结肠向右上方向提起，于侧腹膜移行的最低处剪开，向上延伸至左结肠外侧沟，必要时可达脾曲，向下至盆腔膀胱直肠陷凹或子宫直肠陷凹的最低点。沿此切口，将乙状结肠从后腹壁向中线方向游离，仔细辨认并保护其下方的左侧输尿管和性腺血管。将乙状结肠向左上方向拉紧张开，在拟定乙状结肠切断处向根部切开乙状结肠系膜右叶，

充分显露肠系膜下血管。在左结肠动脉的第一分支下方，结扎并切断直肠上动脉及其伴行静脉（结扎前确认肠系膜下动脉分支情况，避免误扎左结肠动脉）。沿乙状结肠系膜根部向下剪开，直至膀胱直肠陷凹或子宫直肠陷凹，与对侧会合，注意辨认右侧输尿管，避免损伤。

⑤游离直肠：乙状结肠及其系膜游离完毕后，将其向上提起，沿其系膜切口向下在腹主动脉分叉处切开后腹膜，使乙状结肠系膜根部与腹主动脉分叉处、骶前神经、第5腰椎和骶骨前方分离，继续向下分离直肠后壁。在直肠固有筋膜与盆壁筋膜之间，术者左手握住乙状结肠向上拉紧，右手指伸开缓缓插入此间隙，进行向前后左右的缓慢细致分离，直至尾骨尖，使直肠后壁与盆壁基本分离，仅保留细束状纤维束带相连。退出右手，将乙状结肠拉向耻骨侧显露，用剪刀锐性切断上述纤维束带，避免损伤骶前静脉丛。将乙状结肠向前上方向提起，用剪刀或高频电刀在直视下进行锐性分离。后壁游离完毕后，将乙状结肠向上拉向腹后壁，用深拉钩拉起膀胱或子宫，显露已剪开的陷凹反折腹膜切口。沿膀胱、输精管、精囊后壁、前列腺（男性患者）或宫颈、阴道后壁（女性患者，Denonvilliers 筋膜前面）进行钝性、锐性分离直肠前壁，男性患者分离至前列腺尖端平面。前后壁游离后，进一步游离直肠两侧。术者左手将直肠向左侧牵拉，右手食指、中指分开插入直肠前后壁已游离的间隙内，分离其周围疏松组织。右侧韧带在食指、中指间清楚辨认后，以大弯血管钳靠近盆腔侧壁钳夹切断、结扎。同法处理左侧韧带。操作过程中，随时注意输尿管下端进入膀胱前的位置，避免损伤。

⑥切断肠管：在乙状结肠近端选择合适的切断点，确保保留肠段远端血供良好，且游离肠管长度足以进行腹壁人工肛门手术而无张力。贴近肠壁分离其系膜，肠管远端以双7号丝线结扎，近端置 Kocher 钳切断。远端肠管套以无菌保护套进行保护，以便交由会阴组拉出标本。近端肠管进行消毒处理，为造口手术做好准备。

⑦腹壁造口：待与会阴组联合去除标本，联合冲洗腹、盆腔后，进行永久性腹壁结肠造口术。目前多采用腹膜后隧道式结肠造口法。将远端结肠充分游离，必要时游离脾曲，确保结肠提出腹壁无张力。将结肠造口端套入无菌保护套保护。在术前选定的造口部位，用 Allis 钳提起中心部位的皮肤，剪去直径约3cm 的皮肤（仅切除皮肤，不切除皮下脂肪组织），钝性分离皮下脂肪。用两个

甲状腺拉钩牵拉，暴露腹直肌前鞘，用电刀将腹直肌前鞘呈十字形切开，钝性分开其下的肌肉。助手用钳子提起游离乙状结肠时已打开的侧腹膜边缘，术者用手钝性游离后腹膜达造口处，与之相通，确保该隧道全长能宽松容纳2横指。经此腹膜后隧道将待造口的结肠缓缓拖出，使之无张力。将造口端结肠多余部分连同经无菌保护套结扎的部分切除，再将造口端系膜游离1cm，使露出腹壁外的结肠长度保持在5～6cm。肠管准备完毕后，在距造口末端5cm处将结肠的浆肌层与前鞘固定。用1号丝线自皮内进针，缝合至距造口末端2cm处的浆肌层，然后缝合至造口末端自黏膜下出针。造口一圈共缝合12针，使黏膜外翻形成乳头状。牵起腹壁，将侧腹膜与肠管浆肌层缝合2～3针，完成造口手术。在肠管内塞入油纱布块，并以油纱布覆盖造口，或直接佩戴透明的一次性造口袋。

⑧修复盆底腹膜：与会阴组联合放置经会阴引出的骶前负压引流管后，修复盆底腹膜。女性患者必要时可利用子宫及附件关闭盆底；男性患者可游离部分膀胱表面的腹膜以利于修复盆底。将膀胱顶部悬吊于腹壁切口最下端的腹直肌前鞘上，然后关腹。

4）会阴部手术：当腹部组开始游离直肠并决定不宜行保肛手术时，会阴组即可开始手术。会阴部以碘伏重新消毒，范围包括肛门周围至少15cm，消毒3次，确保无菌操作。取以肛门为中心的梭形切口，前至会阴中心腱，后达尾骨尖，两侧延至坐骨结节内侧缘。切开皮肤及皮下组织后，用3把Allis钳将切口内缘皮肤及皮下组织夹住并向上牵引。

在尾骨尖前方切断尾骨直肠韧带，沿此间隙，术者左手拇指在外，食指伸入，逐步分离肛提肌至直肠后间隙，深达肛提肌深面。切断阴部血管分支，并予以结扎止血，确保术野清晰。沿坐骨结节和臀大肌内侧缘平面加深两侧切口，并切除坐骨与肛管之间的脂肪组织。在食指的钩拉引导下，由后向前，靠近骨盆壁钳夹并切断肛提肌，向前牵拉肛管。横行切开骶前筋膜，进入直肠骶前间隙，继续向两侧扩大。以卵圆钳自尾骨前伸入盆腔，在腹部组的协助下拉出远端结肠，以便进一步分离和切除病变肠段。

男性患者处理：根据肿瘤位置和侵犯范围，沿直肠膀胱筋膜后缘分离耻骨尾骨肌、耻骨尿道肌和耻骨直肠肌，直至前列腺包膜。在导尿管的引导下，保护好尿道球部及膜部，然后切除标本。

女性患者处理：前壁为阴道，必要时术者左手食指置入阴道，抵住阴道后壁作对抗，保护好阴道后壁，然后切除标本。

术后处理：与腹部组联合进行冲洗，经会阴部放置骶前引流管。深部组织以铬制肠线逐层间断缝合，依次关闭筋膜、肌肉层，确保组织对合良好。皮肤以丝线缝合。特殊情况下，如因肿瘤原因切除范围过大或术中切破直肠导致严重污染，可采用开放填塞法进行处理，术后定期更换敷料，并根据感染情况使用抗生素。

（2）Dixon术

1）手术指征：①乙状结肠和直肠上段癌：实际上，对于这一部位的肿瘤，通常采用的是高位前切除术。在切除这一位置的癌肿时，无须广泛游离直肠的中下段，也无须实施全直肠系膜切除。②中下段直肠癌肿：当癌肿下缘被切除2cm以上，且肛管直肠环（肛提肌）保持完整、无癌肿浸润时；或术前直肠指诊显示癌肿下缘距齿状线4cm以上，技术上可行吻合，且括约肌功能不会受到明显影响时（因为直肠壶腹部癌在骶凹处游离后可延长约3cm），可考虑行Dixon术。但具体能否实施，还需综合考虑癌肿的局部浸润程度、组织学分化情况，以及肛管括约肌的功能状况等多种因素。

2）禁忌证：①低位直肠癌：当需要切除癌肿下缘2cm的组织时，需一并切除肛管直肠环，而横断或切除肛管直肠环将不可避免地导致肛门失禁。②中下段直肠癌：若癌肿已侵犯周围组织，盆壁有浸润或转移，或直肠癌肿虽能切除但复发可能性较大时，均视为手术禁忌证。

3）麻醉与体位：采用气管内插管静脉复合麻醉方式，患者取截石位。消毒会阴部时，从肛门塞入一块碘伏纱布，以防止肠腔化疗时药液外流。消毒完成后，留置尿管。

4）手术步骤

①患者取截石位，双下肢置于腿架上，下腹部正中作切口，切口右侧绕脐。

②剖腹后，有步骤地探查腹腔有无癌肿转移。首先触摸肝脏，检查有无转移结节；接着检查胆囊有无结石，评估脾脏大小和质地；然后观察胃十二指肠有无肿瘤和溃疡，检查大网膜有无转移结节；最后检查主动脉前、肠系膜下血管和髂内血管附近淋巴结有无转移，并探查全结肠，明确癌肿的部位、范围和周围浸润情况。

③在肿瘤上方 8～10cm 处，用纱布带结扎乙状结肠肠腔，以防肠内容物污染术野；肿瘤下方用无损伤血管钳夹闭肠腔，然后在肠腔内注入 5-Fu 1000mg 进行肠腔内化疗。

④助手提起乙状结肠向右侧牵拉，显露左侧结肠旁沟。用剪刀剪开左侧壁腹膜至膀胱直肠陷凹（男性）或直肠子宫陷凹（女性），操作过程中注意保护双侧输尿管和性腺血管。

⑤向上提起直肠和乙状结肠，自右侧从上向下分离腹膜，直至与左侧腹膜切开线汇合。

⑥清扫腹主动脉周围的脂肪结缔组织和淋巴结，于肠系膜下动脉根部结扎并切断，近端行双重结扎，必要时可加缝扎。

⑦向前牵拉直肠，用长弯剪刀自骶岬处开始分离直肠后间隙。向下剪开骶前筋膜，在直肠深筋膜和骶前筋膜之间用剪刀或电刀进行锐性分离，直至尾骨尖水平，将直肠系膜全部切除。

⑧分离直肠至尾骨尖水平后，术者将手插入直肠后壁，辨认两侧的直肠侧韧带。然后将直肠向后向上牵引，在 Denonvilliers 筋膜（直肠膀胱隔）和直肠系膜筋膜之间锐性分离直肠和膀胱之间的联系。

⑨向上牵拉双侧精囊，分离精囊、前列腺和直肠之间的界面。用剪刀剪开 Denonvilliers 筋膜时，切勿过于向两侧扩展，以免损伤盆神经丛（支配男性性功能的神经）。直肠和精囊分离完毕后，此时直肠前后壁已完全游离。

⑩肠前后壁游离后，靠近直肠侧壁分离、结扎、切断两侧直肠侧韧带，操作过程中注意避免损伤盆神经丛。结扎侧韧带时，要仔细辨认两侧的输尿管和盆神经丛，防止误伤。

第八章　炎症性肠病

炎症性肠病是一种慢性非特异性、复发性的胃肠道疾病，包括溃疡性结肠炎（ulcerative colitis，UC）和克罗恩病（Crohn disease，CD）两种主要亚型。该病以多种生理和心理症状为临床特征，如腹痛、腹泻、血便、厌食、体重减轻、抑郁和焦虑等。流行病学证据表明，该病是一种全球性疾病，其确切发病分子机制目前仍不明确，但有证据表明其发生受肠道免疫、微生物菌群、环境及遗传因素等多种因素影响。

第一节　溃疡性结肠炎

一、概念

溃疡性结肠炎又称慢性非特异性溃疡性结肠炎，是一种以直肠和结肠为主要病变部位的慢性非特异性炎症性疾病，其发病原因尚不明确。病变主要限于大肠黏膜及黏膜下层。本病可发生于任何年龄，以 15 ～ 20 岁和 55 ～ 65 岁为发病高峰期，男女发病率无明显差异。在欧美较为常见，而我国近年来发病率也有所上升，病情轻重因个体差异而异。本病在中医中属于"泄泻""痢疾""肠澼"等范畴，其中缓解期可归属于"休息痢"或"久痢"。

临床上，本病以腹泻、腹痛、黏液脓血便、里急后重（排便后仍有便意但无法排尽）为主要表现，可伴有不同程度的全身症状，如发热、贫血、水电解质紊乱等。肠镜检查常可见黏膜充血水肿、出血、血管纹理消失，严重时可见多发性糜烂和溃疡，黏膜脆性增加。本病病情轻重不一，病程较长，易反复发作，且难以根治。西医学认为溃疡性结肠炎的发生与人体免疫功能异常、肠道菌群失调、遗传因素、饮食因素及精神刺激等多种因素有关。

二、中医学对溃疡性结肠炎病因病机的认识

中医认为本病多因感受外邪，内蕴于大肠；或损伤脾胃，酿生湿热；饮食所伤，脾失健运，湿浊内生，郁而化热；或情志失调，损伤肝脾，导致肝脾不和，气滞血瘀；或脾肾不足所致。本病病位在大肠，涉及脾、肝、肾、肺诸脏。湿热蕴肠、气滞络瘀为基本病机，脾虚失健为主要发病基础，饮食不调是主要发病诱因。本病总属本虚标实，一般初期以邪实为主，多为湿热壅滞大肠和肝郁气滞。病程日久，伤及脾胃，导致脾虚下陷、肾虚不固，从而在证候转化过程中出现脾虚湿困、脾肾阳虚等虚证。

三、西医学对溃疡性结肠炎病因病理的认识

（一）病因

溃疡性结肠炎的病因及发病机制至今尚不完全清楚。目前认为，本病的发生与多种致病因素的综合作用有关，包括免疫紊乱、环境因素及遗传因素等，其中免疫紊乱可能是主要原因。目前存在多种假说，其中自身免疫反应学说近年来受到广泛重视。

1. 免疫因素

免疫异常是造成炎症和损伤的内在因素。目前认为，肠黏膜屏障功能的破坏会导致免疫调节失常，进而引发炎症反应。研究表明，本病患者肠黏膜分泌异常，黏液层成分发生改变，导致肠黏膜屏障功能受损。这使得正常情况下无法通过肠黏膜的肠道共生菌群、食物抗原等进入黏膜层，激发抗原特异性免疫反应，进而引发炎症变化。

参与免疫反应的细胞包括中性粒细胞、巨噬细胞、肥大细胞、T淋巴细胞和B淋巴细胞等。这些细胞释放的促炎细胞因子（如 TNF-α、IL-1β）、抗体及炎性介质（如白三烯、血栓素、组胺、前列腺素等）引起组织破坏与炎性改变。值得注意的是，体液免疫、细胞免疫及免疫复合物的形成在本病的发病过程中相互关联、相互作用。

2. 肠道环境因素

国内外学者迄今虽未找到确切的致病微生物，但越来越多的证据表明，肠道菌群整体或其代谢产物在炎症性肠病的发病中起着重要作用。目前，菌群紊乱学说认为，肠道微生态或菌群的改变可能导致内源性细菌产生诸如脂多糖、甲基蛋氨酰寡肽等物质，这些物质激活肠黏膜淋巴细胞、巨噬细胞，进而释放各种因子，引发一系列免疫炎症反应，甚至逐步扩大并慢性化。因此，肠道菌群失调或微生态改变，可能成为溃疡性结肠炎致病或加重的因素。

3. 遗传因素

遗传因素可能是炎症性肠病发病的重要机制，其主要依据：①本病具有家族聚集倾向，患者直系亲属的发病率明显高于普通人群，5% ~ 15% 的患者有明显的家族史；②单卵双胞胎的发病率高于双卵双胞胎，提示遗传相似性与发病风险相关；③患者的直系亲属发病率较高，但其配偶及关系密切的邻居、朋友发病率不高，表明该病无接触性传播；④本病的发生率在种族之间存在显著差异，例如欧美国家白人发病率较高，而黑人发病率较低；在我国，家族发病率相对较低。此外，研究发现，患者的某些人类白细胞抗原（HLA）表达率比正常人明显更高。

4. 感染因素

由于本病发病前常有感染史，且应用抗生素能取得一定的治疗效果，提示感染可能在疾病的发生或发展中起一定作用。许多细菌感染也能产生与慢性直肠炎相似的症状和病理变化，但细菌感染多呈自限性，而溃疡性结肠炎的病因尚未完全明确，至今尚未找到特定的致病细菌、病毒或真菌。有报道表明，溃疡性结肠炎患者肠道菌落计数大多超过正常人，且从大量病例随访中发现，有 0.5% ~ 8.2% 的菌痢患者易演变为本病。因此，感染可能是溃疡性结肠炎发病的潜在因素。

5. 精神因素

临床上发现，许多患者伴有焦虑、紧张、易怒、多疑等情况，采用心理治疗可在一定程度上缓解症状。有学者认为，精神障碍可能通过引起自主神经功能紊乱，导致肠道平滑肌痉挛、血管收缩、组织缺血缺氧、毛细血管通透性增加，进而加重肠壁炎性溃疡或使炎症难以缓解。然而，神经 - 精神改变与本病之间的因果关系尚未完全明确，仍需进一步研究。

6. 过敏因素

少数患者对某些食物可能存在不耐受或过敏现象。流行病学调查表明，精制糖、牛奶、咖啡、酒精等食物可能在部分患者中诱发或加重病情。有研究显示，部分患者的病变周围血液中嗜酸性粒细胞增多，肥大细胞及组胺含量升高，提示可能存在免疫异常反应。然而，溃疡性结肠炎的发病机制复杂，食物过敏或不耐受仅是可能的诱因之一，尚需进一步研究。此外，细胞膜的磷脂质过氧化和氧自由基产生过多，也可能导致结肠上皮细胞损伤，参与疾病的发生与发展。

（二）病理

1. 病理特点

溃疡性结肠炎的病理改变具有一定的特征性，但在某些情况下可能与其他炎症性肠病相似。病变通常从直肠开始，呈连续性向近端蔓延，可能累及部分或全部结肠，其中以直肠和乙状结肠最为常见。极少数病例可能伴有倒灌性回肠炎，表现为回肠末端的轻度炎症。

病变早期，黏膜出现弥漫性炎症，可见水肿、充血与灶性出血，黏膜面呈现弥漫性细颗粒状，组织变脆，触之易出血。黏膜与黏膜下层有淋巴细胞、浆细胞、嗜酸性粒细胞及中性粒细胞浸润。由于肠腺隐窝底部聚集大量中性粒细胞，形成小的隐窝脓肿；当隐窝脓肿融合、溃破时，黏膜随即出现广泛的浅小不规则溃疡。这些溃疡可沿结肠纵轴发展，逐渐融合成不规则的大片溃疡。

由于结肠病变一般限于黏膜与黏膜下层，很少累及肌层，因此并发结肠穿孔者少见。少数暴发性或重症患者的病变涉及全结肠，可发生中毒性结肠扩张。在结肠炎症反复发作的慢性过程中，大量新生的肉芽组织增生，常出现炎性息肉。黏膜因不断破坏和修复，其正常结构丧失，随后出现纤维组织增生，腺体变形、排列紊乱、数目减少等萎缩性改变。溃疡愈合会形成瘢痕，黏膜肌层与肌层肥厚，使结肠变形、缩短，结肠袋消失，甚至有时导致肠腔狭窄。

少数患者可发生结肠癌变，尤其是病程较长、病变范围广或炎症持续活动的患者。癌变以未分化型多见，恶性程度高，预后较差。因此，对于长期患病的人，应定期进行结肠镜监测，以早期发现癌变。

2. 分期

根据发病缓急与病理进展，溃疡性结肠炎可分为活动期和缓解期。

（1）活动期：①固有膜内呈现弥漫性慢性炎细胞、中性粒细胞及嗜酸性粒细胞浸润；②隐窝急性炎性细胞浸润，尤其是上皮细胞间有中性粒细胞浸润，隐窝发炎，甚至形成隐窝脓肿，脓肿可溃入固有膜；③隐窝上皮增生，杯状细胞减少；④可见黏膜表层糜烂、溃疡形成及肉芽组织增生。

（2）缓解期：①中性粒细胞消失，慢性炎性细胞减少；②隐窝大小、形态不规则，排列紊乱；③腺上皮与黏膜肌层间隙增大，提示黏膜修复或纤维化；④出现潘氏细胞化生，提示慢性炎症或修复过程。

四、临床分类

溃疡性结肠炎临床分为初发型和慢性复发型。初发型指无既往病史而首次发作。此类型在鉴别诊断中应予特别注意，同时需考虑缓解后的维持治疗。慢性复发型指在临床缓解期再次出现症状，为临床上最常见类型。以往所称的"暴发性结肠炎（fulminant colitis）"，因概念不统一易造成认识混乱，2012 年我国炎症性肠病（IBD）共识已建议弃用该术语，并将其归入"重度溃疡性结肠炎"中。

五、临床表现

溃疡性结肠炎多见于 15 ～ 20 岁和 55 ～ 65 岁的成人，男女发病率无明显差异，病程反复发作且较长，有恶变倾向。

（一）症状

多数患者起病缓慢，病程可为持续性，或呈活动期与缓解期交替的慢性过程。感冒、全身性感染、妊娠、分娩、肠道炎症、外科手术、精神创伤、过度疲劳、食物过敏、月经期、甲状腺功能亢进症等常为发病或病情加重的诱发因素。

1. 腹部症状

（1）腹泻：黏液血便、血便、水样便、黏液便、稀便等粪便异常症状极为常见，便次多少一般反映病情的轻重。

（2）腹痛：轻型及缓解期患者无此症状，一般腹痛为轻度或中度，多为痉挛性疼痛，常局限于左下腹或下腹，也可遍及全腹。

（3）里急后重：本病直肠受累者居多，常有里急后重症状。

（4）其他：重症患者有食欲减退、上腹饱胀不适、恶心、呕吐等症状。

2. 全身症状

轻者疲乏明显，重症时可有发热、心率加速、衰弱、消瘦、贫血、水电解质失衡和营养障碍等。少数患者表现为情绪不稳定，如抑郁、焦虑、失眠等。

3. 并发症

（1）中毒性巨结肠：常见于急性发作型和重型溃疡性结肠炎。炎症波及结肠肌层及肌间神经丛，导致肠壁张力减退，肠壁呈节段性麻痹，肠内容物和气体大量积聚，从而引起急性结肠扩张、肠壁变薄，易发生肠穿孔。好发部位以横结肠、乙状结肠多见。急性发作时不宜施行钡剂灌肠检查。此外，抗胆碱药物、低钾血症等因素常为中毒性巨结肠的诱因。临床表现为症状加重，出现腹胀、压痛、反跳痛，肠鸣音减弱或消失，白细胞计数升高。X线腹部平片可见肠腔增宽、结肠袋消失，病情进一步发展有发生肠穿孔的风险。

（2）肠穿孔：多在中毒性巨结肠基础上发生。由于常应用激素或免疫抑制剂治疗，肠穿孔后腹部炎症、中毒症状和体征可能不显著，需提高警惕。

（3）结肠大出血：指出血量大而需要输血支持的急性出血，常由溃疡累及大血管、凝血障碍或其他因素（如血管畸形、药物影响）所致。

（4）息肉：发生率为10%～40%，以直肠、乙状结肠多见，降结肠次之，多是由于长期的炎症刺激演变而成。一般为假性息肉，部分随炎症痊愈而消失，部分可能持续存在。少数息肉可癌变，癌变者多来自腺瘤样息肉。

（5）癌变：溃疡性结肠炎的癌变率较一般人群高10～20倍。癌变与病变范围和病程密切相关，多数发生于病史超过10年的患者。据报道，病程10年左右的癌变率为3%～10%，随着病程延长，癌变风险逐渐增加，病史达40年者癌变率可高达65%。

（6）直肠及肛周病变：溃疡性结肠炎的局部并发症包括痔、肛裂、肛周脓肿、肛瘘、直肠黏膜脱垂等。腹泻严重的患者更容易发生这些并发症。

（7）胃肠外并发症：溃疡性结肠炎患者除上述临床表现外，亦可合并胃肠道外并发症，多见于病程长、病损较重的患者。常见并发症如下：①口腔病变：大约20%的溃疡性结肠炎患者合并口腔病变，包括口疮样溃疡、舌炎、巨舌和口腔念珠菌病。口疮样溃疡的出现与溃疡性结肠炎病程常呈正相关。偶尔口腔病损比消化道症状提前出现。②皮肤病变：以结节性红斑多见，坏疽性脓皮病次之。坏疽性脓皮病是溃疡性结肠炎的典型并发症之一，与肠内病损程度相平行，发病率约 2%。临床表现为皮肤边缘不规则溃疡，基底有脓液，周边水肿呈紫色隆起边缘；多发于四肢，以胫前部最常见。③关节炎：关节炎是溃疡性结肠炎的常见肠外并发症，并发率约为 8%。溃疡性结肠炎并发关节炎以双膝关节受累最多见，踝关节及肘关节次之。本病类风湿因子可为阳性，体温正常。随肠内病变恶化或好转，关节症状亦随之加重或减轻。溃疡性结肠炎患者中，类风湿脊柱炎的发病率比一般人群高 20 倍左右，男女之比为 4∶1。④眼疾病：包括虹膜炎、葡萄膜炎、角膜溃疡等，发病率约为 5%，以巩膜外层炎最常见。⑤肝胆系统病变：溃疡性结肠炎患者常有肝功能受损表现，患胆囊结石、脂肪肝的可能性比正常人群高。原发硬化性胆管炎是溃疡性结肠炎和克罗恩病的常见肝胆并发症。⑥泌尿系统病变：可并发间质性肾炎、慢性肾盂肾炎、急性肾小管坏死、输尿管肿瘤、输尿管梗阻和肾结石等。⑦血栓并发症：是溃疡性结肠炎的严重并发症之一，也是导致患者死亡的三大原因之一。⑧其他：还可并发贫血、心肌炎、胰腺萎缩、内分泌障碍和生长发育迟缓等。

（二）体征

轻者除左下腹略有压痛外，无其他明显体征。重者可能出现发热、全腹部压痛、反跳痛、肌紧张等症状，且常伴有肠鸣音亢进。部分患者可触及痉挛的乙状结肠或降结肠。此外，肝脏可能因脂肪浸润或并发慢性肝炎而肿大。

六、诊断及鉴别诊断

（一）诊断

1. 诊断标准

2023 年，中华医学会消化病学分会炎症性肠病学组基于牛津循证医学中心证据分级方法，对我国溃疡性结肠炎的诊疗证据进行方法学验证，制定了首版《中国溃疡性结肠炎诊断和治疗指南》。

（1）临床表现：持续或反复发作的腹泻、黏液脓血便，伴腹痛、里急后重及全身症状（病程 ≥ 4 周）。可合并皮肤、黏膜、关节、眼、肝胆等肠外表现。其中，黏液脓血便是 UC 最典型的症状。若病程＜6 周，需与感染性肠炎进行鉴别。

（2）鉴别诊断：需排除感染性结肠炎（如细菌性痢疾、阿米巴痢疾、慢性血吸虫病、肠结核）及非感染性结肠炎（如缺血性结肠炎、放射性结肠炎、孤立性直肠溃疡、结肠克罗恩病）。符合以下标准可诊断：①具有上述典型临床表现者为临床疑诊，安排进一步检查；②同时具备上述结肠镜和（或）放射影像学特征者，可临床拟诊；③如再具备上述黏膜活检和（或）手术切除标本组织病理学特征者，可以确诊；④初发病例如临床表现、结肠镜检查和活检组织学改变不典型者，暂不确诊，应予密切随访。

（3）诊断内容：完整的诊断应包括以下内容：①临床类型：可分为初发型和慢性复发型。初发型指无既往病史而首次发作，该类型在鉴别诊断中应予特别注意，亦涉及缓解后如何进行维持治疗的考虑；慢性复发型指临床缓解期再次出现症状，临床上最为常见。②严重程度：可分为轻度、中度、重度。③病情分期：可分为活动期、缓解期。④病变范围：推荐采用蒙特利尔分型，可分为直肠型、左半结肠型和全结肠型；⑤肠外表现和并发症（关节炎、皮肤病变、眼部病变、大出血、穿孔、中毒性巨结肠和癌变等）：如初发型、中度、活动期、左半结肠型。

2. 危重型溃疡性结直肠炎的诊断标准

危重型溃疡性结直肠炎（critical ulcerative colitis，CUC）是溃疡性结直肠炎中最严重的类型，病情险恶，预后不佳，属于临床危重病症。以下是几种常用的诊断标准。

（1）trulove 标准：①可见肉眼血便，每日5次以上；②静息状态下心率每分钟90次以上；③贫血，血红蛋白低于正常参考值的75%；④低蛋白血症，白蛋白≤30.0g/L；⑤入院第1天的体温≥37.8℃：⑥中毒性巨结肠。满足前5项中的4项或第6项单独出现，即可诊断为重症溃疡性结直肠炎。

（2）regueiro 诊断标准：①每日多次稀血便；②严重腹痛、虚弱、短期内体重下降明显；③临床检查可见急性病容、脱水、心率加快、体温≥38.5℃、腹部压痛、肠胀气及肠鸣音减弱。

（3）meyers 诊断标准：①每日血便≥9次；②体温≥38℃；③结肠腔直径扩张＞6.0cm。

（4）hanauer 诊断标准：①持续每日血便≥10次；②发热，体温≥37.5℃；③静息状态下脉搏每分钟90次以上；④需要输血治疗的贫血（血红蛋白＜70g/L）；⑤腹部平片提示结肠扩张；⑥腹部压痛、反跳痛、腹胀及肠鸣音减弱；⑦红细胞沉降率＞ 40mm/h。

（5）swan 诊断标准：①严重血性腹泻；②全血中毒性表现；③发热，体温 38℃；④心动过速，每分钟超过 100 次；⑤白细胞＞ 11×10⁹/L；⑥经内科治疗无效。

（6）四川大学医学部（前华西医科大学）第一医院消化科总结国外报道，提出院内诊断标准：①每日血性腹泻≥ 9 次；②体温≥ 38℃；③静息状态下脉搏每分钟 90 次以上；④血红蛋白＜ 90g/L；⑤血浆白蛋白≤ 30g/L；⑥明显营养障碍，近期体重下降 10% 以上或严重中毒症状。

3. 辅助检查

（1）实验室检查：溃疡性结直肠炎患者常伴有不同程度的贫血，主要与慢性失血和营养吸收不良有关。活动期患者白细胞计数升高，半数病例红细胞沉降率增快，血清免疫球蛋白水平升高。急性期和重症患者中，C 反应蛋白、α1- 抗胰蛋白酶和 α1- 酸性糖蛋白等炎症指标显著升高，同时可能伴随低血钾、低血氯、低血钠等电解质紊乱及血清白蛋白降低。大便检查可见大量红细胞、白细胞和黏液。在急性期，粪便涂片检查可发现大量多核白细胞（中性粒细胞）。病变活动期大便内溶菌酶活性可能增加，但这一指标在临床诊断中的意义有限。

（2）结肠镜检查：病变通常从直肠开始，呈连续性、弥漫性分布，逐渐向近端结肠蔓延，结肠镜检查结果：①黏膜血管纹理模糊、紊乱，充血、水肿，脆性增加，易出血，有脓性分泌物附着，亦常见黏膜粗糙，呈细颗粒状；②病变明显处可见弥漫性多发糜烂或溃疡；③慢性病变者可见结肠袋囊变浅、变钝或消失，假息肉及桥形黏膜等。

（3）X 射线钡剂灌肠：溃疡性结直肠炎的轻型或早期病变 X 线检查可以正常，一般表现为病变肠段张力增高、蠕动增强，或局部钡剂柱中断，黏膜皱襞紊乱。当疾病发展到相当程度时，主要改变：①黏膜粗糙和（或）颗粒样改变；②肠管边缘呈锯齿状或毛刺样，肠壁有多发性小充盈缺损；③肠管短缩，结肠袋囊消失，呈铅管样。应注意，严重病变时不宜进行钡剂灌肠检查，以免加重病情或诱发并发症。

（4）黏膜病理组织学检查：肠壁炎症主要局限于黏膜层，部分病例可延伸至黏膜下层，但较少累及肌层。

（5）CT 扫描：腹部 CT 扫描可发现肠壁增厚、肠腔狭窄，以及瘘管、窦道和腹腔淋巴结肿大。

（6）^{99m}Tc– 六甲基丙二胺标记白细胞扫描（TLLS）：据报道，LS 和 CT 扫描诊断溃疡性结直肠炎的敏感性分别为 76.1% 和 71.8%，特异性分别为 91.0% 和 3.5%，诊断正确率分别为 82.6% 和 77.5%。

（二）鉴别诊断

1. 慢性细菌性痢疾

慢性细菌性痢疾患者常有急性细菌性痢疾病史，用抗菌药物治疗有效。粪便培养可分离出痢疾杆菌，结肠镜检查时取黏液脓血培养，阳性率较高。与溃疡性结肠炎相比，慢性细菌性痢疾的病程较长，但抗菌治疗可显著改善症状。

2. 阿米巴痢疾

阿米巴痢疾的病变主要侵犯右侧结肠，亦可累及左侧结肠，呈散在性分布。溃疡较深，呈"烧瓶状"，可侵及全层，边缘潜行，溃疡间的黏膜多属正常。粪便检查可找到阿米巴滋养体或包囊，结肠镜检查可见典型溃疡，活检或渗出物镜检可发现阿米巴包囊或滋养体。抗阿米巴治疗有效，与溃疡性结肠炎的浅表性溃疡和弥漫性病变不同。

3. 直肠、结肠癌

直肠、结肠癌患者可通过肛指检查触及直肠下段包块，纤维结肠镜活检可确诊。X 射线钡剂灌肠检查对鉴别诊断具有重要价值。与溃疡性结肠炎相比，直肠、结肠癌常伴有体重下降、贫血等全身症状，且病变多为局限性肿块。

4. 克罗恩病

克罗恩病又称肉芽肿性结肠炎，属于炎症性肠病的一种。病变呈节段性分布，常见于右侧结肠和回肠，其他结肠部位也可累及，但直肠和乙状结肠较少受累。患者常表现为轻度腹泻，粪便稀软，少有便血，腹痛多位于右下腹或脐周，常见肛周病变和瘘管形成。内镜检查可见溃疡形成，周围黏膜正常，呈鹅卵石样增生改变。X 射线钡剂灌肠检查可见肠腔狭窄、肠袋形状不对称等表现。病理检查以淋巴组织肉芽肿样增生为主。与溃疡性结肠炎相比，克罗恩病可累及全消化道，且病变呈节段性分布。

5. 血吸虫病

血吸虫病患者有疫水接触史，常伴有肝脾肿大。粪便检查可发现血吸虫卵，孵化毛蚴呈阳性。结肠镜检查可见肠黏膜有黄色颗粒状结节形成，肠黏膜活检可发现血吸虫卵。与溃疡性结肠炎相比，血吸虫病的慢性期可能导致结肠纤维化和狭窄，但有明确的疫水接触史和肝脾肿大特点。

6. 缺血性结肠炎

缺血性结肠炎多见于老年人，常由动脉硬化引起。发病突然，表现为下腹痛伴呕吐，24～48小时出现血性腹泻、发热及白细胞增高。重症者可发生肠坏死、穿孔及腹膜炎，轻者为可逆性过程，经1周至6个月可治愈。X射线钡剂灌肠检查可见指压痕征、假性憩室、肠壁锯齿状病变及管状狭窄等表现。内镜下可见由黏膜下出血造成的暗紫色隆起、黏膜剥离出血及溃疡等病变，与正常黏膜有明显分界。病变多发生在结肠脾曲和降结肠，与溃疡性结肠炎的弥漫性病变不同。

7. 放射性肠炎

放射性肠炎患者有明确的腹腔器官接受放射治疗史。胃肠道可发生炎症、溃疡形成、硬化变性、狭窄、坏死或坏疽等病变，表现为腹痛、腹泻及黏液血便。狭窄严重时，可发生肠梗阻等并发症。病变范围通常与放射治疗的照射野一致，这是其与溃疡性结肠炎的重要区别。

七、治疗

（一）治疗原则

1. 明确诊断。应仔细排除各种"有因可查"的结肠炎，对于疑似病例，可按本病进行治疗，并进一步随诊观察，但建议初期避免使用类固醇激素。

2. 遵循分级、分期、分段的治疗原则。分级是指疾病的严重程度，可分为轻度、中度、重度，需采用不同药物和治疗方法；分期是指疾病的活动期和缓解期，活动期以控制炎症及缓解症状为主要目标，缓解期则应继续控制病情，预防复发；分段治疗是指根据病变范围选择不同的给药方法，远段结肠炎可采用局部治疗，广泛性或全结肠炎或有肠外症状者则以系统性治疗为主。

3. 确定治疗药物、方法及疗程。需参考病程及既往治疗情况，力求尽早控制病情。

4. 关注疾病并发症，明确治疗终点及选择内外科治疗方法。同时，需注意药物治疗过程中的不良反应，随时调整治疗方案。

5. 评估全身状况，预测预后及生活质量。

6. 遵循综合性、个体化的治疗原则，包括营养支持、心理干预及对症处理；内、外科医师应共同会诊，以确定内科治疗的限度及进一步的处理方法。

（二）一般治疗

1. 休息

急性发作期及暴发型患者应卧床休息，精神过度紧张者可适当选用镇静剂。

2. 饮食

日常饮食应以易消化、少纤维、富有营养为宜，避免饮用牛奶及食用乳制品。饮食治疗的目的在于减少对肠道的刺激，补充足够的营养。

3. 止泻

腹泻严重者可给予地芬诺酯、洛哌丁胺等药物治疗，以减少因腹泻导致的水、电解质平衡紊乱。但病情严重者应慎用止泻药，以防诱发中毒性巨结肠。

4. 止痛

腹痛明显者可给予小剂量的解痉药，如阿托品、溴丙胺太林等。但应谨慎使用，以防诱发中毒性巨结肠。

5. 抗生素使用

溃疡性结肠炎属于无菌性炎症，一般情况下不需使用抗生素，只有在并发肠道感染时才考虑使用。然而，近年来一些文献报道指出，短期使用环丙沙星和替硝唑对溃疡性结肠炎症状的控制可能有一定作用。

（三）非手术治疗

1. 中医辨证论治

（1）大肠湿热证

证候表现：腹痛，腹泻，便下黏液脓血，肛门灼热不适，里急后重；身热，小便短赤，口干口苦，口臭；舌质红，苔黄腻，脉滑数。

治法：清热化湿，调气行血。

方药：芍药汤加减。

（2）脾虚湿蕴证

证候表现：大便溏薄，黏液白多赤少，或为白冻；腹痛隐隐，脘腹胀满，食少纳差，肢体倦怠，神疲懒言；舌质淡红，边有齿痕，苔白腻，脉细弱或细滑。

治法：健脾益气，化湿助运。

方药：参苓白术散加减。

（3）寒热错杂证

证候表现：下痢稀薄，夹有黏冻，反复发作，腹痛绵绵，四肢不温，腹部有灼热感，烦渴；舌质红或淡红，苔薄黄，脉弦或细弦。

治法：温中补虚，清热化湿。

方药：乌梅丸加减。

（4）肝郁脾虚证

证候表现：腹痛即泻，泻后痛减，大便稀溏，或黏液便；嗳气不爽，食少腹胀；舌质淡红，苔薄白，脉弦或弦细。

治法：疏肝理气，健脾和中。

方药：痛泻要方合四逆散加减。

（5）脾肾阳虚证

证候表现：久泻不止，夹有白冻，甚则完谷不化，滑脱不禁；形寒肢冷；腹痛喜温喜按，腹胀，食少纳差，或腰酸膝软；舌质淡胖，或有齿痕，苔薄白润，脉沉细。

治法：健脾补肾，温阳化湿。

方药：理中汤合四神丸加减。

（6）阴血亏虚证

证候表现：排便困难，粪夹少量黏液脓血，腹中隐隐灼痛；午后低热，盗汗，口燥咽干，或头晕目眩，心烦不安；舌红少津少苔或无苔，脉细数。

治法：滋阴清肠，养血宁络。

方药：驻车丸加减。

2. 中成药治疗

（1）香连丸：口服，每次 3～6g，每天 2～3 次；小儿酌减。适用于大肠湿热证。

（2）参苓白术丸：口服，每次 6g，每天 3 次。适用于脾虚湿蕴证。

（3）乌梅丸：口服，每次 2 丸，每天 2～3 次。适用于寒热错杂证。

（4）固肠止泻丸（结肠炎丸）：口服，每次 4g（浓缩丸），或每次 5g（水丸），每天 3 次。适用于肝郁脾虚证。

（5）补脾益肠丸：口服，每次 6g，每天 3 次；儿童酌减；重症加量或遵医嘱。30 天为 1 个疗程，一般连服 2～3 个疗程。适用于脾虚证。

（6）固本益肠片：口服，每次 8 片，每天 3 次。小儿酌减或遵医嘱。30 天为 1 个疗程，连服 2～3 疗程。适用于脾虚或脾肾阳虚证。

（7）结肠宁（灌肠剂）：灌肠用。取药膏 5g，溶于 50～80mL 温开水中，放冷至约 37℃时保留灌肠，每天排便后 1 次，4 周为 1 个疗程。

3. 西药治疗

（1）水杨酸柳氮磺胺类药物

药物名称：柳氮磺吡啶（SASP）。

适应证：适用于轻型或经肾上腺糖皮质激素治疗后已缓解的重型患者。

作用机制：SASP 在结肠内经细菌分解为美沙拉秦（5- 氨基水杨酸）和磺胺吡啶，其中 5-ASA 是主要的起效成分。

用药方法：①发作期：每天 4～6g，分 4 次口服。②缓解期：改为每天 2g，分次口服，维持 1～2 年。③维持治疗：部分观点主张以每天 2g 的剂量用药 2 周，停药 1 周，交替使用 1～2 年，可预防复发。

注意事项：用药期间需密切观察磺胺类药物的不良反应，如恶心、呕吐、皮疹、白细胞减少及溶血反应。

（2）肾上腺糖皮质激素

适应证：适用于暴发型或重型患者，可控制炎症，抑制自身免疫过程，减轻中毒症状。

常用药物及剂量：①急性期：氢化可的松 200～300mg，或地塞米松 10mg，每天静脉滴注，疗程 7～10 天。②缓解期：症状缓解后改用泼尼松（商品名：强的松），每天 40～60mg，分 4 次口服。③减量方法：病情控制后，逐渐递减药量，避免突然停药。

注意事项：停药后可给予水杨酸偶氮磺胺吡啶，以降低复发风险。

（3）硫唑嘌呤

适应证：为免疫抑制剂。适用于慢性反复发作的患者，或对磺胺类药物及激素治疗无效的患者。

用药方法：按每 kg 体重每天 1.5mg，分 4 次口服，疗程 1 年。

注意事项：主要不良反应为骨髓抑制和继发感染，需定期监测血常规和免疫功能。

（4）抗生素

适应证：对急性暴发型及重型患者，为控制继发感染，可使用抗生素治疗。

常用药物：庆大霉素、氨苄西林、甲硝唑等。

注意事项：抗生素的选择应根据感染病原体和药敏试验结果确定，避免滥用。

4. 外治

（1）塞药法：常用的栓剂有柳氮磺胺嘧啶栓、太宁栓等。

（2）灌肠法：辨证论治，取中药煎剂进行保留灌肠。对腹泻、便血严重的患者，可加入适量氢化可的松进行肛滴灌肠，一旦症状改善，立即改用纯中药灌肠。

5. 针灸疗法

常用取穴有脾俞、天枢、足三里、大肠俞、气海、关元、太冲、肺俞、神阙、上巨虚、阴陵泉、中脘、丰隆。

（四）手术治疗

1. 手术原则

（1）急症手术的适应证：①病情急剧恶化；②并发肠穿孔；③急性肠扩张；④大量出血。

（2）紧急手术的适应证：内科治疗无效的危重病例。

（3）择期手术的适应证：①慢性持续性经内科治疗无效者，或反复发作者；②全大肠炎患者；③高龄患者；④已经癌变或怀疑癌变的病例；⑤有局部合并症者；⑥有全身性合并症者；⑦因本病导致儿童发育障碍者。

2. 手术方式

（1）全大肠切除 + 回肠造口术：适用于溃疡性结肠炎的传统手术方式，具体操作见本书"大肠息肉及息肉病"章节。

（2）全结肠切除 + 回肠直肠吻合术：可避免人工肛门，但保留的直肠存在炎症复发的风险。

（3）全结肠直肠切除 + 回肠肛管吻合术：为治疗本病较为理想的术式，可保留肛门功能，但操作复杂。

（4）全大肠切除＋回肠储袋肛管吻合术：为治疗溃疡性结肠炎等疾病的常用术式，可改善患者生活质量。

（五）疗效判断

完全缓解：临床症状消失，结肠镜检查见黏膜大致正常。

有效：临床症状基本消失，结肠镜检查见黏膜轻度炎症或有假息肉形成。

无效：经治疗后临床症状、内镜和病理检查结果均无改善。

（六）预防与调护

1.注意防寒保暖，保持规律作息，饮食清淡易消化，保持心情舒畅。

2.注意饮食卫生，忌暴饮暴食，忌食生冷、油腻及辛辣刺激食物。

3.注意保暖，避免受凉，合理安排工作与休息，避免过度劳累。

4.保持乐观情绪，可通过与家人朋友交流、培养兴趣爱好等方式缓解压力。

5.适当参加体育运动，如散步、游泳等，可配合太极拳等舒缓运动，增强机体抗病能力。

6.坚持治疗，遵医嘱定期进行肠镜复查。

第二节　克罗恩病

一、概念

克罗恩病是一种慢性、复发性、原因不明的消化道炎症性疾病，又称局限性肠炎、节段性肠炎、肉芽肿性肠炎。该病可累及从口腔至肛门的任何部位，好发于回肠末端、升结肠及肛周，其病理学特征为肠壁穿透性炎症细胞浸润、裂隙样溃疡形成，并伴有非干酪样肉芽肿。本病主要症状为腹痛、腹泻及肠梗阻，同时可伴有发热、营养障碍等肠外表现。本病与慢性非特异性溃疡性结肠炎统称为炎症性肠病。本病在全球范围内均有分布，国内发病率较欧美为低。近十年来，临床上本病发病率已较前有所增加，男女发病率无明显差异，各年龄段均可发病，但以21～40岁年龄段发病者居多，占半数以上。本病在中医学中归属"伏梁"范畴。

二、中医学对克罗恩病病因病机的认识

中医学认为，本病是由于感受外邪、饮食不节、情志内伤、素体虚弱等因素，使得脾胃受损、运化失司、湿热蕴结、气滞血瘀而成。

（一）湿热壅滞

饮食不节，如暴饮暴食、饥饱失常，恣食生冷、肥甘厚腻，易生湿困脾；嗜食烟酒等易生湿热，湿热蕴结而致病。

（二）脾胃虚弱

素体脾胃虚弱，或他病迁延日久而致脾胃虚弱，运化失司，运化水湿能力减弱，水湿留滞肠胃，阻遏肠道气机传导而致病。

（三）气滞血瘀

情志失调，七情过激，皆可导致肝气郁结，横逆犯脾，气机郁滞，妨碍血行而气滞血瘀，累及大肠而致病。

（四）脾肾阳虚

湿邪困脾，寒邪易伤脾阳，影响脾胃正常功能，日久则脾肾阳气虚衰，直接伤及大肠而致病。综合以上因素，如人体脾虚，则湿易从寒化；阳盛之体则湿易从热化；湿阻气机，腑气不通，先有气滞，继之阻络，久则瘀结，发展为瘀血积肠；若湿热蕴结，入于营血，盘踞肠壁，经络阻隔，气血凝滞，形成湿毒伤肠之证；病情迁延，反复发作，耗伤脾气，终致脾气下陷，久则脾肾阳虚。本病的病变部位在肠道，涉及脾、胃、肝、肾。湿阻肠道是本病的基本病机。临床多以脾气虚损、脾肾阳虚为本，肠道湿热、瘀血为标，多虚实相间，寒热错杂。日久脾胃虚弱，气血运化不足，内不能调和于五脏，外不能洒陈于营卫经脉，由虚致损，可成虚劳。

三、西医学对克罗恩病病因病理的认识

（一）病因

克罗恩病的病因和发病机制尚未完全明确，目前认为可能与感染因素、饮食因素、有吸烟史、口服避孕药及宿主因素等多种因素相关。

1. 感染因素

克罗恩病的感染学说早在 20 世纪 30 年代就已提出，但尚未从流行病学和

免疫学角度得到完全证实。

（1）细菌感染：尽管尚未发现特异性致病菌，但感染因素在克罗恩病发病机制中仍是一个重要的研究方向。已有报道显示，一些病原体（如耶尔森菌、梭状芽孢杆菌等）与该疾病存在相关性。病变部位的高细菌密度及其代谢产物可能激活炎症反应，而某些细菌的蛋白质结构与人体蛋白质结构相似，可能诱发自身免疫反应。此外，在无菌环境中，克罗恩病的肠炎表现较轻，这提示正常菌群可能在疾病发展过程中起重要作用。

（2）病毒感染：EB 病毒等病毒感染可能与慢性炎症性肠病的病情加剧有关，但两者之间的因果关系仍需进一步研究。

（3）支原体感染：有资料表明支原体感染与胃肠道症状的关系最为密切。

2. 饮食因素

克罗恩病患者采用要素饮食或全肠外营养（total parenteral nutrition，TPN）可使活动期病情缓解，因此饮食因素在疾病管理中的作用引起了广泛关注。

3. 有吸烟史

多项研究表明，吸烟者患克罗恩病的风险比不吸烟者高 4 倍。吸烟可能通过改变结肠黏液的形成或影响肠蠕动，从而增加疾病的发生风险。

4. 口服避孕药

服用口服避孕药的妇女患克罗恩病的风险增加两倍左右，且这种风险随着用药时间的延长而增加。停药后，该风险需数年时间方可恢复至正常水平。

5. 宿主因素

（1）免疫因素：克罗恩病的典型病理表现为非干酪性肉芽肿形成，提示存在免疫异常。患者的淋巴细胞在体外培养中能破坏结肠上皮细胞，显示出细胞毒作用。此外，患者血清中可检测到抗结肠上皮细胞抗体或抗原抗体复合物，提示抗体免疫作用可能参与疾病发生。克罗恩病常并发肠外表现（如关节炎），且肾上腺皮质类固醇治疗有效，进一步支持其与自身免疫现象的相关性。

（2）上皮屏障因素：克罗恩病患者存在肠上皮细胞代谢异常，特别是丁酸盐利用异常。肠黏膜黏液生成或黏膜 IgA 分泌也可能发生改变，提示上皮屏障功能受损。这些改变可能导致肠腔抗原进入固有层，从而加剧炎症反应。

（3）遗传因素：流行病学数据显示，北美犹太人群的克罗恩病发病率较高，且有阳性家族史的患者比例可达 10% 以上，提示遗传因素在疾病发生中起重要作用。遗传学研究已发现多个与克罗恩病相关的基因变异（如 NOD2、IL-23R 等），但具体机制仍需进一步研究。

（二）病理

1. 病变部位

病变部位表现为一种特异性炎症，最常累及回肠末段，并常蔓延至盲肠，有时也可累及结肠和直肠。孤立性局限性结肠炎较少见，约占 3%。

2. 组织特点

克罗恩病在光镜下的特点为不连续分布的全壁炎、裂隙状溃疡、淋巴细胞聚集、黏膜下层显著增宽和形成非干酪样肉芽肿。

（1）全壁炎：病变从黏膜和黏膜下层开始，逐渐向深层发展，直至累及全层。也有少数患者炎症局限于黏膜和黏膜下层，即"浅表性克罗恩病"。当中性粒细胞侵犯主隐窝时，称为隐窝浸润，此时易导致隐窝炎和隐窝脓肿，这是评估病变活动性的一个重要指标。

（2）裂隙状溃疡：部分病例的纵行溃疡进一步发展，可深入肠壁，达浆膜层，甚至引发穿孔，形成肠瘘。溃疡内部为炎性渗出物或肉芽组织，溃疡横切面偶见肠壁内脓肿。

（3）淋巴细胞聚集：肠壁各层，尤其是黏膜下层，有大量淋巴细胞浸润、淋巴内皮细胞增生与淋巴管扩张，形成淋巴结节，此处易发生溃疡。

（4）黏膜下层显著增宽：黏膜下层高度水肿，淋巴管和血管扩张，神经纤维和纤维组织增生，导致黏膜下层显著增宽。

（5）形成非干酪样肉芽肿。组织学上表现为上皮样肉芽肿，可存在于肠壁的黏膜层至浆膜各层，也可见于附近的淋巴结和肠系膜，少数情况下可累及肝脏。非干酪样肉芽肿是克罗恩病较具特征的病理改变，具有重要的诊断价值，但并非诊断的绝对指标。

四、临床分类

1. 根据发病缓急，分为急性型和慢性型。

2. 根据病情轻重程度，分为轻型、中型和重型。

3. 根据病程，分为单次发作型、复发缓解型、慢性持续型和暴发型。

4. 根据病变部位分为回肠型（L1）、结肠型（L2）、回结肠型（L3）、上消化道型（L4）。

五、临床表现与辅助检查

克罗恩病的临床表现多样，主要与病变部位、范围、严重程度、病程长短及并发症有关。多数患者在青年时期发病，起病缓慢隐匿，早期常无症状，易被忽视，从发现症状到确诊平均需 1 ～ 3 年，病程数月至数年不等。少数患者急性起病，伴有高热、毒血症状和急腹症等表现。活动期和缓解期持续时间长短不一，常交替出现，病情在反复发作中呈渐进性进展。偶有患者以肛周脓肿、瘘管形成或关节痛等肠外表现为首发症状，腹部症状反而不明显。

（一）症状

1. 腹痛

50% ～ 90% 的患者有不同程度的腹痛，以右下腹及脐周痉挛性阵痛多见，可于餐后发生，排便后暂可缓解。急性克罗恩病可伴右下腹剧痛，需与急性阑尾炎等疾病鉴别。若出现持续性腹痛，伴压痛、反跳痛及肌紧张，提示浆膜受累，后期可能形成肠周围脓肿或瘘管。

2. 腹泻

70% ～ 90% 的患者有腹泻，通常为糊样便，每天 2 ～ 6 次，可自行缓解。累及结肠时可能出现黏液脓血便，但需与其他结肠疾病鉴别；累及肛门直肠时，常伴有里急后重感。腹泻的主要原因包括肠道炎症、功能紊乱和吸收不良，少数情况下则由瘘管形成所造成的肠道短路引起。

3. 发热

活动性肠道炎症及组织破坏后毒素的吸收等均可引起发热，通常为中度热或低热，且发热呈间歇出现。急性重症病例或伴有化脓性病灶时，多会出现高热、寒战等毒血症状。

4. 便血

结肠溃疡侵及肠壁血管时可发生便血，出血量一般较少，不超过 500mL，但易反复发生。

5. 营养不良

广泛病变导致肠道吸收面积减少、频繁腹泻、摄食减少及炎症消耗等，可引起不同程度的营养障碍，表现为消瘦、贫血、低蛋白血症、维生素缺乏及电解质紊乱等。钙质和维生素 D 吸收不良可导致骨质疏松，表现为躯干四肢疼痛。儿童或青少年发病可影响生长发育。女性患者可能出现闭经；妊娠期发病若病情未控制，可能对母婴产生不良影响，增加死胎、流产、早产及胎儿畸形的风险。男性患者可有性功能减退。

6. 腹块

约 1/3 的病例出现腹块，大小不一，与病变部位有关，以右下腹和脐周多见。

7. 肛周表现

部分克罗恩病患者可并发肛周病变，特别是伴有结肠病变的患者，约 50% 可并发肛周病变。肛周病变包括肛周皮肤病变（如糜烂、浸渍、溃疡）、肛门狭窄、肛门脓肿及肛瘘，严重者可发生直肠阴道瘘。

8. 其他表现

克罗恩病除肠道症状外，还可出现多种肠外表现，如关节炎、皮肤病变（如结节性红斑）、眼部病变（如葡萄膜炎）及肝胆疾病（如原发性硬化性胆管炎）。这些表现可能与免疫反应或炎症因子释放有关。

（二）并发症

1. 中毒性结肠扩张

中毒性结肠扩张多在急性活动期发生，病情凶险，中毒症状明显。炎症波及结肠肌层及肌间神经丛，导致肠壁张力低下，呈节段性麻痹，肠内容物和气体大量积聚，从而引起急性结肠扩张。该并发症主要累及乙状结肠及横结肠，严重时可危及生命。

2. 肠梗阻

肠梗阻是克罗恩病局部并发症中最常见的表现，多由病变引起肠管狭窄所致。狭窄部位可形成部分性或完全性肠梗阻。

3. 吸收不良综合征

吸收不良综合征是克罗恩病的常见表现之一，主要由慢性炎症导致肠道吸收功能受损所致。患者常表现为体重下降、营养不良、贫血、维生素缺乏等症状。

4. 肠穿孔

肠穿孔多在中毒性结肠扩张的基础上发生，是克罗恩病的严重并发症之一。

穿孔后可引起弥漫性腹膜炎，影像学检查可见膈下游离气体，患者常表现为剧烈腹痛、腹肌紧张及全身中毒症状。

（三）辅助检查

1. 影像学检查

（1）X射线钡剂灌肠检查：病变处呈现增生性和破坏性病变的混合表现，主要包括节段性炎症伴肠壁增厚、僵硬和肠腔狭窄（"细线征"）、裂隙状溃疡、铺路石样改变、假性息肉及瘘管形成等。病变呈多发性、跳跃性分布，主要累及末端回肠，其次是各段结肠和小肠。

（2）CT检查：可清晰显示病变处与周围组织的关系，有助于评估肠壁增厚、肠腔狭窄、脓肿及瘘管等并发症。

2. 内镜检查

内镜检查可直接观察肠黏膜病变，其特征性表现包括节段性、非对称性的黏膜炎症、纵行或阿弗他溃疡、鹅卵石样改变，以及肠腔狭窄和肠壁僵硬等。内镜检查有助于发现早期病变及微小病变，必要时可通过活检明确诊断。

3. 病理检查

病理检查对克罗恩病的诊断具有重要意义。典型病理表现包括裂隙状溃疡（可穿透整个肠壁）、结节病样肉芽肿、固有膜底部和黏膜下层淋巴细胞聚集，而隐窝结构通常正常，杯状细胞不减少。此外，可见固有膜中量炎症细胞浸润及黏膜下层增宽。

4. 血清学检查

（1）抗酿酒酵母抗体（anti-Saccharomyces cerevisiae antibody，ASCA）：对克罗恩病的诊断具有一定价值。

（2）溶菌酶、IL-2R、IL-6、外周血单核细胞：这些指标对评估克罗恩病的活动性具有一定参考价值。

5. 血液学检查

血液学检查包括血常规、C反应蛋白和血沉等，用于评估炎症活动程度及整体健康状况。

6. 粪便检查

粪便检查主要用于排除感染性肠病，并可检测粪便钙卫蛋白等指标，反映肠道炎症活动。

六、治疗

（一）治疗原则

治疗旨在控制急性发作，并维持疾病缓解状态。治疗原则可参考"溃疡性结肠炎"的治疗，但需注意，克罗恩病的药物疗效通常稍逊，且疗程相对更长。鉴于克罗恩病的严重程度和活动性判断不如溃疡性结肠炎那样明确，且病变部位和范围差异显著，因此，在制定治疗方案时，应依据疾病的严重程度、病期及病变范围的不同，遵循分级、分期、分段治疗的原则。克罗恩病的基础治疗以内科治疗为主，外科手术主要用于处理致命性并发症，且应尽量推迟手术时间、缩小手术范围，术后亦需要进行维持治疗。

（二）一般治疗

克罗恩病患者必须戒烟，有活动性病变者应卧床休息。病情较轻者可给予高营养、低渣饮食；病情严重者则应采用营养支持治疗，纠正水、电解质紊乱及酸碱失衡，并进行对症处理，必要时可考虑要素饮食或全胃肠外营养治疗。

（三）非手术治疗

1. 中医辨证论治

（1）湿热壅滞证

证候表现：腹部胀痛拒按，大便溏泄不爽，大便黏滞不爽，带有黏液；食少纳呆，小便短赤，烦渴喜饮，恶心呕吐；舌红，苔黄腻，脉弦滑或数。

治法：清热化湿，行气导滞。

方药：芍药汤加减。

（2）气滞血瘀证

证候表现：腹部包块，固定不移，腹部胀痛或刺痛，大便溏泄，或为黑便，形体消瘦，面色晦暗，嗳气频繁，食欲不振，神疲乏力，舌质紫暗，或有瘀斑，脉细涩。

治法：理气活血，通络消积。

方药：膈下逐瘀汤加减。

（3）肝郁脾虚证

证候表现：左少腹或脐周胀痛，痛则欲泻，便后痛减，大便稀溏，胸胁胀闷，嗳气食少，抑郁恼怒或情绪紧张时腹痛、腹泻复发或加重，矢气频作；舌质淡，苔薄，脉弦。

治法：疏肝理气，健脾化湿。

方药：痛泻要方加减。

（4）脾胃虚寒证

证候表现：腹部隐痛，喜温喜按，肠鸣，久泻不愈，呕吐清水，食欲不振，面色萎黄，神疲乏力，四肢畏寒，失眠多梦，头晕乏力，舌质淡，苔薄白，脉沉迟。

治法：温阳散寒，健脾和胃。

方药：参苓白术散合附子理中汤加减。

2. 西药治疗

（1）氨基水杨酸类药物：柳氮磺吡啶（SASP）多用于轻、中度结肠克罗恩病患者，主要作用是抑制局部和全身炎症反应，抑制免疫反应，清除氧自由基，抑制肠黏膜的脂肪酸氧化，降低肠上皮通透性，从而减轻肠道炎症。在活动期，口服剂量为每天 2 ～ 6g，分 4 次服用，一般 3 ～ 4 周见效；维持量为每天 1 ～ 2g，通常口服 1 ～ 2 年。或口服美沙拉秦（5-ASA），每次 0.5g，每天 3 次，对结肠病变疗效尤佳。

（2）皮质类固醇类药物：该类药物主要作用机制为降低毛细血管通透性，稳定细胞膜和溶酶体膜，调节免疫功能，抑制巨噬细胞及中性粒细胞进入炎性区域，并减少炎症反应的介质。主要用于 SASP、5-ASA 疗效不佳者，以及重症急性发作期或暴发期患者。长期应用易产生不良反应，故症状好转后应逐渐减量至停药。每天口服泼尼松 30 ～ 60mg，10 ～ 14 天后逐渐减量，直至每天 5mg 维持。对于直肠病变，可用倍他米松 5mg 或氢化可的松琥珀酸盐 20 ～ 100mg 保留灌肠，还可与水杨酸偶氮磺胺吡啶、锡类散等合并灌肠。

（3）免疫抑制剂物：该类药物毒性较大，仅在下列情况下考虑应用：SASP、皮质类固醇、甲硝唑治疗无效的慢性活动性病变者；出现高血压、骨质疏松和骨塌陷、糖尿病等皮质类固醇毒性反应者；每天使用皮质类固醇 > 15mg 长达 6 个月者；有慢性瘘管者，包括肛周、直肠、阴道、腹壁及肠道瘘等；广泛性手术如全结肠切除术等术前准备；克罗恩病缓解后的维持治疗。

氨甲蝶呤（每周 15～25mg，肌内注射）能有效控制活动期克罗恩病患者病情，并能预防缓解期复发。同时，应注意消化系统反应（如恶心、呕吐、腹泻、腹痛、消化不良、口角炎）、骨髓抑制、肝功能损伤、头痛、骨骼疼痛和肺炎等不良反应。建议每 4 周复查血常规、肝功能和肾功能。若出现白细胞降低，立即补充叶酸（每周 5mg）。氨甲蝶呤有致畸效应，怀孕期间忌用。嘌呤类药物如硫唑嘌呤（AZA）和 6- 巯基嘌呤（6-MP）通过抑制嘌呤合成，特异性作用于 T 细胞和依赖 T 细胞的免疫反应，具有一定的抗炎作用，起效缓慢，需 6 个月才能见明显疗效。起始剂量为每天 0.5～1.5mg/kg，有不良反应，孕妇及癌症高危患者慎用。

（4）生物制剂：近年来，临床上使用英夫利西单抗（IFX）可有效治疗活动性克罗恩病，促进病情缓解，促使瘘管愈合。对于瘘管合并有脓肿形成的情况，必须在彻底引流（经 MRI 检查确诊，并与肛肠外科医生密切合作）的基础上，同时使用有效抗生素，方可考虑使用 IFX 治疗。目前，大多数学者认为，在肠道出现不可逆转的破坏前尽早采取有效干预措施至关重要，一般病史在 2 年内的患者使用 IFX 治疗，获益最大。

（5）抗生素：甲硝唑、环丙沙星或利福昔明对活动性克罗恩病病情缓解有效，尤其是克罗恩病继发有感染（如脓肿形成、瘘管内感染、储袋炎）和肠内细菌过度生长的情况，并能促使肛周瘘管闭合。但因长期使用会引起胃肠道不适和其他不良反应，许多患者不能长期坚持。甲硝唑不仅能抑制肠内厌氧菌，还有免疫抑制作用，影响白细胞趋化作用。一般用法为每天 1200mg，分 3～4 次口服。甲硝唑对结肠克罗恩病特别是肛周病变或瘘管形成者有效，长期用药可能出现指端感觉异常，但通常是可逆的。

（6）其他：可使用环孢菌素 A 及免疫增强剂如左旋咪唑、干扰素、转移因子、卡介苗及免疫球蛋白制剂。采用广谱抗生素及抗结核治疗者也有报道，但疗效评价不一。

3. 外治法

（1）灌肠疗法：①中药灌肠：辨证论治，使用中药煎剂进行保留灌肠；②西药灌肠：用氨基水杨酸灌肠剂，每天 4g，适用于远端结肠病变。

（2）栓剂：使用氨基水杨酸栓剂，每天 500mg，每天 1～2 次，适用于直肠病变。

（四）手术治疗

1. 手术原则

手术为治疗的最后选择，适用于克罗恩病内科治疗无效且病情危及生命或严重影响生活质量者，以及有并发症（如穿孔、梗阻、腹腔脓肿等）需外科治疗者。

2. 手术方式

（1）节段性结肠切除吻合术：适用于局限性的结肠病变，如伴有狭窄、炎性包块或肠瘘形成等。

（2）狭窄成形术：适用于多个或弥漫性近端肠管的狭窄（跳跃性病变），或曾做过小肠切除、剩余肠管长度有限者。手术方法是将病变的肠管原位保留，通过 Heineke–Mikulicz 或 Finney 术式扩大狭窄肠腔，也可采用球囊扩张术，将狭窄部位扩张至直径 2cm。

（3）全结肠切除＋回肠直肠吻合术：主要适用于结肠多段受累而直肠无明显症状者。具体操作可参考本书"大肠息肉和息肉病"的相关内容。

（4）直肠切除或直肠结肠切除术：主要适用于病变累及直肠，或直肠有活动性出血者。也有学者主张在急诊手术或患者一般情况较差时采用低位的 Hartmann 手术。具体操作可参考本书"大肠息肉和息肉病""大肠癌"的相关内容。克罗恩病病变肠道切除术后的复发率较高，患者术后原则上均应使用药物预防复发，一般选用美沙拉秦（5-氨基水杨酸）。硝基咪唑类抗生素虽有效，但长期使用可能引起周围神经病变等不良反应。硫唑嘌呤或 6-巯基嘌呤可考虑在易于复发的高危患者中使用，但需定期监测血常规和肝功能。预防用药建议从术后 2 周开始，维持时间不少于 2 年。

（五）疗效判断

痊愈：临床症状、体征消失，X 射线钡剂灌肠及肠镜等检查显示肠黏膜病变恢复正常。

显效：临床症状减轻，X 射线钡剂灌肠及肠镜等检查显示肠黏膜病变较前明显改善，大便常规检查仍有少量的红细胞。

有效：临床症状减轻，X 射线钡剂灌肠及肠镜等检查显示肠黏膜病变较前有所改善，大便常规检查有少量的红细胞。

无效：治疗前后，临床症状和肠镜检查无改善或无明显改善。

（六）预防与调护

1. 注意饮食卫生，预防肠道感染。

2. 忌暴饮暴食，忌食生冷、油腻、不洁及变质食物。

3. 戒烟。

4. 保持乐观情绪。

5. 顺应气候变化，适时纳凉取暖。

6. 适当参加体育运动，配合太极拳等舒缓运动增强机体抗病能力。

第九章 常见肛肠动力障碍性疾病

正常排便是涉及直肠、肛门、肛门括约肌复合体及盆底肌肉等多个组织协调配合的过程。当气体、液体或固体粪便进入直肠时，会刺激结肠、直肠及耻骨直肠肌中的压力感受器，有关直肠内容物的信息会被传送到大脑，大脑进而决定是否应进行排便。排便障碍性疾病的定义较为广泛，涵盖了多种排便异常或障碍，包括便秘、大便失禁、排便梗阻感、排便疼痛等。盆底是一个动态平衡系统，排便障碍性疾病往往涉及多个脏器的病变。

第一节 便 秘

一、概述

便秘是由多种疾病病理过程中引起的一个症状，并非单纯指大便干燥，而是指大便排出不顺利的状态或排便时伴有的特殊症状。

二、病因病机与病理研究

中医学认为，便秘虽发生在大肠，但与脏腑经络、气血津液、饮食、情志等皆有密切关系。如《素问·五脏别论》曰："魄门亦为五脏使，水谷不得久藏。"说明肛门启闭功能有赖于五脏之气调整，其启闭正常与否影响着脏腑气机的升降。又如《济生方·秘结论治》云："大肠者，传导之官，变化出焉。平人之体，五脏之气贵乎平顺，阴阳二气，贵乎不偏。然后津液流通，肠胃益润，则传送如经矣。摄养乖理，三焦气涩，运掉不行，于是乎壅结于胃肠之间，遂成五秘之患。夫五秘者，风秘、气秘、湿秘、寒秘、热秘是也。"这说明便秘是人体阴阳、脏腑、气血、情志失调的一种局部表现。

便秘的病因是多方面的，主要包括外感寒热之邪、内伤饮食情志、病后体虚、阴阳气血不足等。本病病位在大肠，与脾胃、小肠、肝肾密切相关。脾胃传送不力，糟粕内停，可致大肠传导功能失常；胃与肠相连，胃热炽盛，下传大肠，燔灼津液，大肠热盛，燥屎内结；肺与大肠相表里，肺之燥热下移大肠，则大肠传导功能失常；肝主疏泄气机，若肝气郁滞，则气滞不行，腑气不通；肾主五液而司二便，若肾阴不足则肠道失润，若肾阳不足则大肠失于温煦而传送无力，均可导致便秘。

另外，肛裂等肛门直肠疾患因排便时剧痛，导致恐惧排便，粪便滞留，亦可致便秘。上述各种病因病机之间常相兼为病，或互相转化，如肠胃积热与气机郁滞可以并见，阴寒凝滞与阳气虚衰相兼，气机郁滞日久化热可导致热结，热结日久耗伤阴津，又可转化成阴虚等。便秘总以虚实为纲，虚实之间可以转化，可由实转虚，可因虚致实，虚实并见。归纳而言，形成便秘的基本病机是邪滞大肠，腑气闭塞不通，或肠失温润，推动无力，导致大肠传导功能失常。

西医学认为，导致大肠形态和运动功能异常而引起便秘的原因是多方面的，一般可分为原发性因素和继发性因素两大类。原发性因素包括肠道受到的刺激不足、排便动力不足等；继发性因素包括器质性病变、功能性疾病、大肠运动异常、神经系统障碍、内分泌紊乱、中毒及药物性影响等。行为因素（如忽视便意、长期滥用泻药）也可能导致便秘。

三、临床分类

目前临床上将功能性便秘按病理生理机制分为以下三类。

（一）慢传输型便秘

此型主要表现为腹痛、腹胀、无便意、排便时间延长、需服用泻剂协助排便等。直肠指诊无出口梗阻现象。肛肠动力学检查显示结肠传输时间显著延长（＞72小时）。综合其他检查排除结、直肠器质性病变及出口梗阻后可确定诊断。

（二）出口梗阻型便秘

此型亦可称功能性出口梗阻，是指仅在排便过程中表现出一系列功能性异常的便秘。主要包括耻骨直肠肌痉挛、肥厚、粘连；肛门内括约肌痉挛、肥厚；直肠黏膜脱垂内套叠；直肠前突；盆底及会阴异常下降；小肠或乙状结肠内疝等。患者常存在排便费力、便意不尽、肛门部疼痛等症状，有时需手法协助排便。诊断方法包括肛门直肠测压、排粪造影等。

（三）混合型便秘（结肠慢传输型和出口梗阻型便秘）

该类便秘既存在结肠传输功能障碍，又存在功能性出口梗阻。两者互为因果，临床上可具有双重表现。在诊断便秘时，要充分考虑到此型便秘的可能性，不能只满足于单一类型便秘的诊断，否则可能无法取得满意的治疗效果。全面的肛肠动力学检查是诊断该型便秘的重要手段。治疗策略包括综合治疗，如药物治疗、生物反馈治疗、手术治疗。

第二节　慢传输型便秘

一、概念

慢传输型便秘（slow transit constipation，STC）是指因结肠动力障碍，导致肠道内容物在结肠内滞留或结肠通过缓慢的一种慢性顽固性便秘。其特点为排便次数减少，排便间隔时间延长至数日或十余日，结肠传输试验显示结肠排空时间明显延长，且症状顽固。根据病变性质，可分为弛缓性便秘和痉挛性便秘；按病因划分，则包括结肠无力型、外动力缺乏型、肠壁刺激匮乏型及肠蠕动抑制型便秘等。轻症患者可采用药物进行保守治疗，重症患者则需考虑手术治疗。本病在中医学中归属"便秘"范畴。

二、病因病机

中医认为，慢传输型便秘是由各种病因导致大肠传导功能失常所引起的。

（一）燥热内结

此证见于素体阳盛之人，或过食辛辣热性食物、嗜饮酒浆，以及误食药物或高热伤津等情况，导致大肠积热，耗伤津液，肠道干涩，从而形成便秘。

（二）气机郁滞

忧愁思虑过度，或坐卧过久、活动过少，可致肝脾气滞，气机不畅，腑气不通，进而形成便秘。

（三）气血津液亏虚

素体精气衰退，或因病久、产后等原因耗气伤津，导致肠道失于濡润，气虚传导无力，从而引发便秘。

（四）年高体弱

年高体弱者，阳虚阴盛，阴寒内聚，阳气不通，腑气壅遏，亦可形成便秘。

三、临床表现与辅助检查

（一）病史

本病症状顽固，病程较长，好发于 20～30 岁的中青年女性，随着时间的推移，症状逐渐加重。

（二）症状

自然排便次数少，便意缺乏，数天或数十天排便一次，粪便干结，患者有肛门下坠感或轻度腹胀。多数患者无明显腹痛、恶心等症状。

（三）体征

无明显阳性体征，部分患者可触及增粗、充满粪团的肠管。

（四）辅助检查

1.结肠传输试验

通过 X 线的标志物或放射性同位素进行跟踪摄片，检查传输功能是否正常。这是诊断慢传输型便秘的首要方法，也是最重要的依据。此方法的诊断标准是 80% 的示踪剂在 72 小时以上不能排出。放射性同位素法是将标记有放射性同位素且不被肠道吸收的示踪剂引入结肠，示踪剂随着结肠的蠕动向前传输，在体外连续监测整个传输过程，从而计算出局部或整段结肠通过的时间，了解结肠运动功能。

2.直肠感觉功能检查

直肠感觉功能明显减退。

3.排粪造影、肛管直肠测压、盆底肌电图检查

排粪造影、肛管直肠测压、盆底肌电图检查用于鉴别是否并发有出口梗阻型便秘。

四、治疗

（一）治疗原则

采用系统、正规的非手术治疗方法，包括饮食调整、排便习惯的培养、心理治疗及中医药治疗等。病史超过 5 年者，若经系统、正规的非手术治疗无效，才考虑手术治疗。

（二）一般治疗

对于原发病一时难以纠正或暂未查出明显原发因素的患者，通过以下措施均能恢复正常排便。

1. 饮食调整

多食富含粗纤维的食物，养成多饮水的习惯。养成每日饮水 1500～2000mL 的习惯，避免过多饮用茶或含咖啡因的饮料。同时，可利用一些药食两用的食物进行食疗，也有助于便秘的治疗，尤其适用于老人、产妇及儿童的便秘治疗。常用的食疗食物有黑芝麻、胡桃仁、柏子仁、松子仁、郁李仁、杏仁、阿胶、蜂蜜等。

2. 养成良好的排便习惯

养成定时排便的习惯。对于不习惯坐便器者，改为蹲位排便可能更有利，因为蹲位时肛管直肠角增大，更有利于粪便通过。老年人或孕妇可使用蹲便器等辅助工具。对于长期依赖泻剂排便者，应在医生指导下减少泻剂用量，以避免反弹效应，并恢复正常排便习惯。

3. 改善生活习惯

生活起居要有规律，避免熬夜和不规律作息。积极参加体育活动，如散步、瑜伽、游泳等，促进肠道蠕动。保持乐观的精神状态，减轻精神压力，有助于改善消化道的功能。

（三）非手术治疗

1. 中医辨证论治

（1）胃肠燥热证

证候表现：大便干结，小便短赤，面红心烦，口干口臭，腹胀或痛，舌红苔黄燥，脉滑实。

治法：清热润肠。

方药：麻子仁丸加减。

（2）气机郁滞证

证候表现：排便困难，大便干结或不干，嗳气频作，胁腹痞闷胀痛，苔薄腻，脉弦。

治法：顺气导滞。

方药：六磨汤加减。

（3）脏腑失和证

证候表现：大便秘结，虽有便意但临厕努挣乏力，难于排出，挣则汗出，短气，便后疲乏，面白神疲，肢倦懒言，舌淡嫩，苔白，脉弱。

治法：补气健脾。

方药：补中益气汤加减。

（4）血虚证

证候表现：大便干结，面色淡白无华，心悸健忘，头晕目眩，唇舌淡白，脉细。

治法：养血润燥。

方药：润肠丸合五仁丸。

（5）阴虚证

证候表现：大便干结，形体消瘦，或见颧红，眩晕耳鸣，心悸怔忡，腰膝酸软，大便如羊屎状，舌红少苔，脉细数。

治法：滋阴补肾。

方药：六味地黄丸加麻仁、玄参、玉竹、蜂蜜。

（6）阳虚证

证候表现：大便干或不干，排出困难，小便清长，面色青白，手足不温，喜热怕冷，腹中冷痛，或腰脊冷重，舌淡，苔白，脉沉迟。

治法：温阳通便。

方药：济川煎加减。

2. 促肠动力药

莫沙必利10mg，口服，每日3次，疗程为8周。若患者症状短期未缓解，可酌情联用缓泻剂。选择缓泻剂时需遵循以下原则：低毒性、无明显不良反应且无药物依赖性。

3. 泻剂

一般来说，慢性便秘以膨胀性泻剂为主，仅在必要时使用刺激性泻剂。急性便秘可酌情选用小剂量的刺激性泻剂、盐类泻剂、润滑剂等，但不要超过1周；如超过1周仍不能纠正便秘，应仔细寻找病因。凡有长期滥用刺激性泻剂者，必须逐渐停用，并加服膨胀性泻剂。常用的泻剂有以下几种。

（1）刺激性泻剂：系通过刺激结肠黏膜、肌间神经丛、平滑肌，增加肠道蠕动和黏液分泌而发生作用，常见的有大黄、番泻叶、酚酞、蓖麻油等。刺激性泻剂可引起严重绞痛，长期服用可致水电解质紊乱及酸碱平衡失调，甚至导致结肠黑变病。

（2）机械性泻剂：系通过增加粪便的容量或改变粪便的成分以增强结肠推进运动，又可分为以下几类。

1）盐类泻剂：如硫酸镁或硫酸钠，因口服后不易吸收，使肠腔内渗透压升高，阻止了水分的吸收，致使肠内容物容积增大，肠道扩张而刺激肠蠕动。作用较快，口服后0.5～3小时、直肠给药后5～15分钟发生作用。可用于急性便秘，灌肠则常用于粪便嵌塞，不能长期使用。腹泻剧烈者可致脱水和电解质紊乱。

2）膨胀性泻剂（充肠剂）：这种制剂含纤维素，吸水后形成柔软的凝胶，使粪便容易排出，并可刺激肠蠕动。服后1至数天发生作用，无全身作用，可以长期使用，尤其在低纤维膳食、妊娠期、撤退刺激性泻剂时用为宜。小麦麸皮、玉米麸皮、魔芋淀粉、琼脂、甲基纤维素、车前子制剂等均属此类。服用这类制剂时须注意多饮水；有肠狭窄者，可导致肠堵塞，应慎用。

3）软化剂：为表面活化剂，能使粪便中的脂肪与水容易混合，并增加肠道分泌，如多库酯钠。本品通过口服后本身不易被吸收，但可增加其他药物的吸收，只宜于短期（1～2周）使用，故不适合用于慢性便秘。

4）润滑剂：如石蜡油。在肠道中不被消化吸收，可包绕粪块，使之容易排出；同时可妨碍结肠对水的吸收，故能润滑肠腔、软化大便，口服后6～8小时发生作用。长期使用可妨碍脂溶性维生素的吸收，导致脂溶性维生素缺乏。不应与表面活化剂同时使用，以免增加矿物油的吸收。本品还可从肛门漏出，引起瘙痒。只能短期使用，不适于慢性便秘。

5）高渗性泻剂：因高渗性作用，增加肠腔内压，刺激肠蠕动。甘油直接注入直肠后，由于高渗透压刺激直肠壁引起排便反射，兼有润滑作用。乳果糖经结肠细菌代谢为低分子的酸，降低结肠 pH 值，增加肠蠕动。

6）其他泻剂：临床曾使用过的一些泻剂还有甘汞、芦荟、牵牛、巴豆、硫黄等，现已不用。值得注意的是，不少患者自行或按医嘱长期、连续服用各种泻剂是不当的，其实一次用泻剂将结肠完全排空后，需 3～4 天结肠才能重新充满。一般泻剂口服后需 6～8 小时起效，因此，较合理的服药时间是在睡前，这样次晨起床后或早餐后即可排便，更符合人体生理规律。

4. 灌肠治疗

灌肠治疗的主要适应证是术前肠道准备、粪便嵌塞、急性便秘。温生理盐水较为适宜，因其对肠道刺激小；而肥皂水因对结肠黏膜刺激太大，应避免使用。另外，经常灌肠可产生依赖性，应予注意。

5. 心理疗法

许多中、重度便秘患者常伴有焦虑甚至抑郁等心理障碍，应给予认知疗法，以帮助患者消除紧张情绪。可采取分散注意力的方法，避免患者过度关注排便困难，同时鼓励患者多参加体育运动，以促进肠动力恢复。

6. 其他疗法

其他疗法包括气功、推拿、针灸等方法，可酌情选用。

（四）手术治疗

1. 手术指征

（1）有典型临床表现，病史超过 5 年，且经过至少 5 年系统、正规非手术保守治疗无效者。

（2）已排除大肠器质性病变及全身性疾病。

（3）有确切的结肠无张力证据。

（4）肛管功能正常。

（5）无明显影响术后康复的精神异常。

（6）无弥漫性肠道运动失调的临床证据，如肠易激综合征等。

因此，手术指征应严格掌握，避免不必要的手术。

2. 手术方式

（1）全结肠切除＋回肠直肠吻合术：为治疗慢性传输性便秘的常用手术方式之一，有效率较高，但术后并发症较多，最常见的是肠梗阻和顽固性腹泻，常导致患者严重营养不良。

（2）全结肠切除＋回肠储袋肛管吻合术：手术技术要求高，长期疗效好，主要采用"J"型或"W"型储袋，但术后可能发生储袋炎等并发症。

（3）次全结肠切除＋盲肠直肠吻合术：该术式保留盲肠、回盲瓣及全部直肠，手术简便，疗效好，术后并发症少，明显降低了术后肠梗阻和腹泻的发生率。此术式适用于盲肠、升结肠、直肠功能均正常的情况。

（4）结肠部分切除术：该术式并发症较少，恢复快，但术中切除范围应超过受累肠段，以确保神经节有病变的肠段全部被切除。

（五）疗效判断

治愈：停用泻剂后，2天内排便1次，便质转润，排出通畅，3个月后大肠传输试验正常。

显效：停用泻剂后，3天内排便1次，便质转润，排出尚通畅，3个月后大肠传输试验较治疗前有明显改善。

好转：停用泻剂后，3天内排便1次，便质转润，排出欠通畅，3个月后大肠传输试验较治疗前有所改善。

无效：排便症状及大肠传输试验无改善。

（六）预防与调护

1. 避免食用辛辣、油腻食物，避免饮酒过度。多食清淡高纤维饮食，包括新鲜蔬菜、杂粮，适量摄入动物脂肪，多饮水，每日饮水量应根据个体情况调整，一般建议不少于2000mL。忌食浓茶及咖啡等刺激性饮料，因其可能加重肠道刺激。

2. 养成定时排便习惯，出现大便困难时，不要长期依赖刺激性泻剂帮助排便。

3. 情绪稳定，避免忧思郁怒。

第三节　直肠前突

一、概念

直肠前突（rectocele，RC）系指患者排便时，因直肠阴道膈松弛，导致直肠腔内高压的作用方向改变，压力不指向肛门口，而朝向阴道形成囊袋状结构，致使部分粪块陷入其中无法排出，从而引起排便困难。本病由于直肠前壁向阴道方向膨出，是出口梗阻综合征的一种。在中医学中，本病归属"便秘"范畴。

二、病因病机与病理研究

中医学认为，本病多因排便习惯不良、临厕努挣、妇女多产、会阴产伤，以及老年妇女身体机能逐渐衰退，导致正常解剖结构改变，或气机阻滞，或气阴两虚，或阳虚寒凝。日久胃肠受损，出现大便排出不畅、排便不尽或排便困难等症状。

直肠前突实际上是直肠前壁向阴道方向膨出，绝大多数发生在女性经产妇，偶有男性在前列腺切除后发生本病。其发病率尚无确切数据，平均发病年龄为43岁。

1. 类似疝的病变原理

当直肠阴道隔结构松弛或损伤时，粪便在直肠压力的作用下向直肠前壁方向挤压，使直肠前壁和阴道后壁逐渐膨出，形成类似疝的病理变化。由于生物力学上剪力的存在，粪便首先进入并积聚于直肠阴道隔薄弱处的囊袋内。如囊袋颈部相对狭窄，则易造成粪便嵌塞于囊袋内难以排出。患者往往被迫用更大力量排便，这进一步作用于直肠前膨出部，形成恶性循环，加重直肠前突。

2. 盆底松弛综合征的一种表现

有学者认为，直肠前突不是一个独立的疾病，可能是盆底松弛综合征的一种表现。有学者将其分为低位、中位、高位三种类型，并认为低位型通常是由严重的产科创伤、异常的肛管括约肌及会阴体造成的；中位型是直肠阴道隔薄弱或因年龄、经产、不良排便习惯和腹腔压力增高而出现的渐进性直肠前壁松弛；高位型则是由阴道上1/3、主韧带和子宫骶骨韧带破坏或病理性松弛所致，与生殖器脱垂和阴道后疝有关。

3. 阴部神经受损学说

盆底异常下降，阴部神经过度牵拉而损伤，导致神经功能损害，使支配的盆底肌群及直肠壁张力下降。神经损伤又加重盆底功能的失调，两者互为因果，形成恶性循环。直肠前突的发生是多种因素综合作用的结果，并相互影响，形成恶性循环。直肠前突是不是便秘的原因还有待进一步研究。

三、临床分类

根据前突的深度可分为：①轻度：前突深度为 0.6 ～ 1.5cm；②中度：前突深度为 1.6 ～ 3.0cm；③重度：前突深度在 3.1cm 及以上。

根据前突的解剖位置分为：①低位：发生于阴道下 1/3；②中位：发生于阴道中 1/3；③高位：发生于阴道上 1/3。

四、治疗

（一）治疗原则

本病如无临床症状，一般无须治疗。如便秘症状严重者，应首选非手术治疗。经过系统的保守治疗后，大多数患者可缓解症状或减轻病情。如非手术治疗无效，可考虑手术治疗。

（二）非手术治疗

1. 中医辨证论治

（1）脾虚气弱证

证候表现：大便干结，临厕努挣无力，努则汗出气短，面色淡白，神疲气怯。舌淡，苔薄白，脉弱。

治法：健脾益气，润肠通便。

方药：黄芪汤加减。

（2）中气下陷证

证候表现：大便不干，排出困难，临厕努挣无力，汗出气短，肛门及小腹坠胀，时有便意，欲解不得，甚者需用手或他物伸入阴道向后推压大便始能排出。舌淡，脉弱。

治法：益气升陷。

方药：补中益气汤加减。

（3）脾肾阳虚证

证候表现：大便秘结，面色萎黄无华，时作眩晕，心悸，甚则少腹冷痛，小便清长，畏寒肢凉。舌质淡，苔白润，脉沉迟。

治法：温补脾肾，润肠通便。

方药：济川煎加减。

（4）肠道气滞证

证候表现：大便不畅，欲解不得，甚则少腹胀痛，嗳气频作。舌质淡红，苔薄白，脉细弦。

治法：理气导滞。

方药：六磨汤加减。

2. 西药治疗

西药可选用胃肠道功能调节剂，如活性菌制剂（丽珠肠乐、整肠生等）。根据需要，可酌情选用缓泻剂，并短期使用。

3. 针灸治疗

可用电针或毫针刺支沟、丰隆、足三里、阳陵泉、天枢及双侧提肛穴。虚秘用补法；冷秘用温针灸；气滞加刺中脘、行间；脾肾阳虚加灸神阙、气海。

（三）手术治疗

1. 经直肠内修补术

经直肠内修补术的具体手术方法有以下 3 种。

（1）经直肠闭式修补（Block）术

适应证：轻、中度的中低位直肠前突。

禁忌证：①临床上有明显的焦虑、抑郁及其他精神症状者，或弥漫性肠道运动功能失调者（如肠易激综合征）；②不能耐受手术者或凝血功能障碍者。

术前准备：①术前 2 日进软食，手术当日禁食；②术前晚洗肠 1 次，术晨清洁灌肠，清除直肠前突囊袋内粪便；③术前晚及术晨分别用 0.1% 聚维酮碘冲洗阴道 1 次；④术前晚予口服地西泮 5mg；⑤术晨予阿托品 0.5mg、咪达唑仑 0.1g 肌内注射。⑥术前 3 日口服肠道抗生素，如甲硝唑、妥布霉素等；⑦术前留置导尿。

麻醉：腰麻或骶麻。

体位：俯卧位。

手术步骤：①常规消毒臀部、肛门及阴道，用手指轻轻扩张肛门，以容纳 4～6 指为宜。②显露直肠前壁：将直角拉钩或"S"形拉钩伸入肛门内，助手协助显露直肠前壁。③修补直肠阴道隔：根据前突大小，用弯血管钳纵行钳夹直肠黏膜层，再用 2-0 可吸收缝线自下而上连续缝合黏膜、黏膜下层及部分肌层组织，直到耻骨联合处。缝合时应下宽上窄，以免在上端形成黏膜瓣影响排便，同时术者左手食指应伸入阴道进行引导，以防缝针穿透阴道黏膜。

术后处理：①术后禁食 3 天，第 4 天开始进流质饮食，以后逐渐恢复普通饮食；②术后 5 天给予广谱抗生素治疗；③留置导尿 24 小时；④术后第 5 天予温盐水灌肠协助排便，排便后用 0.1% 聚维酮碘溶液 20～40mL 保留灌肠。

术中注意点：修补直肠阴道膈时应保持所缝合的直肠黏膜肌层呈柱状，并与直肠纵轴平行。缝针必须穿过直肠黏膜下层和肌层，但勿穿透阴道黏膜，否则易形成直肠阴道瘘。缝合时应做到每缝合 1 针前用 1% 聚维酮碘消毒 1 次，以防感染。

（2）Sehapayak 术

适应证：中、重度直肠前突合并直肠远端黏膜脱垂者。

禁忌证：同 Block 术。

术前准备：同 Block 术。

麻醉：同 Block 术。

体位：同 Block 术。

手术步骤：①～②同 Block 术。③直肠前突部位切口：先用去甲肾上腺素生理盐水 50mL 注入直肠前突部位的直肠黏膜下层。在直肠下端、齿状线上方 0.5cm 处作纵形切口，长约 7cm，深达黏膜下层，显露肌层，根据前突的宽度，游离两侧黏膜瓣。左食指插入阴道内，将阴道后壁向直肠方向顶起，以便于协助压迫止血及防止损伤阴道。④缝合两侧肛提肌、加强直肠阴道隔、修补直肠前突：用 2-0 可吸收缝线缝合，进针点距中线的距离可根据前突程度而定，一般进针点选择在前突的边缘正常组织处，可从右侧肛提肌边缘自外向内进针，再从左侧肛提肌边缘出针，间断缝合 4～6 针后一起打结，此时用右手食指能触摸出一条垂直而坚固的肌柱。缝合时针尖切勿穿过阴道后壁黏膜，以防发生直肠阴道瘘。最后修整两侧黏膜瓣，用可吸收缝线间断缝合黏膜切口。直肠内置用凡士林纱布包裹的橡胶管，从肛门引出。

术后处理：①～④同 Block 术。⑤术后 1～2 日留置包裹油纱条的橡胶管，观察有无渗血，并可帮助排出肠道气体。⑥若有肠道渗血，可将橡胶管多留 1～2 天，并自管内注入凝血酶 2000U/日。

术中注意点：在切除直肠黏膜时注意勿使局部黏膜紧张，以防术后黏膜缺血性坏死。术中注意无菌操作，防止手术切口感染。一旦发现手术切口感染，应积极采取措施处理。

（3）Khubchandani 术

适应证：中、重度直肠前突合并直肠远端黏膜脱垂者。

禁忌证：同 Block 术。

术前准备：同 Block 术。

麻醉：同 Block 术。

体位：同 Block 术。

手术步骤：①～②同 Block 术。③直肠前突部位切口：在齿状线处做横切口，长为 1.5～2cm，在切口两端向上各做一个纵行切口，每侧长约 7cm，呈"U"形。④修补加强缝合直肠阴道隔薄弱区：游离基底较宽的黏膜肌层瓣（瓣内必须有肌层），黏膜肌层瓣向上分离须超过直肠阴道隔的薄弱处。先做 3～4 针间断横行缝合，横行缝叠松弛的直肠阴道隔；再做 2～3 针间断垂直缝合，缩短直肠前壁，降低缝合黏膜肌层瓣的张力，促进愈合。切除过多的黏膜，将黏膜肌层瓣边缘与齿状线间断缝合，最后间断或连续缝合两侧纵形切口。

术后处理：同 Sehapayak 术。

术中注意点：同 Sehapayak 术。

2. 经阴道切开阴道后壁黏膜修补术

适应证：重度中高位直肠前突合并阴道后壁松弛或脱垂者。

禁忌证：同 Block 术。

术前准备：同 Block 术。

麻醉：同 Block 术。

体位：截石位。

手术步骤：①会阴切口：用组织钳夹持两侧小阴唇下端并向两侧牵拉，用尖刀或剪刀于两钳中间的后会阴黏膜与皮肤交界处做一个横行切口，以阴道口宽为度，再于切口中点向阴道后壁做纵行切口。②分离阴道黏膜：在切口中部用弯组织剪刀尖部贴阴道壁自下向上分离阴道直肠间隙，达直肠前突部位以上，并向会阴切口两侧分离阴道壁，达横切口边缘处。③分离直肠前突部位的直肠：用组织钳向外上方牵拉阴道瓣，用刀刃或刀柄剥离阴道壁与直肠间组织，使突出的直肠两侧游离。分离时术者以一手拇、食指把握牵引用的组织钳，以中指垫于阴道瓣之上，使剥离处紧张而容易分离。④分离两侧肛提肌：直肠充分分离后，即可显露左右两侧肛提肌。⑤修补直肠前突：前突呈球状突出者，用1号细丝线或2-0可吸收缝线作荷包缝合突出的直肠，可做多个同心圆荷包。如系高位突出成筒状时，可采用平行点状缝合，完毕后从上而下顺序打结。注意仅缝合至直肠黏膜下层，缝针切忌穿透直肠黏膜。⑥缝合肛提肌加强直肠阴道膈：用4号丝线或1-0可吸收缝线间断缝合肛提肌4～5针。⑦切除多余阴道黏膜：根据会阴松弛情况和直肠前突深度，决定切除黏膜的多少。一般自会阴切口端斜向阴道后壁切缘顶点，剪除约1cm宽阴道黏膜，越向顶端切除越少。注意勿切除过多，阴道宽度应能容纳二指以上，谨防术后阴道及阴道外口狭窄。⑧缝合阴道黏膜：用1-0可吸收缝线自内向外间断缝合阴道黏膜。⑨缝合会阴部皮下组织及皮肤：用1号丝线间断缝合会阴部皮下组织和皮肤。

术后处理：①术后禁食3天，第4天开始进流质饮食，以后逐渐恢复普通饮食；②术后5天给予广谱抗生素治疗；③留置导尿72小时；④术后每天用聚维酮碘抹洗阴道；⑤术后第5天予温盐水灌肠协助排便，排便后用0.1%聚维酮碘溶液20～40mL保留灌肠；⑥创面若有渗血，可用凝血酶1000U溶于生理盐水纱布上覆盖创面。

术中注意点：切除阴道黏膜时注意勿切除过多，以免缝合过紧，造成局部缺血坏死。缝合时要仔细止血，谨防局部血肿形成。缝合直肠黏膜下层时，宜用左手食指插入直肠进行引导，严防穿透直肠黏膜。一旦局部感染形成直肠阴道瘘，除使用抗生素外，应加强局部换药，并控制饮食，减少粪便排出有助于自愈。如不能自愈，则需3个月后再行直肠阴道瘘修补术。必须注意的是，单纯直肠前突较少，多合并有直肠前壁黏膜脱垂、直肠内套叠、会阴下降、肠疝等。因此，治疗时应同时治疗合并疾病，否则将影响疗效。

（四）疗效判断

治愈：症状完全消失，排粪造影结果正常。

显效：症状基本消失，排粪造影结果明显改善。

好转：症状有所减轻，排粪造影结果有所改善。

无效：症状及排粪造影结果均无改善。

（五）预防与调护

1. 多吃富含高纤维的食物，多饮水，避免过多摄入辛辣刺激性食物。

2. 养成定时排便的良好习惯，排便时注意力要集中，避免过度用力排便。

3.适当参加体育运动，避免长时间久坐。

4.妇女产后应充分休息，避免过早从事负重劳动。节制生育，避免过多流产。

第四节 直肠内脱垂

一、概述

直肠内脱垂（internal rectal prolapse，IRP），又称直肠内套叠，是指在排便过程中，近侧直肠壁全层或单纯黏膜层折入远侧肠腔或肛管内，不超出肛门外缘，粪块排出后持续存在，并伴有排便障碍的临床表现。此症状群称为直肠内脱垂综合征。本病女性多发，男女比例约为1：6，50～70岁女性为高发人群。中医属"脱肛"或"肠脱"范畴。

二、病因病机与病理研究

中医学认为，直肠内脱垂多因小儿元气未充，老人脏器衰退，妇女生育过多致肾虚失摄，或因久痢、中气下陷等导致大肠虚脱，堆积于肛门口，大便排出困难，以致秘结不通。

西医学认为，本病发生的病因病机目前尚不十分清楚，一般认为乙状结肠、直肠冗长是发生本病的必备条件，便秘是引起本病的重要因素，二者互为因果。引起直肠内脱垂的因素有以下几种。

1.解剖因素

某些成年人直肠前陷凹处腹膜较正常低，腹内压增高时，肠袢直接压在直肠前壁将其向下推，易导致直肠下脱。女性为直肠子宫陷凹，男性为直肠膀胱陷凹。

2.盆底组织软弱

老年人肌肉松弛，女性生育过多和分娩时会阴撕裂，幼儿发育不全可致肛提肌及盆底筋膜发育不全或萎缩，无法支持直肠于正常固定位置。

3. 长期腹内压力增加

如长期便秘、慢性腹泻、前列腺肥大引起排尿困难、慢性支气管炎引起慢性咳嗽等因素，均可致直肠下脱。当肛门括约肌功能正常时，脱垂的直肠黏膜堆积于肛门上缘而形成内脱垂。

脱垂多从前壁黏膜开始，因直肠前壁承受来自直肠子宫陷凹（女性）或直肠膀胱陷凹（男性）的压力。局部组织软弱松弛，失去支持固定作用，使黏膜与肌层分离。前壁黏膜脱垂若进一步发展，将牵拉直肠上段侧壁和后壁黏膜，使之继续下垂，形成全周黏膜内脱垂。若病变继续发展，将会发生直肠全层套叠。另外，盆底松弛使盆膈前方的肛提肌裂隙扩大，为直肠周围松弛和直肠壶腹被套叠扩张提供了条件。分娩时盆底的损伤和子宫后倾可促进这一过程。

三、治疗

（一）治疗原则

先行保守治疗，包括指导饮食，多饮水，多食高纤维食物，养成定时排便习惯。必要时短时间酌予缓泻剂或灌肠治疗。经 6 个月以上正规非手术治疗无效者，可考虑手术治疗。

（二）非手术治疗

1. 中医辨证论治

根据患者的具体症状，采用补中益气、升阳举陷的中药治疗。具体可参考"直肠前突"章节相关内容。

2. 针灸治疗

主穴为百会、长强、承山、提肛；配穴为大肠俞、秩边。针刺长强与承山，用中刺激手法，或用电针治疗。艾灸百会，大肠俞、秩边交替使用。

（三）手术治疗

1. 硬化剂注射术

本术式适用于直肠黏膜脱垂和直肠内脱垂，不合并或合并小的直肠前突、轻度的会阴下降。经肛门镜进行黏膜下注射，常用药物为 5% 鱼肝油酸钠或 4% 明矾注射液，每点注射 1～2mL，总量不超过 10mL。

2. 直肠黏膜胶圈套扎术

本术式适用于直肠中段或远段黏膜内脱垂。在齿状线上方黏膜脱垂处做 3

行胶圈套扎，每行 1 ～ 3 处，最多套扎 9 处，以去除部分松弛的黏膜。必要时可在套扎部位黏膜下注射硬化剂。

3. 经直肠行远端直肠黏膜纵行缝合加硬化剂注射固定术

本术式适用于直肠远端黏膜内脱垂和全环黏膜内脱垂。在直肠后壁及两侧壁分别用长线纵行缝合松弛的直肠黏膜 3 行，缝合高度可参考排粪造影显示的黏膜脱垂情况，一般缝合 7 ～ 9cm 即可。两行缝线之间的黏膜下层可注射硬化剂，以加强固定效果。

4. 直肠减容手术

本术式适用于较长的直肠内脱垂，包括 Delorme 手术、多排直肠黏膜结扎术、纵行直肠黏膜条形切除术。

5. 经腹手术

本术式多样，可参考直肠内脱垂的手术方法综合运用。具备下列指征可选择经腹手术治疗：①直肠全层套叠，或合并盆腔腹膜疝，或并发直肠孤立性溃疡，或伴有肛门失禁；②盆底功能检查正常；③经直肠周围间隙硬化剂注射等保守治疗无效；④患者积极配合治疗，无精神或心理障碍。值得注意的是，对直肠全层内脱垂伴有各类盆底疝及子宫脱垂并向后位压迫直肠，引起排便障碍者，应采用剖腹手术。手术包括直肠适当的悬吊固定（如 Ripstein 手术或 Wells 手术）、子宫固定及后位的纠正，并同时缝合修补盆底的疝囊，使盆底腹膜适当抬高。直肠固定抬高后，乙状结肠可能造成冗长，此时应切除乙状结肠，手术效果方佳。需特别注意的是，全层直肠内脱垂患者多同时伴有直肠黏膜层脱垂，若不同时处理，将导致剖腹手术效果不佳。因此，在全层直肠套叠剖腹手术后，还需同时行直肠黏膜纵行缝合术或直肠黏膜下硬化剂注射。此外，若有直肠前膨出者，也应同时纠正。

（四）疗效判断

治愈：症状完全消失，排粪造影结果正常。

显效：症状基本消失，排粪造影结果明显改善。

好转：症状有所减轻，排粪造影结果有所改善。

无效：症状及排粪造影结果均无改善。

（五）预防与调护

1. 多食富含高纤维的食物，多饮水，避免过多摄入辛辣刺激性食物。

2.养成定时排便的良好习惯，排便时注意力要集中，避免过度用力排便。

3.适当参加体育运动，避免长时间久坐。

4.妇女产后应充分休息，避免过早从事负重劳动。节制生育，避免过多流产。

第五节 盆底失弛缓症

一、概述

盆底失弛缓症是指盆底肌肉在排便时不能适时松弛，导致排便困难的症状。儿童及成人各年龄段均可发病，男女发病率比例约为 1：1.15。据统计，本病占慢性特发性便秘的 20%～30%。本病属于中医学"便秘"范畴。

二、病因病机与病理研究

中医学认为，忧思过度，坐卧过久，致肝脾气滞，气机不畅，腑气不通，大肠运化失司而形成本病。肝脾气滞可导致大肠传导功能失常，进而引发便秘。临床以虚证为主，虚实夹杂，常因素体阴虚、久病伤阴等导致气阴两虚证。

西医学认为，本病的病因尚未明确。有些患者自幼年起病，儿童便秘中本病的发病率也占一定比例，可能与肠神经系统发育的先天异常有关，致使盆底反射性松弛机制不稳定，且易受多种因素的影响而失常。此外，不良排便习惯、长期腹泻、肛门部手术及心理因素等也可能与本病有关。这些因素可能通过干扰盆底肌肉的协调运动，进而导致排便功能障碍。

正常排便需要直肠和肛管形成压力梯度，并相互协调。当腹内压和直肠内压增加时，肛门外括约肌、耻骨直肠肌和肛门内括约肌等处于松弛状态，肛直角增大，肛管压力下降，使粪便排出。盆底失弛缓症患者用力排便时，肛门外括约肌和耻骨直肠肌发生矛盾性收缩，直肠肛管间不能形成有效压力梯度。而安静时盆底肌群又可恢复至正常状态，呈非持续性痉挛。肛肠动力学表现为排便弛缓反射异常，肛管静息压升高，括约肌功能长度延长。盆底失弛缓症系由于盆底肌肉不能协调运动，处于反常收缩状态，肛直角伸展受限，排便阻力增大，使粪便虽能到达肛管但排出困难。

三、治疗

（一）治疗原则

先行保守治疗，包括养成定时排便习惯，局部物理治疗（如电针治疗、盆底肌功能训练、生物反馈治疗等）。经 6 个月以上正规非手术治疗无效者，可考虑手术治疗。

（二）非手术治疗

1. 中医辨证论治

（1）肠道实热证

证候表现：大便干结，腹部胀满，按之作痛，口干口臭。舌苔黄燥，脉滑实。

治法：泻火清热，润肠通便。

方药：麻仁丸加减。

（2）气滞血瘀证

证候表现：排便困难，排便时间延长，大便干结，欲解不得，便时肛门疼痛，甚则少腹作胀，嗳气频作。舌质暗淡或有瘀斑，脉涩。

治法：理气化瘀导滞。

方药：桃红四物汤合六磨汤加减。

（3）阴虚肠燥证

证候表现：大便干结，状如羊屎，口干少津，神疲纳呆。舌红，苔少，脉细数。

治法：养阴润燥通便。

方药：润肠丸加减。

2. 生物反馈治疗

生物反馈治疗适用于年轻患者，肛门功能长度增加不多、无明显盆底肌肥大僵硬者，尤其适用于功能性排便障碍患者。主要有以下两种方法。

（1）动力学方法（测压法）：患者坐于有孔椅子上，将肛管直肠测压导管的探头插入肛管内并固定于最大压力处。患者作排便动作，可见压力曲线上升，此为反常收缩。嘱患者设法使排便时压力曲线不上升或使其下降，从中学习放松盆底肌，根据压力变化调整纠正排便动作，反复训练直至达到排便时肛管压力下降。

（2）电生理方法（肌电图法）：患者坐于有孔椅子上，将塞型表面电极塞入肛管，开启肌电图仪，可见安静状态下的低频电活动。患者作排便动作时，电活动增多，此为反常现象。嘱患者设法使排便时的电活动减少或消失，反复训练使其在排便时盆底肌电图的波形从治疗前的反常放电转变为排便时电活动减少。

注意事项：①治疗前应向患者介绍本病发病原因及生物反馈治疗原理，客观指出本疗法的预期效果及疗程；②治疗前应训练患者学会按要求进行排便动作；③应向患者提出治疗期间饮食、排便及日常生活的注意事项。

（三）手术治疗

1. 耻骨直肠肌后位部分切除术

适应证：耻骨直肠肌肥厚患者。

禁忌证：①诊断未经多项检查证实者；②骶尾部有感染性疾病者；③有炎症性肠病者，尤其是以直肠、乙状结肠病变为主者（炎症性肠病活动期患者应避免手术）。

术前准备：①术前 2 日进软食，手术当日禁食；②术前晚洗肠 1 次，术晨清洁灌肠；③术前晚予口服安定片 5mg；④术晨予阿托品 0.5mg、苯巴比妥钠0.1g 肌内注射；⑤术前 3 日口服肠道抗生素，如甲硝唑、妥布霉素等；⑥术前留置导尿。

麻醉：腰麻或骶麻。

体位：俯卧位，屈髋至 135°（具体测量方法为髋关节屈曲角度）。

手术步骤：①切口：从尾骨尖向下做后正中切口至肛缘上方，切开至深筋膜，显露尾骨尖。②游离耻骨直肠肌：术者左手食指插入肛门，触及后正中肥厚的耻骨直肠肌，并向切口方向顶起，仔细将耻骨直肠肌表面软组织切开，分辨肥厚的耻骨直肠肌与外括约肌深部，用弯止血钳自尾骨尖下方游离耻骨直肠肌上缘，达直肠后壁肌层后，沿耻骨直肠肌内侧面与直肠后壁肌层之间向下游离，达外括约肌深部上缘。最后沿耻骨直肠肌与外括约肌交界处将耻骨直肠肌下缘游离，长度约 2cm。③切除游离的耻骨直肠肌：将游离的耻骨直肠肌用止血钳钳夹，在止血钳内侧将其切除 1.5～2cm，断端缝扎止血。④缝合切口：用生理盐水冲洗创面，检查直肠后壁无损伤、局部无渗血后，创面放置橡皮引流条，间断缝合皮下组织、皮肤。

术后处理：①术后禁食 3 天，第 4 天开始进流质饮食，逐渐恢复普通饮食（禁食期间应通过静脉补充营养）。②术后给予抗生素治疗。③术后 24 小时拔除引流条（拔除前应确认无活动性出血）。④术后换药。⑤术后第 5 天予灌肠协助排便（灌肠频率为每日 1 次，持续 3 天）。⑥术后 8～10 天拆除缝线。手术创面若有感染，需拆除缝线，敞开创面二期愈合。⑦女性患者术后留置导尿 3～4 天。

术中注意事项：①游离耻骨直肠肌是该手术的关键，游离时注意一定不能损伤直肠后壁。②切除耻骨直肠肌后两断端必须缝扎止血。③术中操作要细致，止血要彻底，严格无菌操作。

2. 耻骨直肠肌后位切开挂线术

适应证：耻骨直肠肌肥厚患者。

禁忌证：同耻骨直肠肌后位部分切除术。

术前准备：同耻骨直肠肌后位部分切除术。

麻醉：腰麻或骶麻。

体位：截石位。

手术步骤：①～②同耻骨直肠肌后位部分切除术；③用圆头探针从肥厚耻骨直肠肌下方引一根橡皮筋穿过，收紧橡皮筋予以结扎（橡皮筋材质为乳胶，张力控制在 7～10 天挂断耻骨直肠肌较佳）；④手术创面敞开，二期愈合。

术后处理：同耻骨直肠肌后位部分切除术。

术中注意事项：①游离耻骨直肠肌是该手术的关键，游离时注意一定不能损伤直肠后壁；②橡皮筋张力要适度，控制在 7～10 天挂断耻骨直肠肌较佳；③术中操作要细致，止血要彻底，严格无菌操作。

（四）疗效判断

治愈：经治疗后，排便正常，排粪造影、肛管直肠测压、盆底肌电图检查均正常。

显效：经治疗后，排便基本正常，排粪造影、肛管直肠测压、盆底肌电图明显改善。

好转：经治疗后，排便有所改善，排粪造影、肛管直肠测压、盆底肌电图检查有所改善。

无效：排便无改善，排粪造影、肛管直肠测压、盆底肌电图检查无变化。

（五）预防与调护

1. 养成定时排便的良好习惯，排便时注意力要集中。

2. 合理调节饮食结构，饮食不宜过于精细，应多吃粗粮、多饮水。

3. 进行肛门运动锻炼，包括肛门按摩、提肛运动等。

4. 及时治疗肛门直肠疾病，如痔、肛裂等。

第六节　会阴下降综合征

一、概述

会阴下降综合征（descending perineum syndrome，DPS）指患者在安静状态下会阴位置较低，用力排便时，会阴下降程度超出正常范围。若同时伴有排便障碍的临床表现，即可确诊为会阴下降综合征。本病由盆底肌肉变性及功能障碍所致。临床上主要表现为排便困难、排便不尽感及会阴坠胀。女性患者多于男性，经产妇尤为多见，可发生于任何年龄段，但30岁以下患者罕见。在中医学中，本病归属"便秘"范畴。

二、病因病机与病理研究

中医学认为，本病或因内生湿热，或因精气衰退，或因久病、产后耗气伤津、劳倦伤脾，导致气虚下陷、收摄无权，无法承托盆底脏器，努挣则下降外鼓，从而使大便排出困难。肾气不足也是重要病因之一。

西医学认为，会阴下降的原因目前认为与以下因素有关：过度用力排便、分娩时产伤、盆底组织松弛、肛门内括约肌功能障碍，以及合并肛门直肠疾病等。

本病患者多先有直肠黏膜内脱垂。因长期过度用力排便，盆底肌肉受到损伤，导致盆底肌张力下降、盆底肌薄弱，肛管直肠角增大。在排便时努挣，使得直肠前壁黏膜脱垂至肛管上端，从而产生排便不畅的感觉。患者因此更加用力排便，形成恶性循环。盆底下降导致继发性阴部神经受损，盆底组织承托能力进一步下降，排便时会阴下降，从而表现出一系列症状。阴部神经受损可能导致肛门括约肌功能障碍。

三、治疗

（一）治疗原则

本病以药物保守治疗为主。因本病发生与患者排便习惯密切相关，故指导患者养成良好排便习惯至关重要。嘱患者避免过度用力排便，每次排便时间不宜过长，以不超过 10 分钟为宜。避免久坐久站，保持适当运动。适当摄入高纤维饮食，每日摄入 25 ～ 30g 膳食纤维，有助于排便。

（二）非手术治疗

1. 中医辨证论治

（1）脾虚气陷证

证候表现：粪便排出困难，排便乏力，直肠内梗阻坠胀；伴有面色萎黄，神疲消瘦，少气懒言。舌淡，苔白，脉弦细。

治法：补脾益气。

方药：补中益气汤合黄芪汤加减。

（2）气滞血瘀证

证候表现：排便困难，直肠内有梗阻感，排便时间延长，排空障碍；可伴有腹部饱胀，会阴部偶有钝痛。舌质紫暗，有瘀斑，脉弦涩。

治法：养血活血，理气通便。

方药：桃红四物汤加减。

（3）湿热下注证

证候表现：大便排出困难或排便不爽，肛门坠胀，大便外裹赤白黏液，或便意频繁，临厕无便，偶见赤白黏液便；肛门直肠灼热不适，伴身热，口臭，腹胀，尿赤。舌红，苔黄腻或黄燥，脉濡数。

治法：清热利湿，行气通便。

方药：四妙汤合枳实导滞丸加减。

（4）肾气不足证

证候表现：粪便排出无力，直肠内有梗阻坠胀感；伴腰膝酸软，四肢不温；舌淡，苔白，脉沉细。或伴五心烦热、盗汗；舌红，少苔，脉细数。

治法：阴虚者宜滋阴通便，阳虚者宜温阳通便。

方药：阴虚者方选增液汤加减，阳虚者方选济川煎加减。根据阴阳虚实之不同，分别采用滋阴和温阳之法，再佐以通便之品。

2. 针灸治疗

主穴：百会、长强、承山。

配穴：大肠俞、秩边。

针刺长强与承山，采用中刺激手法，或用电针治疗；艾灸百会，大肠俞、秩边交替使用。

3. 肛提肌锻炼

患者垂手站立，双脚分开与肩同宽，脚尖朝前，全身放松，做深呼吸；吸气时，舌尖抬起顶住上腭，同时收缩肛门，将肛门上提，吸气末停顿片刻后，舌尖收回，缓缓呼气，同时将肛门放松。如此反复进行，每次 50 个，每天早晚各一次。

（三）手术治疗

手术治疗主要用于治疗伴发的直肠前突、直肠内脱垂等。

注意事项：因会阴下降综合征患者均伴有不同程度盆底肌功能障碍，故在进行各种治疗时，应避免行扩肛治疗，以免加重括约肌损伤，导致术后肛门失禁。手术治疗应结合患者具体情况，避免过度干预。

（四）疗效判断

治愈：经治疗后，排便正常，排粪造影、肛管直肠测压、盆底肌电图检查均正常。

显效：经治疗后，排便基本正常，排粪造影、肛管直肠测压、盆底肌电图检查有明显改善。

好转：经治疗后，排便有所改善，排粪造影、肛管直肠测压、盆底肌电图检查有所改善。

无效：排便无改善，排粪造影、肛管直肠测压、盆底肌电图检查无变化。

（五）预防与调护

1. 养成定时排便的良好习惯，排便时注意力要集中。

2. 合理调节饮食结构，饮食不宜过于精细，应多吃粗粮、多饮水。

3. 加强肛门运动锻炼，包括肛门按摩、提肛运动等。

4. 及时治疗肛门直肠疾病，如痔、肛裂等。

第十章 肛门周围常见皮肤病

肛门皮肤疾患较多，如肛门周围化脓性汗腺炎、肛门湿疹、肛门瘙痒症、肛周神经性皮炎、肛门尖锐湿疣、肛门接触性皮炎、肛门皮肤真菌病等。

第一节 肛门周围化脓性汗腺炎

一、概述

肛门周围化脓性汗腺炎是指发生于肛门周围皮肤内汗腺感染后的慢性炎症性疾病，其在皮内和皮下组织反复发作，广泛蔓延，形成范围较广的脓肿、复杂性窦道和瘘管。本病好发于 20～40 岁身体肥胖、多汗者及糖尿病患者，男性多于女性。长期不愈有恶变可能，但概率较低，多见于长期未治疗或反复感染的患者。本病属中医学"肛周窦道""蜂窝瘘""串臀瘘"等范畴。

二、病因病理

中医学认为，本病多因正虚，表卫不固，湿毒蕴结于肌肤而成。西医学将本病病因归纳如下。

1. 感染因素

细菌侵入汗腺、毛囊及与之相通的导管，迅速繁殖并释放毒素，导致腺管发炎、水肿阻塞、化脓，并在皮下蔓延扩散，形成多个脓肿。病原菌多为金黄色葡萄球菌、链球菌、厌氧菌和厌氧链球菌等。本病感染的细菌有一定规律性，会阴部以厌氧链球菌为主；肛门和生殖器则以 F 组链球菌（化脓性链球菌）感染为主。

2. 痤疮四联症

化脓性汗腺炎可与聚合性痤疮、脓肿性毛囊周围炎或慢性脓皮病同时存在，又称为痤疮四联症，但对皮脂腺侵犯不严重，因此可视为痤疮的一种特殊类型。

3. 激素影响

大汗腺、皮脂腺开口所在的毛囊在发育上均受雄激素调控。青春期开始分泌，性活跃期达到高峰。女性绝经后，大汗腺逐渐萎缩，分泌功能明显减弱。本病的发病与大汗腺的活动密切相关，青春期以前从不发病，绝经期后不再发作。因此，从生理和病理角度均表明本病是一种雄激素依赖性疾病。

本病在早期阶段，大汗腺及其扩张导管周围有白细胞浸润，腺体及真皮内有大量球菌；随后小汗腺亦受侵，血管周围有大量淋巴细胞和浆细胞浸润；最终形成脓肿，皮肤附属器官均被破坏，残余腺体被异物巨细胞围绕，愈合区内可见广泛纤维化。

三、临床分类

根据临床表现，肛门周围化脓性汗腺炎可分为急性型和慢性型。

1. 急性型

急性型较少见，起病急骤。肛门周围皮肤变硬或出现深部硬结，触痛明显，可伴有发热和全身乏力症状。局部热敷或口服抗生素可暂时缓解症状，但硬结消散并不是对本病的根本治疗方法。多数患者常反复发作，有时可在数年后再出现此症状，逐渐转为慢性型。

2. 慢性型

慢性型最常见。患者多次反复发作，形成硬结并逐渐连成斑块，脓疱破溃后可能形成窦道。有时因皮肤和皮下组织变硬、增厚，而形成瘢痕或瘢痕疙瘩，这是本病的特征之一。慢性型病变区域较大，常伴有色素沉着。

四、治疗

（一）治疗原则

临床治疗原则以手术根治为主，配合中、西药物治疗。

（二）治疗方法

1. 中医药治疗

中医药治疗宜用解毒祛湿、活血通络之法。常用秦艽丸、梅花点舌丹、犀角化毒丸（犀角以水牛角代）、大黄䗪虫丸、全蝎僵蚕散等内服。还可外用敷药局部治疗，常用水调金黄散或三黄液湿敷。

2. 手术治疗

本病的治疗关键是广泛切开窦道或瘘管，并切除病灶周围的汗腺组织。由于这些窦道一般不与肛管直肠相通，因此可以一次性全部切开，彻底搔刮管壁，术中用大量过氧化氢溶液及氯己定溶液反复冲洗。由于皮肤或皮下存在较多窦道，故应仔细探查并彻底切除，以免遗漏。切除时既要确保范围广泛，使窦道彻底开放，又要尽量保留皮岛或真皮组织小岛，以促进伤口愈合。如病灶切除面积较大且患者全身状况较差，可考虑行结肠造口术，暂时使粪便转流。如病变切除广泛、彻底且位置表浅，可行创面游离植皮术，术后需加强抗感染治疗。手术前应进行影像学检查（如MRI）以明确窦道的范围。

第二节 肛门湿疹

一、概述

肛周湿疹是一种非传染性的变态反应性皮肤病，以瘙痒、渗出、反复发作为其特点。疹子局限于肛门周围皮肤，少数可累及会阴部，奇痒难忍。常因痔疮、肛窦炎、肛裂、肛瘘等所引起，多局限于肛门周围皮肤，偶可蔓延至臀部、会阴及阴囊。局部出现红疹、红斑、糜烂、渗出、结痂、脱屑。如病程长，肛门周围皮肤常增厚，颜色灰白或暗红，粗糙，以致发生皲裂，常伴有色素减退。本病可发生于任何年龄。根据病程长短，可分为急性肛门湿疹和慢性肛门湿疹；根据发病原因，又可分为原发性肛门湿疹和继发性肛门湿疹两大类。

二、病因病机

中医认为与以下因素有关：①湿热下注：本病常因饮食不节，过食辛辣之物，伤及脾胃，脾失健运，湿热内生，复加外感风湿热之邪，下注肛门，留滞于肌肤，内不得通，外不得泄，而致气血不和，营卫不调而致病。②血虚风燥：慢性期因病程缠绵，渗液日久，或过用燥湿利湿之剂，伤阴耗血，肝失所养，则风从内生，风胜则燥，而出现血虚风燥之证。

西医学认为，肛门湿疹的病因比较复杂，目前尚不明确。原发性肛门湿疹的原因目前不明。继发性肛门湿疹的病因可能与以下几个因素有关：①变态反应：如进食过敏食物，接触过敏物质，可引起本病。②局部感染：慢性肠炎、肛瘘、肛裂、肛窦炎、肛门瘙痒症并发感染等，由于炎性渗出液长时间刺激肛门皮肤，逐渐形成肛门湿疹。③全身性疾病因素：消化不良、肠道寄生虫病、营养失调、内分泌紊乱、新陈代谢障碍等疾病，可诱发本病。④精神因素：长期过度紧张、忧郁失眠等，可诱发本病。

三、治疗

根据致病的不同原因和局部改变，进行合理的整体治疗和对症处理。尽可能寻找致病原因，改善可诱发湿疹的环境、生活习惯和饮食嗜好，增强体质；根治可引起湿疹的全身性疾病和肛门直肠病。

（一）辨证论治

1. 湿热下注证

证候表现：发病急骤，肛门皮肤潮红，伴有丘疹、水疱、黄水淋漓，局部灼热、瘙痒，大便秘结，小便短赤。舌质红，苔黄腻，脉弦滑。

治法：清热利湿，祛风止痒。

方药：萆薢渗湿汤加减。

2. 血虚风燥证

证候表现：肛周皮肤肥厚，伴角化皲裂，皮肤损害表面有抓痕；病程缠绵，反复发作；伴心烦易怒，午后低热，夜寐不佳。舌淡苔白，脉弦细或沉细。

治法：养血润燥，清热祛风。

方药：滋水清肝饮加减。

3. 脾虚湿盛证

证候表现：肛周皮肤粗糙肥厚，伴有少量渗液，味腥而黏，皮肤表面因搔抓而产生抓痕和出血点，伴有鳞屑；口渴不思饮，大便不干或便溏，腹泻。舌淡胖，舌边有齿痕，苔白腻，脉沉缓或滑。

治法：健脾益气，燥湿祛风。

方药：除湿胃苓汤加减。

4. 热毒炽盛证

证候表现：肛周皮肤红肿，痛不可按，皮损扩大，流脓流水；身热恶寒，头痛乏力。舌红，苔黄厚，脉弦数。

治法：清热解毒。

方药：仙方活命饮加减。

（二）止痒药和抗组胺药物的应用

静脉注射 10% 葡萄糖酸钙，每次 10mL，每日 1 次；严重者可加地塞米松 5mg（注意：心脏病患者慎用）。口服盐酸苯海拉明、氯苯那敏（扑尔敏）、异丙嗪等有助于止痒；加服地西泮等镇静类药物，可增强疗效。

（三）局部用药

1. 急性期

可用 5% 醋酸铝溶液、3% 硼酸溶液、1∶8000 高锰酸钾溶液、野菊花煎剂进行湿热敷。湿热敷后，再用炉甘石洗剂干燥收湿。亦可用 10% 葡萄糖酸钙、10% 硫代硫酸钠溶液静脉注射，每次 10mL，每日 1 次，10 日为 1 个疗程。继发感染时可配合有效抗生素使用。维生素 B 族、维生素 C、丙种球蛋白等对本病有辅助作用。激素的运用需慎重，一般不作为常规用药。

2. 亚急性期

可用硼酸氧化锌软膏、氧化锌油、可的松软膏，或撒布滑石粉等。

3. 慢性期

可用 2% ～ 10% 硫磺软膏、可的松软膏等。此外，可用中药青黛散粉末，患处湿者则干搽，干者用香油调搽。皮肤苔藓化者可用 50% 松馏油软膏或 20% 黑豆馏油软膏外涂。

第三节　肛门瘙痒症

一、概述

肛门瘙痒症是一种以局部瘙痒为主要症状的肛门皮肤病，系肛门周围皮肤神经末梢受到某种刺激而发生瘙痒。其瘙痒特点多为阵发性，不仅局限于肛门口，也可蔓延至肛门周围皮肤及会阴、阴囊部。本病多见于 20～40 岁青壮年，男性多于女性，且多见于活动较少者。肛门瘙痒分为原发性和继发性两类。原发性肛门瘙痒症病因不明，症状顽固，不易治愈，约占全部肛门瘙痒症的45%，属于中医"谷道痒""肛痒风"范畴。继发性肛门瘙痒常继发于其他慢性疾病之后，一旦找到病因，较易根治。

二、病因病机

中医认为肛门瘙痒症病因主要与风邪相关，湿热、虫淫、血虚等亦可引发。

1. 外感风邪

外感风邪，或风热相聚，风湿夹热，留滞于营卫之间，腠理皮肤之中，结而不散，则发痒出疹，而成瘙痒之症。

2. 血虚生风

皮肤腠理需气血营养，血旺则光滑润泽，血虚不能充养皮肤腠理，生风生燥则伴痒。故前人有"血虚则生风，风聚则发痒"之说。

3. 六淫外袭

因腠理不固，风寒或风热之邪侵袭皮肤，致使经络受阻，皮肤瘙痒。

4. 湿热下注

因饮食不当，过食辛辣甘肥，积湿生热，下注肛门，阻滞肛周皮肤经络，产生瘙痒。

三、治疗

（一）治疗原则

临床医生应当治疗引起肛门瘙痒的相关疾病，同时避免和减少对局部的刺激。根据不同的病变情况，进行合理施治。

（二）非手术治疗

1. 中医辨证论治

（1）血虚生风证

证候表现：肛门部不分昼夜奇痒，或痒如虫行蚁走，局部皮肤干燥无光泽及弹性，皱裂如蛛网延至前阴。伴有面色苍白，唇白舌淡，或心悸失眠，五心烦热，脉细数。

治法：养血润燥，祛风止痒。

方药：四物消风饮或当归饮子加减。

（2）湿热阻络证

证候表现：肛门瘙痒、渗出、潮湿，衣裤摩擦后痒痛加剧，甚至局部破溃，常伴面色潮红，心烦易怒，胁肋不适，口苦咽干。舌红苔黄腻，脉弦数。

治法：清热利湿。

方药：萆薢渗湿汤、龙胆泻肝汤、二妙散加减。

（3）风湿挟毒证

证候表现：肛门顽固瘙痒，时如虫爬，湿润，夏季易发或症状加重，皮肤增厚，常有抓痕，渗出，可伴有身重困倦，腹胀食少。苔白，脉濡缓。

治法：祛风渗湿。

方药：萆薢渗湿汤加减。

2. 西医治疗

（1）抗组胺药物治疗：可酌情选用抗组胺药物，如苯海拉明、氯苯那敏、异丙嗪等，或静脉注射 10% 葡萄糖酸钙 10mL（或痒苦乐民 5 ~ 10mL），并配合服用维生素 B_6、B_{12}、鱼肝油等。

（2）性激素治疗：更年期或老年患者可适当使用性激素，如男性患者可肌内注射丙酸睾丸酮 25mg，每周 2 次，或服甲基睾丸酮 5mg，每日 2 次；女性患者可服用己烯雌酚 0.5mg，每日 2 次，或用黄体酮 10mg，肌内注射，每日 1 次。

（3）抗生素治疗：如患者合并细菌感染，则可酌情选用抗生素。

3. 局部注射疗法

（1）氢化可的松配伍普鲁卡因：点状注射氢化可的松 1mL，加 5% 盐酸普鲁卡因 3mL，在瘙痒区内点状注射。每隔 3 天注射 1 次。

（2）亚甲蓝肛周皮内或皮下注射：亚甲蓝 2mL 加 1% 利多卡因 20mL，肛周皮内或皮下多点注射。一般首次注射多在皮内，以后可改为皮下注射。每次注射约 10mL，也可根据瘙痒程度而增加剂量，但每次不超过 20mL。需要注意的是，长期多次注射可造成皮肤局部溃疡，注射过深可造成肛门失禁。

（3）盐酸异丙嗪注射：以盐酸异丙嗪 2mL，配以 1% 利多卡因 10mL，一次性均匀地注入皮内或皮下。如一次注射效果不佳，再次注射需间隔 5～7 天。

（4）长效普鲁卡因皮内点状注射：将肛门周围分成 4 个象限，每次注射 1 个象限，隔 3 天注射 1 次，每次总量 8～10mL，2 个疗程间隔 2 个月。

4. 其他疗法

（1）熏洗法：可用止痒熏洗汤。方药：苦参、蛇床子、地肤子、白藓皮、川椒、黄柏，加水 2000mL，煎汤先熏后洗患处，每日 2 次，主治各类肛门瘙痒症。

（2）擦药敷药法：九华粉洗剂，每日 4～5 次，用毛笔蘸药涂抹患处，适用于风热、湿热证。湿毒膏，涂敷局部，每日 2～3 次，适用于血虚、风热证，具有收湿止痒之功。

（3）针灸疗法：①选肾俞、长强、承山、太溪等穴，大便秘结、腹胀者配气海、脾俞；心烦低热、夜不能眠者配神门、曲池。采用强刺激手法，每日 1 次，10 天为 1 个疗程，有消炎止痒作用。②用梅花针点刺肛周皮肤，每日 1 次。③用异丙嗪或维生素 B_1 作水针治疗。

（三）手术治疗

经上述各种治疗不见好转并反复发作者，可考虑行感觉神经末梢切除法治疗。操作方法：患者取截石位，麻醉后在肛门两侧距肛缘 1cm 处各做一半环形切口，切开皮肤，在皮下向肛门内外做潜行广泛分离，皮肤对口缝合。还可采取瘙痒皮肤切除术，若切除皮肤范围较大，可采用皮瓣移植法。

第四节　肛周神经性皮炎

一、概述

肛周神经性皮炎为慢性局限性神经性皮炎，是一种伴有痒感及皮肤损害的皮肤神经功能障碍性皮肤病。中医学归属"顽癣""摄领疮"等范畴，后者因其好发于颈部，状如牛领之皮，厚而且坚而得名，但也可发生于肛周等其他部位。

本病的临床特点为皮肤苔藓化，肥厚粗糙，瘙痒剧烈，病程缓慢，反复发作，常数年不愈，愈后易复发。

二、病因病机

中医学认为，本病多为七情所伤，心火内生，脾经湿热，肺经风毒客于肌肤腠理之间，又外感风湿热邪，以致阻滞肌肤，血虚生燥，肌肤失养所致。心火内生可致血热，脾经湿热可蕴结于肌肤，肺经风毒则使邪气客于腠理，最终导致血虚生燥，肌肤失养。

西医学认为，本病与精神过度兴奋、抑郁或神经衰弱有关，由大脑皮质功能紊乱造成，可能与神经递质失衡或免疫调节异常有关。

中西医对本病的认识各有侧重，但均强调了精神因素在发病中的重要作用。

三、临床表现

肛门周围皮肤（前达会阴，后至尾骶）出现阵发性瘙痒，夜间可加重，症状时好时坏，反复交替发作。一般发作时，多与精神情绪有关。冬季症状可略缓解，夏季则加重。局部病变可见丘疹融合成片，皮肤肥厚，皮沟皮脊清晰，边缘明显，呈苔藓化改变（皮肤增厚、纹理加深，类似苔藓样外观），表面覆有糠皮样鳞屑。

四、诊断与鉴别诊断

肛周神经性皮炎的诊断主要依据临床表现，但需与以下疾病进行鉴别。

1. 慢性湿疹

慢性湿疹常有急性湿疹发作史，皮肤损害有显著浸润和增厚，常覆盖鳞屑和痂皮；苔藓样病变不常见或不突出。慢性湿疹的皮损多呈对称分布，边界不清，而肛周神经性皮炎的皮损边界清晰。

2. 扁平苔藓

扁平苔藓是一种具有特征性的紫红色扁平丘疹、斑丘疹，呈慢性经过的炎症性皮肤病。好发于真皮浅层，也可侵及口腔黏膜。皮损为多角形紫色扁平丘疹，黏膜为灰白色网状损害，搔抓后局部可出现条形损害。顽固难治，但预后良好。活体组织病理检查对于该病的诊断具有重要价值。

五、治疗

中医治疗以活血散风止痒、养血润肤为主，可用荆芥汤、除湿丸及全虫方等。荆芥汤适用于风热型患者，除湿丸适用于湿热型患者，全虫方适用于顽固性病例。此外，还可应用埋针、梅花针及腕踝针疗法。

西医治疗多采用精神疗法，包括镇静、避免忧虑、保持精神愉快等。局部可用抗组胺药物及激素类药物对症治疗，或采用1% 普鲁卡因5～10mL 局部封闭（使用前需进行皮试，避免过敏反应），每周1次。局部封闭治疗适用于顽固性病例，需在专业医生指导下进行。

第十一章　性传播疾病的肛门周围病变

第一节　肛门尖锐湿疣

一、概述

肛门尖锐湿疣（anal condyloma acuminatum，ACA）是一种由人乳头瘤病毒（human papilloma virus，HPV）引起的，发生于肛门及肛周皮肤黏膜的疣状赘生物，俗称臊疣。此病好发于皮肤及黏膜交界处，常见于外生殖器及肛门周围等处。主要通过性接触传染，发病年龄以 16 ～ 30 岁多见，在特定人群中（如男性同性性行为者）发病率较高。一旦感染，潜伏期为 3 个月至 1 年不等。本病归属中医"臊疣""瘙瘊"范畴。

二、病因病理

中医认为，尖锐湿疣的主要病因病机为房事不洁或间接接触污秽之物品，湿热淫毒从外侵入外阴皮肤黏膜，导致肝经郁热，气血不和，湿热毒邪搏结而成疣。

从西医学角度看，肛门尖锐湿疣是一种病毒性皮肤病，多数生长在皮肤与黏膜交界处。疣体大小多如米粒或黄豆，表面光滑或粗糙，形如帽针头或花蕊，呈肤色或黄白色。好发年龄为 20 ～ 30 岁。本病主要由于长期不洁性生活或分泌物刺激、摩擦而引起的皮肤慢性炎症性损害。其致病源为 HPV，此病毒感染后导致棘层细胞增生，进而使皮肤黏膜发生新生型病变。不洁性生活是本病的主要感染途径。高危型 HPV 感染还与肛门癌的发生密切相关。

三、临床分型

根据其病情发展，可分为早期、中期、晚期 3 种类型。

早期：为淡红色针头大的小丘疹。

中期：呈乳头状、菜花状或草样疣状物，数量增多。

晚期：疣状物间可出现脓液、渗液、出血、恶臭，甚至可能发生癌变（尤其是高危型 HPV 感染）。

四、临床表现

尖锐湿疣好发于肛管黏膜与皮肤交界处、肛缘、肛周及外阴部。初发时为微小淡红色、暗红色或浅灰色乳头状突起，质软而脆，逐渐增大至米粒大小，数量增多，可孤立存在或融合成小片，或像瓦片一样重叠。疣体根部常有蒂，表面凹凸不平、柔软湿润，呈乳头样、蕈样或菜花样突起，表面易于糜烂，触之易出血，可渗出恶臭及混浊浆液。患者初时可能无自觉症状，随着损害逐渐增大，可出现瘙痒、疼痛和压迫感。搔抓可引起继发感染。若不及时治疗，疣体可逐渐增大。

五、治疗

（一）治疗原则

肛门尖锐湿疣具有较强的传染性及癌变倾向，一经确诊，应积极采取根治措施。原则上应避免再接触传染源，保持局部清洁干燥。治疗上应采取内外治疗相结合的方法。内治重在抗病毒、增强免疫力以治本；外治重在根除疣体并消除潜伏期疣和亚临床症状。

（二）非手术治疗

1. 中医辨证论治

（1）湿热下注证

证候表现：肛门潮湿不适，疣表面糜烂有渗液，并有臭味，疣基底潮红。舌红，苔黄腻，脉濡数。

治法：清热利湿。

方药：萆薢渗湿汤加减。

（2）风热邪毒证

证候表现：肛门痒痛，疣体暗红，疣底潮红，或疣体间隙肉腐糜烂，因继发感染而有脓性分泌物，恶臭。舌红、苔黄，脉数。

治法：疏风清热解毒。

方药：疏风解毒汤加减。

（3）肝虚血燥证

证候表现：肛门干涩，疣面浅灰色，常伴有两胁闷胀，耳鸣目涩，或肢麻筋挛。舌淡，脉数。

治法：养肝和血。

方药：补肝汤加减。

（4）肝肾阴虚证

证候表现：肛门及其周围干涩不适，疣色浅灰或淡黄干瘪，大者如卵；常伴有头晕目眩、健忘失眠、口咽干燥，腰膝酸软，五心烦热，男子遗精，女子月经量少色淡。舌红少苔，脉数。

治法：滋肝补肾。

方药：杞菊地黄丸加减。

（5）气滞血瘀证

证候表现：肛周疣物丛生，时痛时痒，或有刺痛。常伴有烦躁易怒，胸胁胀满。妇女月经闭止，痛经或经色紫暗有块，乳房胀痛等。舌暗红或舌有瘀斑，脉涩。

治法：行气活血。

方药：逍遥散合桃红四物汤加减。

2. 西药治疗

吗啉胍 0.2g，口服，每日 3 次，连服 10～30 日。全身用药可使一些难治的疣消退，适合反复发作的尖锐湿疣。

3. 熏洗法

（1）马齿苋 60g，大青叶 30g，明矾 20g，土茯苓 60g，板蓝根 60g，煎水，先熏后洗，每天 2～3 次。

（2）鲜马齿苋 30g，苍术 10g，蜂房 10g，白芷 10g，陈皮 12g，细辛 3g，

蛇床子 15g，苦参 20g。加水 1500mL，煎汤洗涤患处，每日 2 ～ 3 次。用于分泌物较多的湿热证肛门疣赘患者。

（3）蛇床子 10g，皂矾 20g，苍术 10g，生薏苡仁 15g，黄柏 12g，雄黄 10g，百部 15g。煎汤熏洗患处，每日 2 次。用于局部瘙痒，肝郁血虚患者。

4. 外涂法

（1）对于初发较小的疣可用腐蚀剂外涂。取鸦胆子去壳取仁，捣烂后直接敷在疣赘表面，注意要保护好周围皮肤，每日换药 1 次，直至疣赘脱落。

（2）局部外用药常用的有疣敌液（鬼臼毒素）、20% 足叶草酯酊、0.5% 足叶草毒素酊、0.1% 酞丁胺霜、5% 氟尿嘧啶乳膏、30% ～ 50% 三氯醋酸溶液等。局部用药刺激大，易引起红肿糜烂疼痛，治疗后复发率高。

5. 干扰素治疗

重组干扰素 100 万 ～ 300 万单位，肌内注射，每日 1 次或隔日 1 次，14 ～ 21 次为 1 个疗程；聚肌胞 2mg，肌内注射，每日 1 次，10 ～ 20 日为 1 个疗程；胸腺素 5mg，肌内注射，隔日 1 次，10 次为 1 个疗程。

6. 局部注射给药

目前临床上常用的局部注射药物有干扰素制剂、博来霉素及 5- 氟尿嘧啶等，直接注射到疣基底部，间隔 2 ～ 3 周 1 次。其作用主要是抗病毒和免疫调节。

7. 免疫疗法

用自体疫苗 0.5mL 皮下注射，每周 1 次，连续 6 次，适用于广泛大片湿疣、长期治疗无效和复发者。

8. 针灸疗法

（1）针刺疗法：局部消毒，用两寸的一次性无菌针灸针自疣体顶端作正中垂直进针，直达疣体根部，快速捻转 20 次，同时提插行"泻法"手法，出针后放血 2 ～ 3 滴，再于疣底平行皮面沿疣体短轴进针，施同样手法，2 周 1 次，收效满意。

（2）艾灸疗法：将疣赘表面清洗干净，点燃艾条，直接熏灸其组织，每次 20 分钟，以能忍受为度，达到直接破坏增生组织的目的。再灸时刮去表面坏死组织，隔日 1 灸。

9. 推疣法

推疣法适用于明显高出皮面、疣赘小、数量少的患者。方法：用棉花棒或刮匙与疣赘基底皮肤呈30°，向前推之，可将疣赘推除，然后压迫止血，包扎固定，每日换药，至愈。

10. 结扎疗法

对单个疣赘，其基底较小也可用结扎疗法，数日后疣赘可自行脱落，然后外用玉红膏，促使伤口愈合。

11. 理疗

采用液氮或二氧化碳干冰冷冻治疗。

（三）手术治疗

1. 肛门尖锐湿疣烧灼切除术

适应证：肛门尖锐湿疣。

禁忌证：①严重的心、肝、肾疾患，肺结核活动期，糖尿病，高血压患者。②血液系统疾病引起的凝血功能不全者。③伴有腹泻或瘢痕体质者。

术前准备：①器械：手术刀、组织钳、二氧化碳激光器或高频电刀。②药物：络合碘棉球、乙醇棉球、湿润烧伤膏、纱布、胶布、九华膏（主要成分为黄柏、黄连等）、1%利多卡因10～20mL。③术前患者灌肠，备皮。

麻醉：骶管阻滞或局部浸润麻醉。

体位：侧卧位或截石位。

手术步骤：①常规消毒铺巾，待麻醉成功后，用二氧化碳激光或高频电刀将疣体逐个汽化或烧灼切除，创面敷以湿润烧伤膏纱布，包扎固定。②疣体较大时，在疣基底部用手术刀或高频电刀向皮肤深层切割至真皮层，疣切除后烧灼创面。外用湿润烧伤膏纱布敷贴，盖以敷料，包扎固定。术毕将切除组织送病理检查。

术后处理：①术后保持肛门清洁、干燥。②术后常规换药，直至伤口愈合。

术中注意事项：①使用高频电刀或激光机手术时，应注意保护健康皮肤。②疣体范围大、呈团块状或菜花状皮损，必要时可考虑分批治疗。

2. 肛门尖锐湿疣切除术

适应证：局限性肛门尖锐湿疣。

禁忌证：同肛门尖锐湿疣烧灼切除术。

术前准备：①器械：手术刀、手术剪、组织钳、持针器各 1 把，注射器 1 个，丝线数根及缝合针，高频电刀。②药物：络合碘棉球、乙醇棉球、湿润烧伤膏纱布、胶布、九华膏、1% 利多卡因 10 ~ 20mL。③术前患者灌肠，备皮。

麻醉：同肛门尖锐湿疣烧灼切除术。

体位：同肛门尖锐湿疣烧灼切除术。

手术步骤：①视疣体生长范围设计切除范围。密集簇生者，可行放射状梭形切除；散发者可行点状切除。切除深度达皮肤浅层即可。②术中电凝止血，梭形切除的创面，可用丝线作间断缝合。无菌纱布压迫创口，外用敷料包扎固定。术后组织送病理检查。

术后处理：①术后保持肛门清洁、干燥，便后用 1：5000 高锰酸钾溶液温水坐浴；②每天更换敷料，常规换药，术后 5 ~ 7 天拆线；③术后给予抗湿疣病毒药物治疗（如干扰素）。

术中注意事项：①术中尽量保留正常皮肤；②注意切除深度，如切除过浅有复发的可能，以切除至皮肤层为度。

3. 肛门尖锐湿疣切除带蒂移行植皮术

适应证：广泛性肛门尖锐湿疣。

禁忌证：同肛门尖锐湿疣切除术。

术前准备：同肛门尖锐湿疣切除术。

麻醉：同肛门尖锐湿疣切除术。

体位：同肛门尖锐湿疣切除术。

手术步骤：①手术刀紧贴皮下，按病灶范围行片状切除皮层。②在创面外侧正常皮肤上做一与创面相似的带蒂皮瓣。③用止血钳钝性游离带蒂皮瓣，移植于创面。适当分离皮瓣外侧缘皮层与皮下组织，为缝合减张做好准备。④用丝线间断缝合创口，固定皮瓣。皮瓣与底部缝合固定数针以防皮瓣移动，并在皮瓣表面做数个引流小切口。⑤同法切除另一侧湿疣。创口以九华膏纱布覆盖，外用敷料包扎固定。组织送病理检查。

术后处理：①流质饮食 2 天，少渣饮食 2 天，以后改普食；②控制大便 4 ~ 5 天，5 天后灌肠排便，必要时予以缓泻剂（如乳果糖）；③给予抗生素 3 ~ 5 天预防感染；④每天换药 1 次，创面渗出用棉球吸干，避免用擦的手法去除渗液，以防皮瓣移动；⑤术后 7 ~ 10 天拆线，如缝线处呈炎症反应，可提前间断拆线。

术中注意事项：①切除湿疣时，手术刀应紧贴皮下，注意深浅适度，术中止血要充分；②术中注意尽量保留正常皮肤桥，以防术后肛门狭窄。

（四）疗效判断

痊愈：症状、体征消失，病灶彻底清除，伤口完全愈合。

显效：症状、体征明显好转，病灶基本清除，伤口愈合良好，但未完全愈合。

有效：症状、体征改善，但伤口愈合欠佳。

无效：症状、体征无改变，伤口不愈。

（五）预防与调护

1. 大力宣传卫生知识，使人们了解此病的危害性及传播途径。

2. 加强法制教育，制止性乱行为。

3. 加强浴池、泳池、宾馆等公共场所的卫生管理，以防间接接触感染。

4. 患病期间避免性生活。

5. 孕妇更应避免接触本病患者，以免受感染影响胎儿。

6. 平时养成良好的卫生习惯，保持会阴部清洁。

第二节　梅　毒

一、概述

梅毒是由梅毒螺旋体引起的慢性传染病，属于性病的一种。其病程缓慢，在发展过程中可侵及人体任何器官及组织，在肛肠方面多表现为肛周梅毒疹、肛门硬下疳、肛门扁平湿疣、梅毒性直肠炎和直肠梅毒瘤。

二、病因病理及分期

梅毒的病原体为梅毒螺旋体。梅毒螺旋体在人体外的生活能力极低，在干燥环境中和阳光直射下迅速死亡。在40℃时失去传染力，48℃可生存30分钟，60℃时存活3～5分钟，100℃时立即死亡，但在−10℃时可生存半小时。与梅毒患者接吻、性交可直接传染。接触被污染的用具、物品，或误入梅毒患者的血液等可被间接传染。医生对梅毒患者检查或手术时，如不慎也可能被传染。孕妇可通过胎盘将梅毒传染给胎儿。

梅毒螺旋体从破损处进入人体后，先侵入皮肤淋巴间隙，数小时内即可侵入附近淋巴结，再经过 2～3 天进入血液循环而播散全身。此时机体无任何症状。经 3 周左右的潜伏期，才在梅毒螺旋体进入处产生梅毒初期损害，称作硬下疳。硬下疳发生约 1 周后，局部淋巴结肿大。传染后约 6 周血清反应呈阳性。由于局部的免疫反应，硬下疳可以"不治自愈"。患者表面上看似乎处于健康状态，直到第二期早发梅毒疹发生。自硬下疳发生之日起至第二期早发梅毒疹的发生，这一段时间称为第一期梅毒。硬下疳虽然痊愈，但潜伏在机体内的梅毒螺旋体仍继续繁殖，在感染后 8～10 周大量进入血液循环而产生全身广泛性第二期早发梅毒疹。

第二期早发梅毒疹亦可"自愈"，使患者的梅毒处于暂时隐匿状态。人体的免疫力不能将所有的梅毒螺旋体消灭，而残留的螺旋体仍可伺机活动，一旦机体的抵抗力降低时，潜伏在体内的梅毒螺旋体又进入血液循环而产生第二期复发性梅毒疹。机体在免疫斗争的过程中又将梅毒螺旋体大部分杀灭，使复发性梅毒疹"自行治愈"，患者又一次进入了静止的潜伏状态。这个阶段称为第二期隐性梅毒。第二期的早发梅毒疹、复发梅毒疹及第二期隐性梅毒，统称为第二期梅毒。

梅毒疹在 4 年以上复发者称为第三期梅毒，又称晚期梅毒。第三期梅毒的损害不仅局限于皮肤黏膜，并可侵犯任何内脏器官或组织，传染性弱，梅毒螺旋体亦不易查到，但破坏性大，病程长，可危及生命，血清反应大多阳性。第三期梅毒可有结节型梅毒疹和梅毒瘤。第三期梅毒如治疗不彻底，患者的病情又可处于静止状态，此时称为第三期隐性梅毒。

三、治疗

（一）中医疗法

1. 辨证论治

（1）肝经湿热证

证候表现：多见于一期梅毒。外生殖器硬下疳质硬而润，或伴有横痃，杨梅疮多在下肢、腹部、阴部；兼见口苦口干，小便黄赤，大便秘结。舌质红，苔黄腻，脉弦滑。

治法：清热利湿，解毒驱梅。

方药：龙胆泻肝汤加减。

常用药物：柴胡梢、泽泻、车前子、木通、生地黄、当归梢、龙胆草、土茯苓、虎杖等。

（2）血热蕴毒证

证候表现：多见于二期梅毒。周身起杨梅疮，色如玫瑰，不痛不痒，或见丘疹、脓疱、鳞屑；兼见口干咽燥，口舌生疮，大便秘结。舌质红绛，苔薄黄或少苔，脉细滑或细数。

治法：凉血解毒，泻热散瘀。

方药：清营汤合桃红四物汤加减。

常用药物：水牛角（代替犀角）、生地黄、玄参、竹叶心、麦冬、丹参、黄连、金银花、连翘、熟地黄、当归、白芍、川芎、桃仁、红花等。

（3）肝肾亏损证

证候表现：见于三期梅毒脊髓痨者。患病可达数十年之久，逐渐两足瘫痪或痿弱不行，肌肤麻木或虫行作痒，筋骨窜痛，腰膝酸软，小便困难。舌质淡，苔薄白，脉沉细弱。

治法：滋补肝肾，填髓息风。

方药：地黄饮子加减。

常用药物：熟地黄、巴戟天、山茱萸、石斛、肉苁蓉、附子、五味子、桂枝、白茯苓、麦冬、远志等。

2. 外治

（1）熏洗法：可用大豆甘草汤（黑豆500g，甘草30g，赤皮葱3根）煎汤外洗，每天2次。也可用蛇床子60g，地骨皮30g，桑枝30g，槐枝60g，煎汤外洗。适用于肛周梅毒疹、肛门硬下疳、肛门扁平湿疣。

（2）敷药法：可用珍珠散。珍珠、黄连、黄柏、象牙末、五倍子、儿茶、没药、乳香各15g，共研极细末，先以米泔水洗患处，再撒此药。适用于肛门硬下疳溃疡糜烂。

（二）西医疗法

1. 青霉素疗法

青霉素是目前治疗梅毒的首选药物。

2. 砷铋剂联合疗法

对青霉素过敏或无效者，采用此法。一般注射砷剂 10 针后（每周 1 ～ 2 次），再注射铋剂 6 针（每周 1 次），作为 1 个疗程。早期梅毒（如肛门硬下疳、肛门扁平湿疣、梅毒性直肠炎）需 3 ～ 5 个疗程。晚期梅毒（如梅毒性直肠炎、直肠梅毒瘤等）需 6 ～ 8 个疗程。这种疗法称为砷铋剂联合疗法。亦可每周注射砷剂和铋剂各 1 针，共 10 针，休息 4 周，再开始第 2 个疗程，总疗程同前，这种疗法称为砷铋剂联合间歇疗法。

第三节　淋　病

一、概述

淋病是一种由奈瑟淋球菌引起的泌尿生殖道的急性或慢性化脓性病变的性传播性疾病（sexually transmitted disease，STD），常见的有淋病性阴道炎、宫颈炎、尿道炎。淋病还可侵犯泌尿生殖系统的邻近组织、器官，引起淋菌性前列腺炎、盆腔炎，以及肛门、直肠等炎性病变，后者统称为淋菌性肛门直肠炎。国际疾病命名委员会将淋菌侵害肛门直肠引起的病变，命名为肛门直肠淋菌性疾病。20 世纪 40 年代，在应用青霉素治疗此病后，淋病的发病率逐渐下降，但在 60 年代后，发病率又呈上升趋势。在男性同性恋者中，有 55% 是隐匿的淋病，由肛门性交引起，40% ～ 50% 侵及直肠。患者多为 20 ～ 30 岁的青年人，其中以流动性大、社会交往频繁的职业者多见。

二、病因病理

中医学认为，湿热秽浊之气由下焦后阴窍入侵，阻滞于膀胱及肝经，局部气血运行不畅，湿热熏蒸，精败肉腐，气化失司而成本病；日久及肾，导致肾虚阴亏，症结于内，病程日久，由实转虚或虚实夹杂。

西医认为，人体是淋球菌唯一的自然宿主，对其有易感性而缺乏先天免疫力，故该病菌可重复感染。一旦入侵人体黏膜，其菌体上的特殊结构菌毛会黏附于黏膜上或嵌入细胞内，镜下中性粒细胞内可见有淋菌。淋菌侵入生殖泌尿系等黏膜上可致其发炎，男性多为尿道炎，女性多为宫颈内膜炎，性乱者或同性恋者肛交可使淋菌侵及肛门直肠，引起淋病性直肠炎、肛门周围皮肤炎。

三、临床表现

（一）潜伏期

淋病的潜伏期通常为 2～10 天，平均 3～5 天，具体时间因个体差异和抗生素使用情况而有所不同。

（二）发作期

男性主要表现为淋病性尿道炎的明显体征，并发龟头炎、附睾炎、膀胱炎等临床症状和体征；女性主要表现为阴道炎、前庭炎、宫颈炎、附件炎的临床症状和体征，并分泌脓性分泌物。

四、传染途径

（一）性接触传染

成人淋病患者大都是通过性交受到传染。男性与患淋病女性性交后可能感染，随着性交次数的增多，感染概率增加。女性和男性的淋病患者性交后感染的概率较高。

（二）非性接触传染

接触患者的分泌物及被其分泌物污染的物品，如接触患者已污染的内衣、内裤、被褥、毛巾、浴缸、马桶坐圈等。

五、诊断及鉴别诊断

（一）诊断

1. 病史

肛门部瘙痒，肛内烧灼痛，排便时加重，并有里急后重感和大量黄白色带臭味的稀薄渗出物自肛门流出，有时带有血丝、脓血便。

采集病史应注意以下内容：

（1）感染史：有无不洁性交史，如有肛交史则有助于确切诊断。

（2）婚姻及性伴侣史：配偶和性伴侣有无淋病病史，性接触时间长短与感染的概率成正比。

（3）既往史：有无类似直肠炎和结肠炎病史，预后情况等。

2. 体检

局部检查应注意检查生殖器、会阴部、口、眼等，注意观察分泌物的性状，注意肛门部的糜烂和裂口。

结合直肠指诊、直肠镜检及实验室检查（如核酸检测），可快速做出诊断。

（二）鉴别诊断

1. 慢性直肠炎

症状：肛门直肠坠胀疼痛，大便次数增多，伴有脓血便。

检查：分泌物涂片革兰染色，淋球菌阴性。

2. 溃疡性结肠炎

症状：可出现黏液脓血便、腹泻、里急后重感等症状。

检查：直肠黏膜可见糜烂溃疡，但大便及分泌物培养未见致病菌生长。

六、治疗

（一）治疗原则

早期诊断，早期治疗是关键。用药应遵循及时、足量、规则的原则，确保治疗效果。同时，建议患者与性伴侣感染者同时进行治疗，以避免交叉感染。治愈后，患者应定期随访，以便及时发现并处理可能的复发情况。

（二）治疗方法

1. 一般治疗

在发作急性期，患者应卧床休息，以减轻身体负担。选用敏感广谱抗生素进行治疗，以控制感染。此时，应避免过多地进行肛门指诊及肛门镜检查，以免加重患者不适。

凡沾染分泌物的衣裤和日常用品，必须进行严格的消毒处理，以防止病菌传播。此外，患者应注意个人卫生，避免用污染的毛巾擦拭眼睛，以防感染结膜炎。家中婴儿更应特别注意避免受污染，确保他们的健康安全，具体措施包括勤洗手、避免共用毛巾等。

2. 中医治疗

中医治疗以清热解毒、解浊败毒为原则。可选用八正散加味（如加黄柏、黄连等）水煎，每日服用3次，以缓解症状。

肛肠科常用方：大豆甘草汤（黑豆500g，甘草15g，赤葱3根，槐条适量），煎汤外用洗2～3次，有助于清洁肛门并促进愈合。直肠内保留灌肠可选用三黄汤（黄柏、黄连、大黄），每日1～2次，以清热解毒、消炎止痛。

如直肠内形成脓腔时，应及早切开引流，用过氧化氢溶液反复冲洗脓腔，随后用生理盐水冲洗，以彻底清除病菌。创口内放置庆大霉素纱条引流换药，以促进创口愈合。注意当创口愈合后易形成狭窄，需定期扩肛，以确保肛门功能正常。

3. 抗生素治疗

头孢曲松是治疗淋病的首选药物，剂量应加大并持续快速静脉滴注，连续治疗3～5天。如果效果不佳，可根据细菌培养和药敏试验结果改为其他广谱抗生素治疗，以确保治疗效果。

第四节　艾滋病

一、概述

艾滋病全称为获得性免疫缺陷综合征，是由人类免疫缺陷病毒（human immunodeficiency virus，HIV）感染后能特异性侵犯 Th 淋巴细胞（CD_4^+），导致人体免疫功能极度降低，诱发多种严重条件致病菌感染和恶性肿瘤，并最终导致死亡的一种性传播疾病。中医属"疫疠""虚劳"等范畴。该病主要通过性接触（包括异性性行为和同性性行为）、血液、血液制品和母婴传播，其中成人性接触传播占 3/4。

二、病因病机与病理研究

（一）病因病机

本病的发生总由邪毒外袭和正气不足所致。其病机为邪盛与正虚共存，最终导致正气衰竭，五脏受损，阴阳离决。

1. 邪毒外袭

邪毒为疫疠之气，疫疠之邪为 HIV 病毒，具有强烈的传染性，可侵犯肺卫或上蒙清窍而发病。

2. 正气不足

本病具有强烈的传染性。性接触传染者多为同性恋、肛交、滥交等伐精纵欲者，其肾精处于匮乏状态，易为邪毒所侵；吸毒者因使用兴奋致幻之品，导致心神恍惚、性欲亢进（暂时），久则致形体消瘦、精力减退、性功能降低，呈肾精匮乏状态，易为邪毒所犯；输血者亦因气血不足，裹挟邪毒之血液而致病。

总之，本病的基本病因病机为邪毒外袭、正气不足，且正气日虚、邪气渐盛。"疫疠"和"虚劳"并存是其特点。

（二）病理研究

艾滋病的病原体为 HIV，它是一种反转录 C 型 RNA 病毒。在患者的精液、血液、唾液、眼泪、乳汁、尿液、阴道分泌物中均可检测到 HIV，但 HIV 主要通过精液、血液及含有血液的分泌物，通过血流和破损的皮肤或黏膜进入人体。艾滋病主要通过性接触、血液传播和母婴途径传播。HIV 嗜 CD_4^+T 细胞，并在细胞内进行繁殖，导致细胞不断破裂、溶解和死亡。由于 CD_4^+T 细胞数量减少，依赖 CD_4^+T 细胞参与的细胞免疫反应受到抑制，致使患者极易发生一系列原虫、蠕虫、真菌、细菌和病毒等病原体的机会性感染，最终可能发展为罕见的恶性肿瘤。同时，HIV 能侵犯神经系统，感染脑和脊髓，引发神经系统症状（如 HIV 相关脑病和周围神经病变）。HIV 病毒侵入人体后，其核酸可以与宿主细胞染色体 DNA 整合，形成前病毒 DNA，利用宿主的遗传机制进行复制，因此无论是通过免疫接种进行预防还是进行治疗都极其困难。

三、临床表现

潜伏期长短不一，短者 6 个月，长者甚至 5 年以上。感染 HIV 后，由于细胞免疫缺陷的程度不同，临床症状可分为三个阶段。

（一）艾滋病感染

约 90% 的患者可能完全没有症状，为 HIV 病毒携带者，是艾滋病的传染源。部分患者在急性 HIV 感染期可能出现发热、咽痛、皮疹等非特异性症状，有的发展为慢性淋巴结病综合征，表现为除腹股沟部位外，全身淋巴结至少有两处持续肿大 3 个月。

（二）艾滋病相关综合征

患者有一定程度的 T 细胞免疫功能缺陷，出现所谓"邪之所凑，其气必虚"的情况。临床表现为较长期的发热（3 个月以上），体重减轻 10% 以上，疲乏，夜间盗汗及持续腹泻等，同时常有非致命性的真菌、病毒或细菌性感染，如口腔白念珠菌病、皮肤单纯疱疹、带状疱疹和脓皮病等。

（三）确诊为艾滋病

未经治疗的 HIV 感染者最终几乎都会发展为艾滋病，其临床表现为严重的细胞免疫缺陷而致的条件性感染和少见的恶性肿瘤，较常见的有肺孢子菌肺炎和卡波西肉瘤。肛肠表现可大致分为以下几类。

1. 直肠结肠炎

艾滋病患者常见的直肠炎类型包括巨细胞病毒直肠炎、单纯疱疹病毒性肠炎、淋病性直肠炎、梅毒性直肠炎、衣原体性直肠炎等。

2. 溃疡

艾滋病患者中肛门直肠溃疡是很常见的症状，溃疡可分为四种：①"良性"肛裂（非感染性、非肿瘤性）；②感染性溃疡（如梅毒、硬下疳等）；③肿瘤性溃疡（如肛门癌、淋巴瘤等）；④艾滋病"特发性"肛门溃疡。

3. 肛周脓肿和肛瘘

艾滋病患者中，肛周脓肿和肛瘘常合并其他肛门直肠疾病，尤其是深肛裂。肛瘘多有外口，且许多呈匐行性，不符合 Goodsall 规律。

4. 尖锐湿疣

与 HIV 阴性者相比，HIV 感染者更易大量出现尖锐湿疣，且切除后复发率较高。湿疣中更常见发育不良，即肛门上皮内瘤变。原位癌和侵入性鳞状细胞癌的发生率显著增加。

5. 卡波西肉瘤

其内镜表现具有特征性，整个结肠可见弥漫性、直径数毫米至数厘米不等的、高突的、圆形的、带蒂的微红至紫红黏膜下结节。

6. 淋巴瘤

艾滋病患者中非霍奇金淋巴瘤的发病率增加是肯定的。肛门直肠淋巴瘤一般难以发现，因为大多数在肠腔外。患者经常诉发热、肛门直肠疼痛、有里急后重感。因此，肛周淋巴瘤几乎总是被误诊为直肠周围脓肿。诊断需要依靠活检。

7. 肛门癌

在一般人群中，肛门癌相对罕见，但近年来发病率有所上升，尤其在艾滋病患者中。肛门癌可视为一种机会性恶性肿瘤。肛门癌中最常见的是鳞状细胞癌。流行病学研究显示，同性恋人群肛门鳞状细胞癌发病率增加，有证据表明HIV感染者的细胞免疫缺陷可增加HPV的感染率，并加重与病毒相关的细胞学异常/发育不良。由于同性恋人群是HIV感染的高危人群，也是肛门癌的高危人群，这两种情况可能并存。

四、治疗

目前，艾滋病尚无特效的病因治疗方法，但总的治疗原则为抗感染、抗肿瘤、杀灭或抑制HIV病毒、增强机体免疫功能。

（一）抗感染治疗

针对各种机会性感染和合并感染，选用相应的治疗药物，包括抗病毒类药物、抗细菌类药物、抗真菌类药物、抗原虫类药物等。

（二）抗病毒治疗

高效抗逆转录病毒治疗是HIV治疗的核心。常用药物包括核苷类逆转录酶抑制剂、非核苷类逆转录酶抑制剂、蛋白酶抑制剂和整合酶抑制剂。α-干扰素可作为辅助抗病毒药物，主要用于治疗HIV相关的卡波西肉瘤。

（三）抗肿瘤治疗

根据不同肿瘤类型，选择化疗、放疗及免疫调节疗法等治疗方案。放疗对缓解症状作用较好，可配合化疗使用。

（四）免疫调节及免疫重建治疗

免疫调节药物如香菇多糖、干扰素等，可根据病情酌情选用。骨髓移植、胸腺移植及淋巴细胞输注等免疫重建疗法在艾滋病的治疗中均起积极作用。

结束语

肠肠疾病种类繁多，发病率高，严重影响患者的生活质量和身心健康。及时有效的治疗对缓解症状、改善预后至关重要。在肛肠手术并发症的治疗实践中，西医治疗方法因其见效迅速而得到广泛应用。然而，尽管西医治疗在某些方面取得了显著成效，但总体疗效仍有提升空间。在此背景下，中西医结合的治疗方法应运而生，并展现出显著的疗效。通过中药汤剂或熏洗等中医特色疗法，可显著改善症状并促进康复。

鉴于肛肠疾病的复杂性和多样性，本书在深入剖析中西医治疗方法的基础上，提出以下建议：

1. 紧跟新的痔病理念发展步伐，积极倡导"微创"手术方式。痔病的发生与肛垫下移、静脉曲张及局部炎症密切相关。肛垫作为人体的正常解剖结构，在其肥大下移时便会形成痔。因此，根据现代痔病理念，我们的治疗方式已逐渐从以往的一概结扎切除转变为结扎与注射相结合的方法。在实际操作中，对于何种痔核应采取结扎方式，何种痔核适宜注射治疗，需准确把握尺度，既要确保症状得到有效解除，又要尽量减轻患者的痛苦。例如，吻合器痔上黏膜环切术和选择性痔上黏膜切除术等微创技术，可有效减少术后疼痛和恢复时间。

2. 充分融合中西医手术的优势，规避各自的不足。西医外科注重创面的引流通畅，以确保治疗效果；而中医外科则以小切口、小创面为特色，力求减少手术创伤。然而，切口过小可能导致引流不畅，影响治疗效果；切口过大则可能给患者带来较大的创伤。因此，在实际操作中，我们应根据患者的具体情况而定，既要考虑引流通畅的需求，又要兼顾创伤大小的控制。例如，对于复杂性肛瘘的治疗，我们可以采取主管切开（或切挂）、支管搔刮旷置或药线对口引流的方法。主管切开或切挂适用于高位肛瘘，支管搔刮旷置适用于低位肛瘘，药线引流则用于促进创面愈合。支管不予切开，以减少创面面积，减轻术后痛苦，这充分体现了中医外科创伤小的特色。同时，我们也充分考虑了西医引流通畅的要求，力求达到最佳的治疗效果。

综上所述，中西医外科在治疗肛肠疾病的过程中，各自都积累了丰富的诊治经验和独特的治疗方法。中西医结合的治疗方式正是旨在充分利用两种医学的各自优势，为患者提供更加全面、有效的治疗服务。随着人们对中西医认识的不断深入和交流的不断增多，两种医学的互补性也越来越得到大家的认同和肯定。这种互补性不仅为肛肠疾病的治疗提供了新的思路和方法，还可能成为中国肛肠病治疗领域最独特的特色和优势。

参考文献

［1］何永恒，凌光烈. 中医肛肠科学［M］. 2 版. 北京：清华大学出版社，2012.

［2］徐伟祥，曹永清. 实用中医肛肠病学［M］. 上海：上海科学技术出版社，2014.

［3］丁义江. 中医肛肠病临床最新进展［M］. 北京：中国中医药出版社，2006.

［4］田振国，韩宝. 中医肛肠理论与实践——2013 年中医肛肠学术年会论文集［M］北京：中医古籍出版社，2013.

［5］任建国. 中医肛肠病学［M］. 北京：科学出版社，2001.

［6］张东铭. 大肠肛门局部解剖与手术学［M］. 合肥：安徽科学技术出版社，2006.

［7］庄心良，曾因明. 现代麻醉学［M］北京：人民卫生出版社，2003.

［8］张吉. 针灸镇痛机制与临床［M］. 北京：人民卫生出版社，2002.

［9］黄乃健. 中国肛肠病学［M］. 济南：山东科学技术出版社，1996.

［10］胡伯虎，尹伯约. 大肠肛门病治疗学［M］. 北京：科学技术文献出版社，2001.

［11］赵宝明，李民山. 肛门直肠病诊断治疗学［M］. 北京：中国协和医科大学出版社，2001.

［12］张有生. 肛肠科手册［M］. 沈阳：辽宁科学技术出版社，1985.

［13］章志霞，潘兰兰. 医护一体化在肛肠手术患者中医护理路径中的应用研究［J］. 新中医，2023，55（06）：187-191.

［14］黄书龙，张奎，张亚军. 消风散加减治疗肛肠疾病术后肛门瘙痒

（风湿夹热型）的临床分析［J］．实用中医内科杂志，2023，37（03）：138-140.

［15］牟玲，李淑霞，吴毅．黄连解毒汤治疗肛肠疾病研究概况［J］．中国民族民间医药，2023，32（05）：42-47.

［16］陈域，李艳茹，石秦川．弹力线肛肠套扎器治疗痔上黏膜疗效观察［J］．陕西医学杂志，2023，52（03）：325-327.

［17］蔡丽娟，胡松佳，王东利．穴位贴敷联合指法扩肛治疗脑出血术后便秘临床研究［J］．新中医，2023，55（04）：173-177.

［18］孙薇，潘雪芳，倪君洁．我院肛肠科外洗方中常见中药使用情况分析［J］．中医药管理杂志，2023，31（03）：130-132.

［19］孙文．艾灸结合中药浴足治疗肛肠疾病术后尿潴留的临床疗效研究［J］．婚育与健康，2023，29（01）：61-63.

［20］刘红．针刺治疗肛肠疾病术后疼痛的临床疗效［J］．内蒙古中医药，2022，41（12）：100-101.

［21］杨雪梅．针对性护理对肛肠疾病患者术后肛门疼痛及睡眠质量的影响［J］．世界睡眠医学杂志，2022，9（11）：2198-2200.

［22］叶柄照，许晓娜，刘国红．湿润烧伤膏在肛肠术后的应用现状及机制探讨［J］．中国烧伤创疡杂志，2022，34（06）：381-384.

［23］于永铎，张虹玺．肛泰栓（软膏）治疗肛肠疾病专家共识［J］．中国医药，2022，17（10）：1446-1450.

［24］吕颖燕，胡媛，江蓓祺．妊娠期女性肛肠疾病现状及其风险因素筛查［J］．中国妇幼保健，2022，37（18）：3430-3434.

［25］尤春雨，陈春燕．肛肠疾病患者术后排便困难的循证护理干预效果［J］．中国医药指南，2022，20（20）：152-154.

［26］李翔，罗平．傣医坐药疗法治疗肛肠疾病的应用［J］．临床普外科电子杂志，2022，10（03）：26-28.

［27］程议乐，武永连，李万里．国内肛肠疾病流行病学调查研究进展［J］．中国肛肠病杂志，2022，42（06）：74-76.

［28］高咏菊．综合护理模式对于老年肛肠疾病术后便秘的防治效果分析［J］．中国社区医师，2022，38（20）：120-122.

［29］王永茂，史学文，张家杰. AIDS 相关肛肠疾病的研究进展［J］. 职业与健康，2022，38（03）：421-424.

［30］刘雯，邵学芹. 综合外治有效缓解肛肠疾病术后疼痛［J］. 东方养生，2021（12）：22-23.

［31］陈慧超，章蓓. 扩肛法在肛肠疾病中的应用［J］. 中医临床研究，2021，13（24）：135-136.

［32］陈菊芳. 系统心理干预在肛肠疾病患者护理中的应用［J］. 心理月刊，2021，16（18）：195-196.

［33］陈永红，杨亚红，谢亚丽. 综合护理对肛肠疾病患者术后疼痛及生活质量的影响［J］. 临床医学研究与实践，2021，6（18）：165-167.

［34］夏常青，王新征，房文辉. 中西医结合无痛化治疗模式在肛肠疾病患者围手术期的应用［J］. 山东医药，2021，61（13）：78-80.

［35］魏红倩，杨伟. 中西医治疗肛肠疾病术后肛缘水肿概况［J］. 湖南中医杂志，2021，37（02）：173-175.

［36］梁萍艳. 耳穴贴压用于肛肠疾病术后疼痛治疗的疗效研究［J］. 智慧健康，2021，7（04）：86-88.

［37］于庆. 肛肠疾病术后应用中药熏洗的疗效观察［J］. 中国现代药物应用，2021，15（02）：231-233.

［38］陈真，段文志，雷国萍. 医养机器人在肛肠科术后患者护理中的应用效果［J］. 广西医学，2021，43（07）：900-901.

［39］曾顺安，徐斌，房棚丞. 中医药防治肛肠术后并发症的研究现况［J］. 新疆中医药，2021，39（03）：122-125.